U0339273

James F. Thornton / Jourdan A. Carboy

**Facial Reconstruction After Mohs Surgery**

# Mohs 手术后面部重建

主　编　〔美〕　詹姆斯·F. 桑顿

佐登·A. 卡尔布瓦

主　译　梁伟强　张金明　沈　锐

天津出版传媒集团

天津科技翻译出版有限公司

著作权合同登记号:图字:02-2018-374

图书在版编目(CIP)数据

Mohs手术后面部重建 / (美)詹姆斯·F. 桑顿
(James F. Thornton),(美)佐登·A. 卡尔布瓦
(Jourdan A. Carboy)主编;梁伟强, 张金明, 沈锐主
译. —天津:天津科技翻译出版有限公司,2024.3
　书名原文:Facial Reconstruction After Mohs
Surgery
　　ISBN 978-7-5433-4446-4

　　Ⅰ. M⋯　Ⅱ.①詹⋯　②佐⋯　③梁⋯　④张⋯　⑤沈⋯
Ⅲ.①皮肤肿瘤-外科手术　②面-整形外科手术　Ⅳ.
①R739.5　②R622

　中国国家版本馆 CIP 数据核字(2024)第 052568 号

中文简体字版权属天津科技翻译出版有限公司。

授权单位:Thieme Medical Publishers,Inc.
出　　版:天津科技翻译出版有限公司
出 版 人:刘子媛
地　　址:天津市南开区白堤路 244 号
邮政编码:300192
电　　话:(022)87894896
传　　真:(022)87893237
网　　址:www.tsttpc.com
印　　刷:天津海顺印业包装有限公司
发　　行:全国新华书店
版本记录:889mm×1194mm　16 开本　14 印张　300 千字
　　　　　2024 年 3 月第 1 版　2024 年 3 月第 1 次印刷
　　　　　定价:168.00 元

(如发现印装问题,可与出版社调换)

# 译者名单

主　译　梁伟强　张金明　沈　锐

译　者　（按姓氏汉语拼音排序）

陈　宸　程嘉辉　董月桐　冀晨阳　梁伟强

刘　蒙　刘欢欢　刘小容　沈　锐　石　芬

苏　正　王永振　韦　喆　肖小莲　徐路生

姚媛媛　张　剑　张干林　张佳琦　张金明

赵一凡

# 主编名单

**James F. Thornton, MD**
Professor
Department of Plastic and Reconstructive Surgery
University of Texas Southwestern Medical Center
Dallas, Texas, USA

**Jourdan A. Carboy, BS**
Department of Plastic and Reconstructive Surgery
University of Texas Southwestern Medical Center
Dallas, Texas, USA

# 编者名单

**Jourdan A. Carboy, BS**
Department of Plastic and Reconstructive Surgery
University of Texas Southwestern Medical
Dallas, Texas, USA

**Sean Chen, MD**
Resident Physician
Department of Dermatology
University of Texas Southwestern Medical Center
Dallas, Texas, USA

**Jayne Coleman, MD**
Associate Professor
Anesthesiology
University of Texas Southwestern Medical Center
Dallas, Texas, USA

**Christopher A. Derderian, MD**
Assistant Professor of Plastic Surgery
University of Texas Southwestern Medical Center
Dallas, Texas, USA

**Nicholas T. Haddock, MD**
Associate Professor
Department of Plastic Surgery
University of Texas Southwestern Medical Center
Dallas, Texas, USA

**Ronald Mancini, MD, FACS**
Associate Professor
Program Director
ASOPRS Fellowship in Oculoplastic Surgery
Oculoplastic & Orbital Surgery
Department of Ophthalmology
University of Texas Southwestern Medical Center
Dallas, Texas, USA

**Javier Marull, MD**
Assistant Professor
Anesthesiology and Pain Management
University of Texas Southwestern Medical Center
Dallas, Texas, USA

**Rajiv I. Nijhawan, MD**
Assistant Professor
Department of Dermatology
University of Texas Southwestern Medical Center
Dallas, Texas, USA

**Divya Srivastava, MD**
Assistant Professor
Department of Dermatology
University of Texas Southwestern Medical Center
Dallas, Texas, USA

**James F. Thornton, MD**
Professor
Department of Plastic and Reconstructive Surgery
University of Texas Southwestern Medical Center
Dallas, Texas, USA

# 中文版前言

　　全球范围内黑色素瘤和非黑色素瘤皮肤癌发病率的上升推动了相关治疗方法的发展，Mohs 手术是切除头颈部皮肤肿瘤的标准手术方式，对新发癌症患者的治疗有效率达 99%，对复发患者的有效率达 95%，但 90% 以上的重建患者都希望能够改善其术后瘢痕。

　　本书作者总结了 15 年包括 12 000 例病例的治疗经验，病例丰富精彩，近 500 幅高清图片也清晰地展示了手术技术及手术步骤，能够直观地指导读者，具有很强的实用性。全书内容详细具体，理论上阐述了麻醉应用、Mohs 手术及创伤护理的方法和原则，实践上又从各个部位的重建、并发症的管理及二次手术等方面进行讲解，全面指导读者了解 Mohs 术后的面部重建知识。本书可为整形外科、头颈外科、皮肤科的住院医生和临床医生提供宝贵的参考。

　　由于译者水平有限，本书翻译中有关内容不妥之处在所难免，恳请读者不吝指正，在此表示由衷感谢。

# 前　言

　　黑色素瘤和非黑色素瘤皮肤癌病例在世界范围内的增加推动了有效治疗计划的发展[1]。Mohs手术切除仍然是治疗的黄金标准,需要对由此产生的Mohs缺损进行方便、有效和安全的手术治疗。本书总结了15年包括12 000例专门用于Mohs术后面部重建的外科实践经验。受众目标既有技术娴熟的外科医生,也有初出茅庐的外科医生。书中所介绍的病例均是在一年内的时间收集的,而且所呈现的这些病例并不是"一次性最佳结果",而是相当于常见缺损和标准修复技术的日常工作范例。每个病例都基于数百个代表性病例,旨在提供有效、安全、美观且功能完整的修复,同时尊重患者的年龄、麻醉承诺和可用资源。尽管这本教科书是基于外科医生的实践,但该领域还包括麻醉、Mohs手术、眼整形手术、全耳重建和显微外科重建等专科的专家。这本教科书分为3个部分。第1部分涉及Mohs术后患者的独特管理,包括麻醉评估和决定适当手术修复的思维过程。第2部分讨论了基于特定解剖位置的修复处理。最后一部分讨论了并发症的处理和修复手术。根据书籍设计,第1部分和第2部分之间有一定的重复,经验丰富的外科医生可以直接跳到第2部分进行阅读。书中所讲述的策略可作为一般性指导,以补充修复决策过程的原则,而不是僵化的路径。值得注意的是,鼻腔修复受到了额外的重视,这反映了鼻腔修复的复杂性和频率。此外,本书的1/3是关于并发症的处理和修复手术,这不仅反映了目前90%以上的修复重建患者希望手术瘢痕有所改善[2],它还表明了从既往修复手术中得到的欠佳结果而转诊的发生率,以及解决即使是最罕见并发症风险的重要性。我希望所有专业的外科医生都能发现这本书对他们的实践是有所裨益的。

## 参考文献

1. Donaldson MR, Coldiron BM. No end in sight: the skin cancer epidemic continues. Semin Cutan Med Surg 2011;30(1):3-5
2. Negenborn VL, Groen JW, Smit JM, Niessen FB, Mullender MG. The use of autologous fat grafting for treatment of scar tissue and scar-related conditions: a systematic review. Plast Surg Nurs 2016;36(3):131-143

# 致　谢

　　感谢我的父亲,美国航空航天局宇航员 William E. Thornton(医学博士),感谢他为我设定了这么高的标准。感谢我的妻子 Katina Thornton(医学博士),我家 6 个孩子的母亲,她是力量、美丽、优雅的化身。感谢我最好的朋友 Larry Hollier(医学博士),如果没有他的鼓励和良好的建议,我很可能就一直在得克萨斯州希戈维尔的一个急症护理诊所工作。

—James F. Thornton, MD

　　感谢我的妹妹 Jade Carboy,她永远让我脚踏实地,用她的力量和创造力不断激励我。感谢我的丈夫 Hansary Laforest,他是我的坚强后盾,每天都用他的善良和诚实向我表明,世界上还有那么多的尊重。感谢我的父母,Stephen 和 Natalia Carboy,他们鼓励我所做的一切,并向我展示了我将永远努力成为的那种人。

— Jourdan A. Carboy

# 目　录

第 **1** 部分

# 介 绍

# 第 1 章

# Mohs 手术患者的特殊注意事项

*James F. Thornton*，*Jourdan A. Carboy*

**摘要**

　　本章讨论了 Mohs 手术患者的总体治疗方案，包括识别创面的种类、修复手术的思维过程、修复手术的术前设计。还包括对患者的身体外观、体格状况的考虑，以及其他包括抗凝和社会问题等重要因素的讨论。本章还讨论了术后护理技术、Mohs 手术患者的手术敷料，以及在 Mohs 手术过程中涉及的具体问题，包括 Mohs 手术专用的手术器械。

**关键词**：Mohs 手术修复；抗凝；局部麻醉药；修表镊；拉隆德镊；卡尺

## 1.1　基本原则

　　从许多方面来说，现在是外科医生行医的"最佳时代"。我们正处在一个前所未有的要确保患者安全的时代，也正处在组织工程和组织移植等外科手术取得显著进展的关键年代。我们所服务的患者群体受教育程度越来越高，自我保健的意识也越来越强，这对于社会医疗的正常运转起着正向的作用。随着互联网广告的普及，以及网络搜索功能的优化，这为所有的专科医生带来了巨大的精神压力。尽管出现了这些插曲，应用 Mohs 手术修复的外科医生仍然能为患者提供再生的希望，在他们接受了毁损性的面部皮肤癌切除手术后，仍然能够完全恢复正常功能，这在很多方面都可以被认为是外科手术的终极目标。

　　外科医生从事 Mohs 手术修复的优点有很多，包括大多数病例都可以进行日间手术，下班后几乎不会接到护士站的电话。手术比较小，体力消耗也不大。Mohs 手术的患者群有各种不同的主诉和期望。经过适当的修复，他们对于手术以及他们的外科医生满意度都很高。Mohs 手术的缺点也很少，而且结果可控，后续随访包括全年为患者提供护理，需要特别注意一些患有严重合并疾病的患者群体。

　　在建立一个专门用于 Mohs 术后修复的规范流程中，外科医生需要充分了解 Mohs 手术术者的角色。概括来说，医生需要能够胜任"照护"Mohs 手术切除后的患者。医生不但能提供安全有效的修复，并且能使患者获得较高的就医满意度。这就要求医生能够专注于该类患者的需求。

　　管理 Mohs 手术的术后患者有 3 个要点：实用性、能力、亲和力。专业性或者说是专科性至关重要。重建外科医生必须随时能为 Mohs 手术医生服务，因为直到行 Mohs 手术那天才能知道是否需要进一步重建。医生需要能够快速提供手术计划，避免患者等待数天或数周。手术地点应位于一个交通便捷的位置，能让患者路上耽误的时间较少。麻醉医生需要了解这些患者的麻醉护理原则，这并不总是与标准的麻醉流程相一致，这些患者通常不需要复杂的麻醉来进行这些局限于皮肤的小手术。事实上，标准的"麻醉前评估和检查"对于小手术的患者而言体验不佳。目前，这类疾病的医疗保险报销比例很低，但是此类手术的需求量非常大。有效管理和服务如此大量的患者需要医疗中心的有效合作，制订清晰的流程和应急预案以达到手术室的高周转率。一般来说，手术大多数可以在 1 小时或更短的时间内完成。所以，这些患者在门诊手术中心比在住院病房能得到更好的体验，之后他们就可以恢复到正常的生活中了。能够进行这项工作的另外一个关键因素是标准化的手术室设备，包括预先包装的一次性用品，以及标准化的专用手术器械，这些器械可快速"消毒"循环使用。

这些患者的手术计划首先是以初步的术前评估为基础。这些患者在首次就诊时并没有要求行 Mohs 手术，甚至没有了解该类手术的优势在哪里；这就需要 Mohs 手术外科医生和修复外科医生进行术前沟通，内容包括在修复前进行完整切除、患者修复术前的及时回访等。外科医生也要进行换位思考，当患者进行 Mohs 手术切除后并即将行修复术时，他们在漫长的一天结束后会感到疲倦，以及禁食带来的饥饿，伴随着对手术的恐惧。这就需要准确评估患者的期望、可能存在的术后并发症、详细的修复过程和患者术后可能的需求，尤其是需要进行分期手术时。如果患者没吃早餐、穿着睡衣、处于很脆弱的状态时，会比实际年龄看起来增加 10~15 岁，生理功能也将降低。外科医生应该尽可能精准地评估患者的术后护理要求，以便提供适宜的手术方式。并不是每位患者都需要进行分期手术（在很多情况下，这是一种伤害），但这不能成为外科医生认为自己"足够好"或懒散的借口。针对每个个体而言，在以恢复患者正常外观和"双侧基本对称"的原则下，根据每个不同个体的不同情况和要求进行调整。Mohs 初学者的做法是打开敷料，观察缺损的情况，查阅文献找到类似的缺损，参照相应的方法进行修复，这是一个简便且还不错的方案。基于解剖学基本原理的发展，缺损的部位和特性不但能给外科医生提供简便覆盖所有缺损类型的方法，也能为患者提供更好的美学效果。

在首次术前访视期间，需要让患者知晓手术计划，医生需要了解患者对于多次手术和术后频繁随访的承受力。许多大型医疗中心位置偏远，患者需要长途跋涉才能到达，这可能给患者带来不少困难，包括费用和时间。合适的手术计划还需要考虑到患者进出医院的交通方式。

Mohs 手术外科医生已经详细研究了术前抗凝药物是否需要停用的问题，目前的做法是在围术期不停用抗凝。这需要由外科医生评估是否会对修复造成不利影响。尽管在 Mohs 切除术后尽早地查看患者是谨慎的，但最终的修复手术并不需要在当天进行。通常情况下，术前检查不充分或者没有进行术前检查的患者确实需要术前评估，或者使用了抗凝的患者需要停用抗凝药物，或者对于多种因素导致患者不能进行下一步手术，可以在创面覆盖脱细胞组织工程产品（真皮再生片或脱细胞真皮），随后进行 1 个月的伤口换药，只需耗费很少的敷料，直到患者的社会或经济状况得到改善，能够进行下一步手术。

手术后，细心的术后护理也至关重要。在围术初期进行有效的沟通是非常必要的。可以将术后指导清晰地打印在彩色纸上，因为出院时患者通常会带着很多住院的文件回家，告诉患者参看"粉色"表或指定颜色的表格将非常便捷。值得注意的是，在近 10 年里，笔者将私人号码给了所有的患者，取得了非常好的效果。患者们很感激，除了少数病例，其他人一直都谨慎地使用号码。术者在术后第 1 天必须联系患者，回答疑问、提供随访时间和计划等。精心的护理才能恢复患者正常的活动。没必要限制术后患者进行有氧运动，因为增加心率或运动不会影响术后伤口愈合；但是，对于进行了植皮或皮瓣手术的患者，我们会限制患者的力量训练和负重，直到皮片完全存活，并且锻炼要尽量推迟，以降低晚期血肿的风险。我们尽量用自粘的敷料：Surgicel 用于缝合容易出血的伤口，其他伤口就用 Xeroform，这已成为手术的常规流程。另外，头帽对于大多数头皮、前额和面颊的缺损是最好的胶带。我们允许患者在术后 48 小时内淋浴。如果患者术前不再进行面诊，则第 1 次就诊时就应讨论整个手术过程，包括早期伤口处理、瘢痕的早期预防和预估最终效果。对伤口愈合的各个阶段都留有照片有助于调整过高的期望值。

Mohs 手术需要高效的护理，其内容远远高于大多数整形手术。对于手术中心所处的地理位置，其交通应该较为便捷，患者到达手术中心不至于花费较多时间。需要有满足个体化需求的麻醉团队，他们可以安全地处理大量的病例，同时能够适应高周转率的专职护理人员也十分重要。决定是否进行当天修复或者次日修复的主要是外科医生，不幸的是，有时可能是皮肤科医生的推荐。次日修复的好处很大。在一个漫长的手术日结束时，患者往往已经很疲惫了，而且往往是禁食状态。另外，Mohs 手术医生拍摄的切除后创面的照片可以避免术前一天揭开伤口敷料查看伤口带来的出血。这样就可以在手术室完全无痛地拆除敷料。绝大多数 Mohs 手术修复的麻醉选择是简单的静脉麻醉，仅需要短暂的异丙酚镇静即可，能减轻患者局部麻醉的痛苦，术毕即刻苏醒。0.5% 利丁哌因加入肾上腺素，或者 0.25% 的丁哌卡因加肾上腺素混合液适用于大多数病例，丁哌卡因可提供长达 4 小时的术后镇痛。术区用氯己定消毒,避免使用聚维酮碘,消毒整个头部,特别要注意耳部和枕部。患者的头部下面垫上无菌布巾,整个术区用 4 块无菌巾覆盖,避免面部或口周有遮挡。使用预先包装好的手术用品非常有用,经济有效而且防止浪费。外科医生偏好自己选择手术器械。一套标准的整形手术设备可以与个人器械一起使用。频繁的蒸汽消毒会导致精密的器械和剪刀的磨损。这两者都是处理精细组织的必备器械,尽量避免磨损。解决方案如下:①大量的能够进行气体灭菌的设备。②可以进行气体灭菌的足够数量的单独"包装"的剪刀。③定期维护手术器械和剪刀的锋利度。要达到良好的手术效果必须具备可以精确持夹的显微镊和锋利的剪刀。在数十年的手术实践中,证明以下 5 种器械是非常有用的。包括:①显微镊的价格不能太贵,以便可以经常更新换代。它们通常用于显微外科手术,这些在钳夹缝合中起到重要作用。②神经外科修表镊是用来处理皮肤的首选镊子,经常用于缝合皮片。它们有长柄,且防损伤,还有一个针状脚。③神经外科潘菲尔德 4 号剥离刀的头端具有切割刮匙,尾端是扁平剥离刀,可以替代大多数尾部剥离刀和常用的 9 号剥离刀,这些器械用于 Mohs 修复会导致外观不佳。④拉隆德镊有多种尺寸,可用于切取皮瓣。它们头段有小钩,可以像皮肤拉钩一样拉开皮肤,避免切取皮瓣时的皮缘损伤。⑤此外,卡尺在设置皮损的切除直径和设计前额皮瓣的宽度方面非常有用(图 1.1)。

使用眼科转运床可每天节省大约 1 小时的手术总周转时间。让患者从转运床移到手术床上,然后再移回来,只需花费 4~6 分钟。在一个有 10 台手术的手术日中,使用眼科转运床可以轻松节省 1 小时的时间,患者体验更舒适,而单纯手术床很难达到这种效果。

## 1.2　手术实施

尽管 Mohs 手术修复缺损的便利性很少被质疑,中场休息似乎没有必要,但中场休息实际上在减轻手术室的繁忙,确认患者的身份、缺损部位、计划的流程、氧气使用要求和患者过敏史等方面是非常有价值的。鼻吸氧管可以安全地用于 Mohs 手术,但吸氧时需要暂停使用博威(Bovie)电刀,以防止外科医生在通氧时发生触电,使用电刀必须在通氧间歇期进行。

术后的疼痛管理也非常重要。丁哌卡因可提供大约 4 小时的镇痛效果,在围术期使用麻醉剂是非常明智的。随着阿片类药物的禁用、医生必须开具三联处方,以及药房的禁售,医生使用低级止痛药会对患者的体验和手术结果造成不利影响。

这些患者的初期术后护理是非常关键的,因为在手术前还没有和医生建立起密切的医患关系,早期频繁咨询医生或护士可以减轻他们的忧虑,及时解决疑问。面部缝线在 4~6 天内拆线,可以避免缝线瘢痕,此时,患者可以用普通的凡士林涂抹伤口,以减轻抗生素软膏的副作用。患者无须制动。当植皮或皮瓣存活后,患者应避免负重,但是可以进行类似步行、跑步或骑自行车等有氧运动,有利于患者的恢复。即使患者面部伤口有敷料覆盖,也可以进行淋浴。可以准备一个宽大的淋浴帽,淋浴时能够覆盖头皮或鼻部伤口。对于没有进行固定缝合的患者,犹他州西南部的政策是允许他们在术后早期淋浴,然后重新涂抹药膏。瘢痕护理遵循相当严格的过程。患者接受非处方的瘢痕治疗。对于容易瘢痕增生的患者早期给予硅凝胶涂抹伤口是有用的[1]。在术后 6 周就可观察到瘢痕的增生,此时可以评估瘢痕的颜色或轮廓是否规则,可以在局部麻醉下用电动磨皮机进行磨皮。脉冲染料激光可以加速色沉或颜色异常的恢复。增生性瘢痕疙瘩可以进行规律性的瘢痕内注射类固醇激素,这部分内容在第 24 章有所详述。

## 参考文献

[1] Alberti LR, Vicari EF, De Souza Jardim Vicari R, Petroianu A. Early use of CO2 lasers and silicone gel on surgical scars: prospective study. Lasers Surg Med. 2017

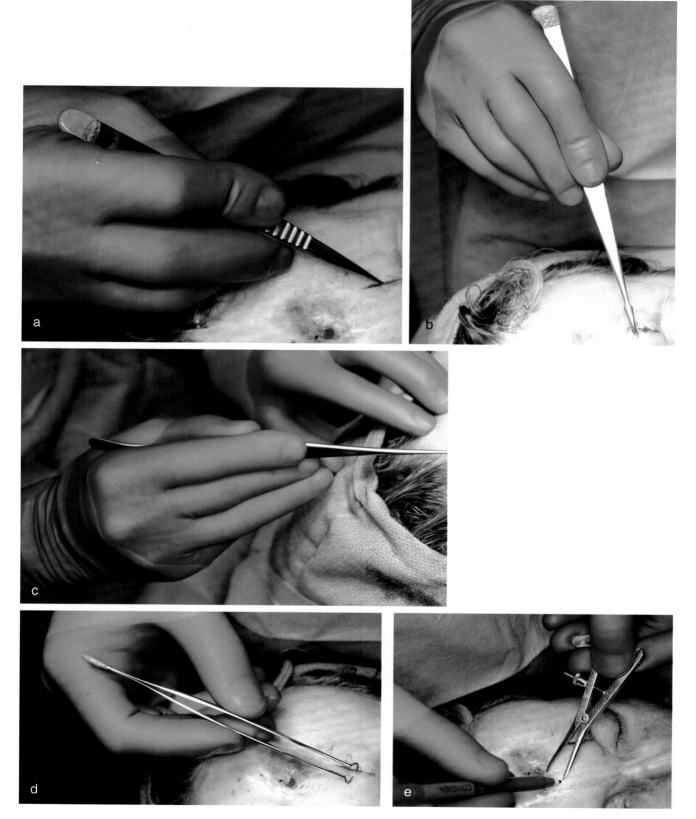

图 1.1　显微镊、修表镊、潘菲尔德剥离刀、拉隆德镊、卡尺。

# 第 2 章

# 面部 Mohs 术后缺损修复的麻醉

*Jayne Coleman, Javier Marull*

**摘要**

面部 Mohs 术后缺损修复的患者，通常没有任何术前检查。常规术前的实验室和心电图检查不会改变该手术麻醉的结局。这些患者可能需要直接的局部麻醉或者气管内全身麻醉。术中关注点包括人工气道的选择和术中血流动力学管理。另外，护理恢复阶段应预防控制术后疼痛、恶心和(或)呕吐的。特殊关注的方面还包括：阻塞性睡眠呼吸暂停、气道火灾、老年患者术后认知障碍等。

**关键词**：术前评估；监测麻醉；全身麻醉；术后恶心；呕吐；阻塞性睡眠呼吸暂停；恶性高热；手术室火灾；术后认知障碍

## 2.1 基本原则

患者通常在 Mohs 手术当天到门诊手术中心接受麻醉及随后的重建手术。一般不做术前的医疗检查。通常情况下，患者会被安排到手术室，在当天由皮肤科医生在门诊完成 Mohs 手术后，才决定交由整形科医生并由其在手术室内进行缺损缝合修复，而不是直接在皮肤科门诊缝合。然后，麻醉医生必须评估决定：患者是否适合麻醉；进行麻醉方式的选择(如气管内全身麻醉、监测麻醉、局部麻醉联合或不联合清醒镇静)；选择实施手术的机构(门诊部还是医院)；患者是否需要空腹(符合美国麻醉医师协会的 NPO 指南)[1]。

在进行 Mohs 手术前，接受修复术的患者会接到术前电话。电话的目的在于确定是否有任何重大医疗问题需要推迟手术并进行进一步检查。并不是所有的患者都需要做术前检查。标准的术前检查被证实为成本-效益不佳，并容易因假阳性而造成不必要的手术推迟。而且，不正常的实验室检查结果与术中并发症的发生并无相关性[2]。唯一一例外的是，50 岁以下女性的妊娠测试。应当在所有未接受子宫切除的女性患者中常规进行此项检查。术前心电图检查的预后判断价值也是未经证实的。在手术当天，心电图检查可由医生决定是否对已经通过电话筛查的患者实施。而麻醉医生们在发现异常的心电图后是否做进一步检查的态度也是莫衷一是的。因此，术前常规的心电图检查对大多数患者的益处备受质疑。

在到达手术的医疗机构时，术前评估应当包括：禁食水时间、基线心脏节律、糖尿病患者的血糖水平、抗凝剂的使用、平时服药情况(如最后一次 β 受体阻滞剂的剂量和服用时间)、室内空气氧饱和度、气道评估、体重指数(BMI)，以及任何其他合并的健康问题。病理性肥胖的患者，如果需要使用阿片类药物可能使睡眠呼吸暂停的情况恶化，并需要更长的麻醉后复苏时间，因此最好在医院接受手术。任何要接受静脉镇静的患者，应在没有吸氧的情况下能够平躺。

## 2.2 麻醉方式

对每例患者来说，Mohs 手术缺损修复的麻醉方式取决于缺损的类型、外科医生与患者的意愿、患者目前的健康状况与已存疾病、是否择期或行急诊/紧急手术等因素。偶尔有些面部修复患者会在未确认禁食水状态和驾车情况前，就被安排到手术日程表上。如果患者自己开车来却没其他交通工具回家，又或者没有禁食水，外科医生就需要决定是否推迟手术，或者只用局部麻醉完成手术。同样，如果患者有显著的合并疾病威胁到麻醉安全，他也许就只能接受单纯局部麻醉、转到有住院部的机构和(或)推迟手术等待检查完善，以及问题排除后再手术。假使手术是要在麻醉下进行，患者就需要同时签字同意监测麻醉（MAC）和全身麻醉（GA）。

## 2.2.1　监测麻醉

美国麻醉医师协会（ASA）定义 MAC 为一种当患者接受诊断或治疗操作时，麻醉医生参与的专门的麻醉服务[3]。麻醉医生的任务是为患者更舒适而使用抗焦虑/止痛药物时，监护其生命体征。有时，即使不使用麻醉药物，麻醉医生的监测和处理依然是必须的。MAC 包含不同深度的镇静，也可以被称作"清醒镇静"，因为镇静下的患者应该能对语言和触碰刺激做出反应。健康的患者接受药物镇静时通常能维持自己的呼吸道通畅和心血管状态。有合并疾病的患者，可能对极小量的镇静药物都会产生血压变化。一旦患者失去意识或者不能维持呼吸道通畅，从术语称谓上，这种服务就变成了深镇静或者全身麻醉。全身麻醉是指药物诱导引起患者在疼痛刺激下都不能被唤醒的意识消失状态。这时患者可能需要呼吸支持和发生血压波动。

面部缺损小，或者有严重合并疾病的患者，就需要在可行的情况下进行最低程度的镇静。这些患者签署的是 MAC 的同意书，需要告知他们可能会完全入睡，但也可能对术中的事件产生回忆。所有患者进手术室时必须先建立好静脉通道。即使不做镇静，有时局部麻醉药物加肾上腺素也可能造成血压剧烈变化并需要静脉给药处理。大多数患者在离开术前准备区前均接受苯二氮䓬类药物（常用咪达唑仑）的注射。咪达唑仑是一种快速起效、抗焦虑、副作用少的镇静药物，能产生逆行性遗忘，但没有镇痛作用。在小剂量（0.02mg/kg）的情况下，咪达唑仑对 20~80 岁健康患者均可产生有效的抗焦虑作用，且几乎没有呼吸抑制。增大剂量（0.05mg/kg）更容易造成镇静但不会增强抗焦虑的效果[4]。对于老年患者，其术后的镇静恢复时间长，特别是术前合并认知障碍的，通常应避免使用咪达唑仑。

接受镇静的患者有时也会接受芬太尼注射，因为芬太尼是一种起效快、作用时间短的麻醉性镇痛药物。它的半衰期比吗啡短，用它镇静的唤醒时间也更短。通过镇痛作用，它也能为那些刚从皮肤科转诊且面部有手术缺损的患者提供减轻焦虑的作用。芬太尼容易调控，也容易被纳洛酮所拮抗。咪达唑仑和芬太尼能发挥协同作用。芬太尼的镇痛作用和对呼吸的影响，在联用咪达唑仑的情况下都会被加强，可以使呼吸动力受抑制；而咪达唑仑的抗焦虑和镇静作用也在联用芬太尼时更加显著[5]。

对仅仅接受镇静的患者，麻醉医生也须准备好处理手术过程中的血流动力学波动，并为可能出现的镇静加深所带来的呼吸抑制做好预备方案。要常备紧急气道处理工具。

接受 MAC 的患者是通过担架床转运进手术室的，床上有一个头部配件可以在镇静过程中固定头部（图 2.1）。患者在整个术前、术中、术后恢复和出院过程中都睡在同一张担架床上。患者进入手术室后，会应用 ASA 标准的监护，包括心电图、血氧饱和度和无创血压。在外科医生进行局部麻醉注射时，需要先通过鼻导管吸氧。氧管通常在面部消毒前摘除。不吸氧不仅是因为氧管会妨碍术野，更主要是富氧环境下电刀可能引发喷火。需要持续对患者进行血流动力学和镇静深度的监控。必要时可以追加镇静药物。他们通常会在麻醉恢复室中苏醒，30 分钟内可以离开。

## 2.2.2　全身麻醉

对于需要植皮、局部皮瓣和复杂伤口闭合的患者，通常会采用静脉全身麻醉。通常需要患者签署全身麻醉同意书，因为术中会使他们失去意识。这在术前访视的时候已经向患者解释过，但一般不使用有创的气道工具。要考虑准备预防反流误吸的药物。甲氧氯普胺因其具有促进胃动力的作用，可降低误吸风险，其还可用作止吐剂。如果静脉推注过快，它可能会

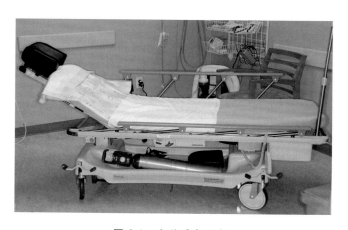

图 2.1　麻醉手术用床。

引起患者的烦躁、焦虑,有时也可引起锥体外系反应。其他的抑制胃酸药物包括:H$_2$受体拮抗剂法莫替丁、质子泵抑制剂奥美拉唑,以及柠檬酸钠。胃内容物误吸会引发灾难性的结果,因此,如果患者在没有安全的气道条件情况下接受麻醉,就要慎重地考虑反流误吸的预防。

所有接受 Mohs 手术修复术的患者都应当接受静脉用抗生素。对接受静脉全身麻醉的患者,在去往手术室的途中可接受咪达唑仑注射。大多数情况下,面部重建的患者已经在医疗机构待了较长时间,状态往往是饥饿与焦虑并存,并且都急于完成修复手术。因此大多数患者需要进行抗焦虑处理,这可以使他们在进手术室时感觉更舒服。一旦进入手术室,患者还是躺在原来的担架床上,装备好头垫附件和鼻氧管。接上 ASA 标准的监护(心电图、脉搏血氧饱和度、连氧管的呼末二氧化碳、无创血压袖带)并开始测量。当外科医生准备好进行局部麻醉,麻醉医生先静脉注射利多卡因,然后缓慢推注丙泊酚,这样既可保持患者的呼吸动力,又可使患者意识消失。在局部麻醉过程中,保持患者意识消失,控制其心率和血压,可以减少手术野的出血。血流动力学的稳定对所有患者都至关重要,对有心脏病的患者尤其重要。眼部需要用眼膏涂抹进行保护,以防消毒液刺激眼睛。在患者呼吸情况稳定后,就可以移除氧管。这通常在消毒之前完成,以确保手术野附近的开放氧气气流能关闭。如果患者在室内空气中状态稳定但觉得不舒服,或者根据外科医生的偏好,麻醉医生可以在术中小量多次追加或者持续输注丙泊酚进行额外镇静。因为丙泊酚的作用时间短,患者通常在手术结束的即刻或者被转入麻醉恢复室时就能苏醒,并且在 30 分钟内可以被平安转出。

接受前额正中皮瓣或者其他复杂修复术的患者一般应用全身麻醉。因为全身麻醉能确保患者不在术中移动身体。在去往手术室的途中,为患者静脉注射咪达唑仑和抗生素。患者始终躺在有头垫的转运床上(图 2.1),并连接符合 ASA 标准的监护。麻醉医生应通过面罩进行预给氧,同时根据手术部位和患者特点选择合适的人工气道。如果缺损在鼻部,或者容易有血液流入呼吸道的情况下,则选择气管插管。如果缺损在颊部、前额、头皮等处,不会有血液流入呼吸道,这种情况下则选择喉罩。麻醉常规由芬太尼和其他药物诱导。丙泊酚是最常用的药物,但应用前应先静注利多卡因以减轻静脉刺激。利多卡因的用量是可变的,但麻醉医生必须考虑到后续外科医生还要在局部使用利多卡因,而两者叠加可能造成局部麻醉药物中毒。对于有心血管疾病的患者,可以选择依托米脂作为诱导药物。依托米脂是一种轻度心血管抑制剂,与丙泊酚相比,其对血压的影响很小。在患者失去意识后,可以将其置入喉罩,或者注射神经肌肉麻痹剂后行气管插管以固定气道。绝大多数情况下,采用经口 Ring-Adair-Elwyn(RAE)气管导管以避免阻挡手术野。当 RAE 导管插入至其弯曲处后,就不需要固定,以便于外科医生进行位置调整。在消毒前要在患者眼睛涂上眼膏并贴膜保护。如果应用的是喉罩,目标是在吸入麻醉剂的情况下保留患者自主呼吸。如果应用的是气管插管,则需要应用呼吸机并通过空氧混合气体和吸入麻醉剂维持麻醉。最常用的吸入麻醉剂是七氟烷和地氟烷。与异氟烷相比,它们在脂质和血液中的溶解度更低,患者苏醒得更快。另外,阿片类药物和神经肌肉阻滞剂则按实际需要给予。

用吸入麻醉维持麻醉的患者还需要预防术后恶心、呕吐(PONV)。皮质类固醇,主要指地塞米松,在诱导后就可以给药。它可以减轻面部和气道水肿,同时可以有效预防 PONV。昂丹司琼,一种五羟色胺受体拮抗剂,副作用少,可在手术结束前 30 分钟使用以预防 PONV。

手术结束时,在仍有麻醉气体吸入的情况下,喉罩就可以拔除了。这可以避免患者咬到喉罩和拔除时的体动反应。对于气管插管的患者,在充分吸引后确定气道没有血液的情况下,可在仍有麻醉气体吸入的情况下行深麻醉拔管。有经验的麻醉医生实施的深麻醉拔管可使患者苏醒更舒适,还有利于减少苏醒期呛咳,避免血压高导致伤口出血或裂开。

手术中的血流动力学波动很常见,所以麻醉医生需要提前准备处理血压变化和心律失常的药物。术中严重低血压是一种麻醉危机事件。及时识别和处理对维持心、脑、肾的器官灌注至关重要。丙泊酚可使动、静脉扩张并显著抑制体循环血压。七氟烷和地氟烷都可使血压下降,尤其是在禁食或术中出血导致容量不足时。降低吸入麻醉剂浓度或者加快输注速度可以改善术中低血压。单次注射麻黄素或者去氧肾上腺素是最常用的药物治疗术中低血压的方法。麻黄素是一种具有 α 活动和 β 活动的拟交感药物,可用于治疗血管扩张性低血压,它通常也可引起心率加快。去氧肾上腺素的缩血管活性作用于 $\alpha_1$ 受体,它可引起血压升高和反射性心率减慢。对低血压的治疗应当积极迅速,因为持续低血压会引起脑卒中、心肌梗死和急性肾小管坏死。

严重的术中高血压也需要进行即刻干预,以预防中枢神经系统、心脏和肾脏相关的不良反应。在面部手术中,哪怕是轻微的血压升高也会引起术野出血,这会降低手术成功的可能性。在术中最常用于控制血压的药物包括肼苯达嗪和拉贝洛尔。单次注射肼苯达嗪可以产生动脉扩张的作用,同时可伴有反射性心动过速。拉贝洛尔同时具有 $\alpha$、$\beta$ 受体拮抗作用,在降低血压的同时使心率减慢。然而,有时也发生只改变心率而不能纠正血压的情况。格隆溴铵和阿托品可以单次注射以提高心率。$\beta$ 受体阻滞剂、美托洛尔或艾斯洛尔,可用于快速纠正心动过速。

最常用的局部麻醉药物是酰胺类药物(包括丁哌卡因和利多卡因)。局部麻醉药物通过阻断细胞膜钠离子通道而发挥作用,合用或者不合用肾上腺素均可以。丁哌卡因药效可以持续 8 小时,而利多卡因只能持续 1~2 小时(表 2.1)。若在局部麻醉药物中加入肾上腺素,可以引起缩血管效应,有利于维持血压和延长局部麻醉药物的作用时间。局部麻醉药物的毒性反应是一种少见但严重的潜在术中不良事件。局部麻醉药物的血浆浓度过高时,那些依靠细胞膜钠离子通道而保持功能的器官(大脑、心脏)就会受到损害。这经常是由意外的局部麻醉药物血管内注射引起,不常见

**表 2.1　常用局部麻醉药物的最大剂量和作用时间**

| 药物 | 最大剂量(mg/kg) | 维持时间(h) |
| --- | --- | --- |
| **脂类** | | |
| 氯普鲁卡因 | 12 | 0.5~1 |
| 普鲁卡因 | 12 | 0.5~1 |
| 可卡因 | 3 | 0.5~1 |
| 丁卡因 | 3 | 1.5~6 |
| **酰胺类** | | |
| 利多卡因 | 4.5* | 0.75~1.5 |
| 甲哌卡因 | 4.5* | 1~2 |
| 吡罗卡因 | 8 | 0.5~1 |
| 丁哌卡因 | 3 | 1.5~8 |
| 罗哌卡因 | 3 | 1.5~8 |

*当加用肾上腺素时,最大剂量为 7mg/kg。

但有可能的是局部麻醉药物过量地从手术野吸收入血。在确定患者允许的最大局部麻醉剂量时,还应将在静脉注射丙泊酚前的利多卡因用量考虑在内。局部麻醉药物中毒可引起严重的中枢神经系统和心血管系统并发症。中枢神经系统毒性症状通常包括持续的口部麻木、味觉异常、眩晕、耳鸣,严重者可致抽搐。发生抽搐时,应以苯二氮䓬类药物治疗,并进行吸氧。难治性抽搐需要诱导全身麻醉和置入人工气道。阻断心肌细胞钠离子通道所致的心血管系统的毒性反应可从心肌抑制、传导抑制、异位节律和心室颤动发展而来。丁哌卡因的心脏毒性最强,因为其与心肌钠离子通道的结合更牢固。对心血管毒性的治疗包括吸氧,应用升压药、正性肌力药、抗心律失常药等。另外,当血流动力学不稳定并提示即将发生心脏衰竭时,必须尽快使用脂肪乳。脂肪乳应先以负荷剂量注射,持续输注维持直至患者血流动力学恢复稳定 10 分钟后才停止。

## 2.3　麻醉恢复

因为有外科医生操作局部麻醉,大多数在麻醉恢复室的患者 Mohs 重建术后几乎未感觉到疼痛。对于没有术后活动性出血的患者,轻微疼痛可以通过口服非甾体抗炎药镇痛。口服或静注对乙酰氨基酚也是一个常用的选择。如果应用了对乙酰氨基酚,则需要告知患者,术后服用对乙酰氨基酚不能超过美国食品药品监督管理局(FDA)规定的每天 4g 的剂量。对于疼痛剧烈的患者,如额部皮瓣引起的头痛,可以使用阿片类药物。但对空腹的患者不要给予口服阿片类药物,因为这可能使患者出现恶心的症状。对于眼周皮肤肿胀或不适的患者,可以应用冷凝胶敷贴,这些敷贴可以重复使用,患者可将其带回家并保存在冰箱中,以便在恢复期定期更换(图 2.2)。

PONV 依然是麻醉手术后最常见的不适。它不仅让患者感觉不适,也会带来其他的麻烦,如疼痛加重、脱水、局部血肿形成、伤口裂开等。难以控制的 PONV 经常使本来可行走的患者被收入院,增加了门诊患者的手术费用。既往一些研究提出 PONV 的发生率为 25%~30%。一些更新的研究则指出实际的总体发生率更低,术后恶心发生率为 13.4%,而呕吐发生率约为 15.5%[6]。在此项研究中,危险因素包括年龄、手术持续时间、肥胖、晕动症、气管插管,以及使用某些药

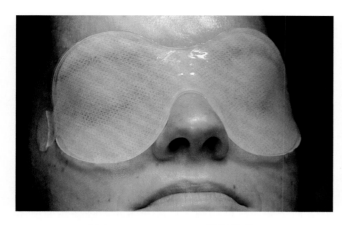

图 2.2　Swiss Hold Gel 眼周敷贴。

物。有趣的是,吸烟是一个可以减少 PONV 的保护性因素。有 PONV 病史或者晕动症的患者,可以在术前和术中进行预防性治疗。经皮东莨菪碱是一种抗胆碱能药物,其具有成本-效益,已被广泛应用,对有晕动症的患者尤其适合。然而,它也有一些副作用,包括困倦、复视、尿潴留和口干等。过量使用还会引起中枢抗胆碱能综合征。还有一种新的术前用药阿瑞匹坦,它是神经激肽 1(NK$_1$)拮抗剂,口服能很有效地预防 PONV,推荐在手术开始前 3 小时内使用。

PONV 的危险因素[6]:
- 女性。
- 手术时长超过 60 分钟。
- 肥胖。
- 晕动症。
- 经口气管插管。
- 术中麻醉用药:氧气亚氮、纳洛酮、新斯的明。

在恢复区患者出现 PONV 时,应给予补救性用药。这时通常使用抗组胺药物,如异丙嗪和苯海拉明。然而,这些药物都会让患者陷入镇静。研究提示,重复给予昂丹司琼也没有益处[7]。这时增加补液量可以让患者感觉更舒适。

在麻醉恢复室发生的高血压应当及时处理,否则可能造成出血、血肿等灾难性后果。术前确保患者服用日常的抗高血压药物很重要,同时控制好术后疼痛并避免尿潴留。静脉注射肼苯达嗪或者拉贝洛尔可以快速控制血压。

## 2.3.1　睡眠呼吸暂停

在麻醉恢复室内,呼吸和气道问题很常见,往往需要恢复室护士和麻醉医生进行处理,直到病情稳定。对深麻醉拔管患者,这种问题更为常见。阻塞性睡眠呼吸暂停(OSA)是间断性地发生呼吸道梗阻,可分为部分性梗阻、完全性梗阻和周期性梗阻。OSA 是非常常见的,大多数接受门诊手术的患者都是安全的,通常不会发生意外。推荐围术期应用气道正压通气[又名"持续气道正压治疗"(CPAP)][8]。根据美国日间手术麻醉学会推荐,应该对存在合并疾病的患者充分使用 CPAP。

在术前访视阶段,就应该对 OSA 患者进行全面的评估。"STOP-Bang"问卷可对睡眠呼吸暂停患者进行分类,有助于决定安全的麻醉方式(见下面的问卷和图 2.3)。有严重 OSA 的患者,需要更长的术后观察期,他们往往不适合在日间手术室接受全身麻醉。这些患者的血氧、呼吸动力、呼吸道通畅性等情况,常会受阿片类药物、残余的吸入麻醉药物所影响而恶化。对于严重呼吸抑制或者呼吸道梗阻的患者,需要应用 CPAP 或者气管插管。

对 OSA 患者的麻醉要点:
- 尽量采用非阿片类药物的麻醉技术。
- 优先应用局部麻醉、区域麻醉。
- 如果使用中度镇静,应监测呼气末二氧化碳。
- 如果进行全身麻醉,应采用能加快苏醒的技术。
- 如果确实需要用阿片类药物,则使用短效阿片类药物。
- 考虑采用多模式麻醉方式 [局部麻醉/区域麻醉、非甾体抗炎药(NSAID)和(或)对乙酰氨基酚]。

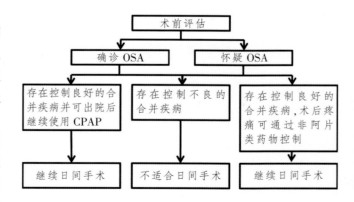

图 2.3　OSA 患者的术前评估筛查流程。(Adapted from Joshi GP, Ankichetty SP, Gan TJ, Chung F. Society for Ambulatory Anesthesia consensus statement on preoperative selection of adult patients with obstructive sleep apnea scheduled for ambulatory surgery. Anesth Analg 2012;115(5):1060–1068.)

**STOP-Bang 问卷**

- 你打鼾(Snore)声音大吗？　　　　　是/不是
- 你经常疲倦(Tired)，或者白天特别　是/不是
  想睡觉吗？
- 有人曾观察(Observe)到你睡觉时出　是/不是
  现过呼吸停止吗？
- 你曾因高血压(Pressure)接受过治　是/不是
  疗吗？
- 你的体重指数(BMI)有超过 35 吗？　是/不是
- 你的年龄(Age)超过 50 岁吗？　　　是/不是
- 你的颈围(Neck circumference)有超　是/不是
  过 40cm 吗？
- 你是男性吗？(Gender)　　　　　　是/不是

高风险 OSA：以上问题中有 3 个或以上的答案选择"是"。

Source: Adapted from Chung F, Yegneswaran B, Liao P, et al. STOP questionnaire: a tool to screen patients for obstructive sleep apnea Anesthesiology. 2008;108(5):812–821.

### 2.3.2　恶性高热

恶性高热(MH)是一种罕见的常染色体显性遗传病，常在接触诱发该病的麻醉药物时发生高代谢综合征。诱发 MH 的麻醉药物包括：琥珀胆碱和所有吸入性麻醉剂。其余的丙泊酚、依托咪酯、氯胺酮、氧化亚氮、苯二氮䓬类药物、阿片类药物、局部麻醉药物、非去极化神经肌肉阻滞剂等麻醉药物均不会引起 MH。MH 可在围术期接触麻醉药物后的任何时间发生，甚至有报道可在术后 24 小时发生 MH。MH 的发生机制主要是细胞内游离钙离子从贮存细胞器中释放导致高代谢反应。临床表现是由高代谢反应状态所决定的。MH 的初始表现有呼气末 $CO_2$ 升高、心动过速、血压不稳定，未使用神经肌肉阻滞剂时还可以表现为呼吸急促、肌肉僵直。体温上升是一个滞后的临床征象，因此不应该因体温不高而延迟对 MH 的处理。MH 的后期并发症包括肾衰竭、凝血功能障碍、肺水肿、脑水肿。一旦发现 MH 的任何征象，必须第一时间停止使用吸入麻醉剂或琥珀胆碱，用高流量的 100% 氧气对患者进行过度通气。抢救治疗的关键药物是丹曲林，其是一种骨骼肌松弛剂，可以快速静脉注射并每 5 分钟重复用药直到产生效果，然后每 6 小时重复用药，维持 24~48 小时以避免 MH"复燃"。在日间手术室的患者，应尽早转送至医院。MH 是一种麻醉危机，对有已知 MH 病史的患者，或者因家族史而高度怀疑 MH 的患者，应该在医院中接受手术治疗。

## 2.4　手术室火灾

根据美国急救医学研究所的数据，每年手术室发生的火灾可导致 550~650 人受伤[9]。火灾发生有 3 个必要因素：燃料(被烧的物质)、氧气、火种(点燃明火的因素)。如果患者面部有开放式吸氧装置，如鼻氧管，同时外科医生使用电刀，就有可能点燃氧管、铺巾、患者的头发、敷料、手术衣或者易燃的任何其他物品。因为这种巨大的风险，当患者进行面部手术时，几乎所有的患者在开始消毒前都要把面部的鼻氧管拔除。如果患者需要持续供氧，则要求麻醉医生和外科医生之间有密切有效的沟通，一旦需要使用电刀，每次都必须提前关闭氧气以保证安全的操作空间。为了有效地就该问题进行讨论，火灾风险被列入了术前安全核查清单中。

## 2.5　术后认知障碍

尽管术后认知障碍(POCD)可以发生于任何患者，但老年患者更为常见而且大部分是暂时的。有研究指出，在 60 岁以上的患者中，有 40% 在术后 1 周发生认知障碍，有 12% 的认知障碍发生于术后 3 个月内[10]。一定不要混淆 POCD 和术后谵妄。术后谵妄是指手术后意识状态的一种急性改变，表现为认知能力下降、幻觉、烦躁和精神错乱。另一方面，POCD 其实更难于评估。它更微妙，可影响大脑处理信息的方式，如记忆力、注意力和推理能力。它可以通过限制患者简单的日常工作来影响患者的生活质量。

术后认知功能障碍的危险因素：

- 年龄。
- 手术持续时间。
- 术后谵妄的发生。
- 心脏手术。

- 术前认知障碍。
- 受教育程度较低。
- 嗜酒。

虽然 POCD 的病理生理机制尚不清楚,但通常认为是手术所引发的炎症反应造成的,而非麻醉。麻醉方式的选择也许可以避免短期的认知障碍。例如,与全身麻醉相比,区域麻醉和局部麻醉能降低术后 7 天内的认知障碍的发生率。然而,对持续更久的认知障碍而言,不同麻醉方式的影响就没有差异了。

为了预防 POCD,尤其对于老年患者,仔细地计划好麻醉方案能在一定程度上降低其风险。例如,避免使用咪达唑仑能减少术后遗忘症的发生。而将局部麻醉复合浅镇静用于时间较短的手术是有利的。对于需要全身麻醉的患者,除了在手术室中要保持患者体温外,还应尽量缩短手术时间、减少液体转移,以及维持稳定的生命体征。最近,美国麻醉医师协会发布了一份报告:从本质上讲,无论是手术还是麻醉,都不是 POCD 发生的原因[11]。很明显,要弄清楚 POCD 这个问题,还需要更多的研究。

## 2.6　门诊开展麻醉的注意事项

过去 20 年来,越来越多的医疗服务从医院转移到日间手术中心。最近,一些医疗操作进一步转移到医生的办公室内,特别是整形手术。最近的数据提示,17%~24%选择性日间手术是在医生的办公室内完成的[12]。由于不良事件是自愿报告的,因此可能会被低估,并且很难对结果进行比较。虽然日间手术中心和医生办公室的资源都比医院更少,但这两者之间也是有差别的。美国有些州内,医生办公室内的手术操作相比起日间手术室内的操作受到的监管更少(甚至没有监管)。在手术中和术后恢复阶段,医生办公室内的操作对患者的监测不太可能有统一的操作指南。近一半的医生办公室内操作的索赔案例分析指出,可以通过加强监测来预防事故的发生,如术后的血氧饱和度监测。因此,整个围术期直至患者离开前,心脏和呼吸监测都是必需的。复苏设备应当随时可用,而医务人员必须理解如何使用这些设备,并且应当制订计划,以便在危急情况发生时快速转移患者。

## 参考文献

[1] American Society of Anesthesiologists Committee. Practice guidelines for pre-operative fasting and the use of pharmacologic agents to reduce the risk of pulmonary aspiration: application to healthy patients undergoing elective procedures: an updated report by the American Society of Anesthesiologists Committee on Standards and Practice Parameters. Anesthesiology. 2011; 114 (3):495–511

[2] Smetana GW, Macpherson DS. The case against routine preoperative labora-tory testing. Med Clin North Am. 2003; 87(1):7–40

[3] American Society of Anesthesiologists. Definitions of Sedation, GA. 1999. Available at: https://www.unc.edu/~rvp/old/RP_Anesthesia/Basics/Sedation-Def.html. Accessed February 2, 2017

[4] Sun GC, Hsu MC, Chia YY, Chen PY, Shaw FZ. Effects of age and gender on intravenous midazolam premedication: a randomized double-blind study. Br J Anaesth. 2008; 101(5):632–639

[5] Hendrickx JF, Eger EI, II, Sonner JM, Shafer SL. Is synergy the rule? A review of anesthetic interactions producing hypnosis and immobility. Anesth Analg. 2008; 107(2):494–506

[6] Doubravska L, Dostalova K, Fritscherova S, Zapletalova J, Adamus M. Incidence of postoperative nausea and vomiting in patients at a university hospital. Where are we today? Biomed Pap Med Fac Univ Palacky Olomouc Czech Repub. 2010; 154(1):69–76

[7] Kovac AL, O'Connor TA, Pearman MH, et al. Efficacy of repeat intravenous dosing of ondansetron in controlling postoperative nausea and vomiting: a randomized, double-blind, placebo-controlled multicenter trial. J Clin Anesth. 1999; 11(6):453–459

[8] Verbraecken J, Hedner J, Penzel T. Pre-operative screening for obstructive sleep apnoea. Eur Respir Rev. 2017; 26(143): Accessed January 19, 2017

[9] ECRI Institute. Top 10 Health Technology Hazards for 2010, Health Devices Report. Plymouth Meeting, PA: ECRI Institute; 2010

[10] Benhamou D, Brouquet A. Postoperative cerebral dysfunction in the elderly: Diagnosis and prophylaxis. J Visc Surg. 2016; 153 6S:S27–S32–Accessed January 19, 2017

[11] Dokkedal U, Avidan M, Evers A. Surgery, anesthesia not linked to long-term cognitive impairment in older adults. American Society of Anesthesiologists. March 01, 2016

[12] Kurrek MM, Twersky RS. Office-based anesthesia: how to start an office-based practice. Anesthesiol Clin. 2010; 28(2):353–367–Accessed January 27, 2017

# 第 3 章

# Mohs 显微外科手术

*Sean Chen , Divya Srivastava , Rajiv I. Nijhawan*

## 摘要

　　Mohs 显微外科手术(MMS)是一种由一系列标准化步骤组成的治疗皮肤恶性肿瘤的专业技术。MMS可精确且全面地实施边缘的组织学检测,有较高的治愈率,能最大限度地保留正常组织,对于侵袭性皮肤肿瘤或位于影响外观和(或)重要功能区域(如头部和颈部)的肿瘤是一项理想的治疗技术。

关键词:Mohs 显微外科手术;肿瘤切除;基底细胞癌;鳞状细胞癌;黑色素瘤;冰冻切片;免疫染色;皮肤癌

## 3.1 引言

　　MMS 可在门诊局部麻醉下实施, 对全部边缘可进行有效的评估, 在修复前能确定清晰的组织边界。相较于标准的切除手术,MMS 的优势体现在:精确和全面的组织学边缘评价、更高的肿瘤清除率和最大限度地保留正常组织。该技术的实施依赖于大部分的皮肤肿瘤是连续性的单一病灶。一旦连续切除已达到组织学无残留时,我们可以确信切缘阴性。此外,当选择合适的适应证[1],在实施 Mohs 手术时,患者及医疗保健系统的平均花费比传统的外科切除手术往往更少[2]。采用 MMS 术式,基底细胞癌(BCC)5 年的治愈率为 99%,鳞状细胞癌(SCC)的治愈率为 94%,非黑色素瘤皮肤癌(NMSC)也可达到最高的治愈率[3-5]。

　　Mohs 手术的一个独特之处在于 Mohs 外科医生在整个过程中既是外科医生又是病理学家,这可让同一名医生负责保证肿瘤切除的准确性。MMS 还能最大限度地保留正常组织,尽可能实现功能及外观的优化,特别是在外观、重要功能和(或)高张力部位的优

化。对于复发性或未完全切除的肿瘤,或由于其组织学特征、解剖位置的大小而有高复发风险的肿瘤,MMS 也是首选方法。较大的病变或位于那些重要组

### Mohs 手术适应证

- 复发性肿瘤
- 用标准化治疗后有高复发率的解剖部位:
  ○ 眶周
  ○ 鼻旁
  ○ 耳周
  ○ 口周
- 有重要功能的解剖部位:
  ○ 手指
  ○ 生殖器
- 具有侵袭性组织学类型的肿瘤:
  ○ 变形的、硬化的、纤维化的、神经周围的、亚典型/角化的、微结节的、浸润性的 BCC
  ○ 低分化的、硬化的、基底鳞状细胞的、小/单细胞的、血管周围的、梭形细胞的、变形性骨炎样的、浸润性的、透明细胞的、淋巴上皮的、肉瘤样的 SCC
  ○ 神经周围有侵犯
- 在任何解剖位置,肿瘤直径>2cm
- 临床上边缘不明确的
- 瘢痕上发生的肿瘤
- 现有切口边缘呈阳性
- 免疫缺陷患者[人类免疫缺陷病毒(HIV)]、器官移植、血液恶性肿瘤、药物免疫抑制
- 遗传综合征:基底细胞痣综合征、着色性干皮病
- 先前经放射治疗的皮肤

织结构、修复(如皮瓣或多期修补)要求高的美容敏感区的病变,应该在修复重建前确保边缘干净[6],因为具有快速而精确的特点,MMS 是一种理想的手术方式。虽然 MMS 有明显的优点,但也存在一些缺点(表 3.1)。

## 3.2 历史

MMS 是由 Frederic E. Mohs 博士在威斯康星大学麦迪逊分校任职期间开创发展起来的。Mohs 博士当时正在研究向肿瘤内注射各种物质的潜在疗效。在一次实验中,他进行了 20%氯化锌溶液的注射,无意中造成了组织损伤坏死。显微镜下分析显示,该组织保留了它的结构,就好像它已经被切除并进行了标准的组织学评估。Mohs 博士意识到这种组织固定方式可以很好地衔接并配合手术切除肿瘤。他于 1941 年在《外科档案》(*Archives of Surgery*)中首先报道了其发现,他在该书中描述了连续 4 年以上对 440 例患者使用此技术进行治疗的情况[7]。

他的原始技术是在手术切除前 24 小时在肿瘤上涂抹氯化锌膏。对于任何边缘阳性的区域,再在肿瘤边缘涂抹氯化锌膏 24 小时后再次行手术切除,这个过程一直重复直到肿瘤切除干净。Mohs 博士还构思了利用水平切片而不是传统的垂直切片评估 100%的肿瘤边缘。相对而言,垂直切片只能评估<0.1%的总边缘[8]。氯化锌的主要缺点之一是引起局部组织坏死,由此造成的伤口重建更困难。这一局限性也使 Mohs 博士通过二期愈合来评价愈合情况,他观察到在凹陷

表 3.1　Mohs 手术的优缺点

| 优点 | 缺点 |
| --- | --- |
| 可局部麻醉实施,在不耐受全部麻醉的患者中更适合 | 需要是连续性的单一病灶 |
| 美容或功能敏感区的组织保存 | 手术切除不当会导致标本太厚、太薄或折叠错误,导致病理敏感性降低 |
| 100%边缘评估 | 染色不良会影响肿瘤识别 |
| 术中实时病理评估可提高患者满意度 | 外科医生在阅读病理组织学或手术本身的错误 |
| | 局部麻醉下无法完成肿瘤较大的病例 |

部位二期愈合更美观。

目前,MMS 组织处理不再依赖于氯化锌,而是使用新鲜冷冻组织技术,该技术也是最初由 Mohs 博士在 1953 年提出的。这种新鲜的冷冻技术不会造成局部组织破坏,可在当天实施修复重建,其作为一种标准技术沿用至今。

## 3.3　术前注意事项

最初,应进行详细的病史询问、皮肤检查以及临床淋巴结评估。需要评估的重要因素包括:植入式心脏起搏器和除颤器可能会影响烧灼设备的使用;使用血液稀释药物,包括华法林、阿司匹林、氯吡格雷、非甾体抗炎药(NSAID)和较新的抗凝剂(如磺达帕林、阿加托班、达比加群等);以及草药补充剂,包括大蒜、银杏和鱼油[9]。对局部麻醉剂、抗生素、碘、乳胶和胶带产品过敏也应进行审查。真正对酰胺类麻醉剂过敏是罕见的,大多数不良反应可能继发于对肾上腺素的敏感性。如果有利多卡因过敏史,可用丁卡因等酯类麻醉剂代替[10]。长期的饮酒及吸烟史,可能分别增加术中出血及伤口愈合不良的风险[11]。

应审查活检的病理报告以确保 MMS 是适当的且适用于病变。鉴于皮肤病理的独特性,最初的活组织检查应该最好是在显微镜下由皮肤病理学家检测。对于与重要部位(如眼眶或鼻部)相邻的大肿瘤或与深部组织粘连固定的浸润性病变的患者,临床上可能建议术前先行影像学检查[如计算机断层扫描(CT)、磁共振成像(MRI)或正电子发射断层扫描(PET)],以及与整形外科、耳鼻喉科、眼科、外科肿瘤学和放射肿瘤学进行多学科讨论。

以往在下肢、腹股沟或唇部、耳郭的大缺损,以及鼻部皮瓣和皮片移植手术中,通常预防性地使用抗生素[12]。然而,考虑到感染的总体风险较低,皮肤手术中预防性抗生素的常规应用已有所改变。目前,预防性抗生素使用主要针对有高危心脏疾病或有高感染风险的人工关节置换患者[13-15]。当然,当手术部位出现感染或口腔黏膜破裂时也要使用抗生素[13]。

## 3.4　技术说明

为了确保手术部位正确,病变是通过医生和患者

提供的照片和标记来确认的。然而,不能完全依赖患者对病变的感觉,因为他们经常不确定和(或)会弄错[16]。手术部位和肿瘤边界确认后,标记临床边缘(图3.1a)。在局部浸润麻醉(最常用的是 1% 利多卡因和1:100 000 肾上腺素的混合物)之前,用乙醇和(或)消毒液对麻醉部位进行消毒。麻醉药可与碳酸氢钠按1:10 的比例配合使用以提高 pH 值,可减轻注射时的疼痛[17,18]。缓慢注射局部麻醉药物也有助于减少刺痛。

然后消毒手术部位,最常用的消毒液是氯己定或聚维酮碘。在充分准备后,肿瘤的中心可以用刮匙去除浅表组织(图 3.1b),这有助于确定临床上不明显的边界,也可减少 Mohs 切片的数量[19,20]。有些外科医生更喜欢用他们的手术刀切除肿瘤表面,尤其是肿瘤较大时。切除肿瘤表面也有助于组织处理,使组织达到合适的平整度。

去除肿瘤表面后,沿临床病变周围外一小圈正常组织取下作为第一个 Mohs "层"(图 3.1c)。虽然 1~2mm 是传统的初始边界,但根据原发肿瘤的位置和组织学侵犯程度,边界可达 1~10mm。位于黏膜部位或易于二期愈合的部位底面切缘可稍浅[21],而其他部位应切至皮下脂肪的深层。对于复发性肿瘤,所有以前治疗中涉及的组织,包括所有瘢痕组织,都应该作为第一层进行手术切除。偶尔也有一些例外情况,包括保留关键的解剖部位组织和(或)在临床上很明显

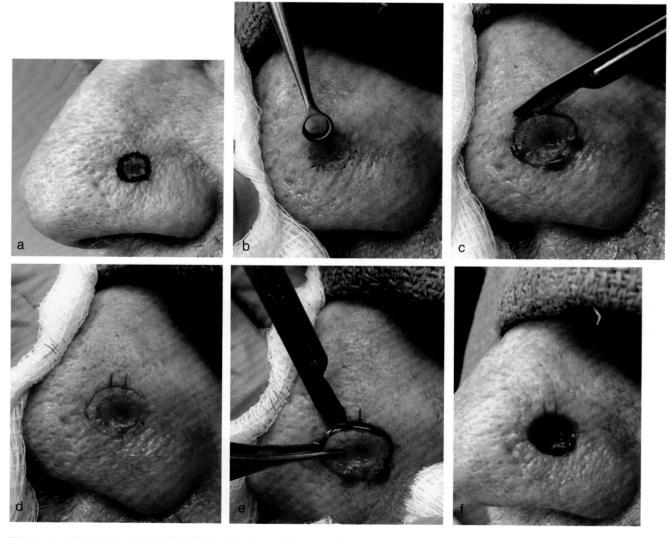

图 3.1　(a)临床病变。(b)用刮匙去除肿瘤表面。(c)沿 Mohs 层外围做斜面(约 45°)切口。(d)用 15 号刀片划出 3、6 和 9 点钟位置的单刻痕和 12 点钟位置的双刻痕。(e)用 15 号刀片手术切除 Mohs 层基底。(f)Mohs 术后第一层的缺损创面,3、6、9 和 12 点钟位置的刻痕用于定位。(待续)

的复发肿瘤。

对于每个 Mohs 层,手术刀应保持大约 45°(角度范围为 30°~60°),以沿着整个外围做斜面切口,这对正确处理组织至关重要。在去除深层组织之前,该层以及患者相邻的正常组织上都应标记表浅的刻痕(通常在 3、6、9 和 12 点钟位置),以用于定位和组织映射(图 3.1d)。然后用手术刀或弯眼科剪去除深部组织(图 3.1e),放在一张吸水纸上做好方向标记(图3.1g),接着电凝止血(图 3.1f)。使用无菌敷料覆盖伤口,并让患者在候诊室等待 1~2 小时,以处理组织及进行特殊染色。外科医生需要为切除组织画示意图,标记好方向以保证定位准确(图 3.1g)。

为了确保对边缘进行完整的组织学评估,组织处理必须一丝不苟。根据病变的大小,标本可能需要被切成多块以适应玻片大小。根据最初的刻痕,标本的边缘用不同颜色的染料进行染色,以提供准确的病理

定位。颜色的一致性可保证每次正确定位。MMS 的目的是让外科医生在显微镜单一视野下可同时评估周围和底面切缘。因此,组织必须完全展平,使表皮、真皮和深层组织(如皮下、肌层、筋膜、软骨等)都在一个平面上。为了达到这个目的,可能需要额外的松解[22]。

检验人员随后使用低温恒温器冷冻组织,并用包埋介质将组织深层向上包埋[23]。然后用切片机切片,冰冻切片放在玻片上并染色。组织学检查最常用的染色剂是苏木精-伊红或甲苯胺蓝,其他免疫染色剂也可用于特异性或更具侵袭性的肿瘤。然后由 Mohs 外科医生观察这些冰冻切片,评估所有边缘是否有肿瘤残留。如果有肿瘤残留,则根据之前的墨迹和方向在标本图上标记残留肿瘤的位置(图 3.1h)。

如需额外的 Mohs 层,患者会被带回手术室,对该手术部位进行再次麻醉及相应的准备。表皮和真皮层残留的肿瘤需要沿手术缺损再次扩大边缘切除,而深

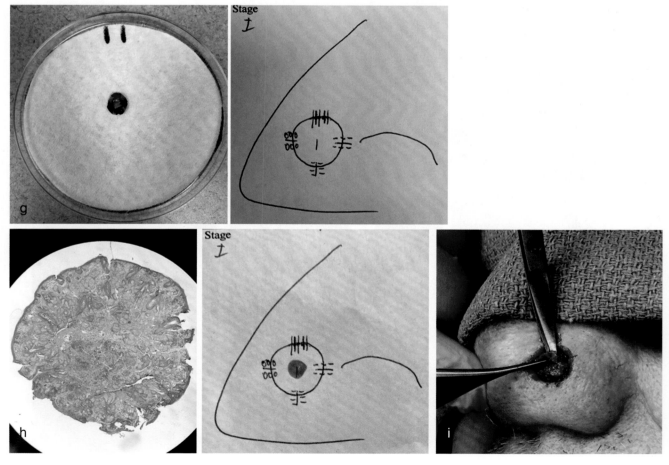

图 3.1(续)　(g)用墨层(3 点钟位置为绿色墨水,6 点钟位置为蓝色墨水,9 点钟位置为黑色墨水,12 点钟位置为红色墨水)标记 Mohs 层的示例以及应用对应的代表颜色标记的 Mohs 层标记图。(h)Mohs 冰冻切片显示深部浸润性基底细胞癌,其对应的 Mohs 标记图用红铅笔标记显示肿瘤残留的位置。(i)手术切除阳性切缘(仅深部)是第二个 Mohs 层,保留了尽可能多的正常周围组织。

部切缘的残留肿瘤需要切除创面的基底部(图 3.1i)。那么外科医生只在显示有残留肿瘤的部位进行额外的切除，而已经切干净的部位则无须再切。标记图、刻痕和墨迹可在整个过程中帮助每一层的定位[23]。任何切下来的组织在 Mohs 实验室再经新鲜冷冻组织处理以及 Mohs 手术医生在显微镜下检查，需重复这个过程直到标本无肿瘤残留。一旦肿瘤被切除干净，将检查最后遗留的缺损并探讨修复方案。为达到最佳的功能和美容效果，Mohs 手术切除后缺损的处理有多种选择，这将在后面的章节中讨论。

## 3.5　术后注意事项

术后应考虑到缺损的解剖位置、患者合并疾病，以及缺损的严重程度和大小。凹陷部位的浅表缺损可进行二期愈合，可获得良好的美容效果[21]。此外，该方法或中厚皮片移植可以更好地用于高复发风险肿瘤的监测，而皮瓣或者全厚皮片移植会"隐藏"复发的肿瘤。修复重建手术通常比二期愈合更快愈合。

术后应注意止痛。虽然非处方止痛药通常可以控制疼痛，但对于阿片类药物耐受患者、较大肿瘤或头皮等高张力部位的伤口，可能需要口服麻醉性镇痛药[24]。NMSC 患者需要皮肤科医生进行常规长期监测，因为这些患者中的 30%~50%在 5 年的随访期内会发展成另一种无关的 NMSC[25,26]。这些患者患皮肤黑色素瘤的风险也在增加[27,28]。

## 3.6　并发症

在知情同意过程中，应该告知患者有疼痛、出血、神经损伤、过敏反应、血肿形成、感染、坏死、切口裂开和瘢痕形成等风险。术中和术后都可能发生出血，但可以通过术中仔细止血和术后绷带加压包扎来减少出血。没有证据表明服用阿司匹林或华法林的患者发生严重出血并发症的风险增加；然而，服用氯吡格雷或噻氯匹定的患者出血的风险增加，但由于发生血栓并发症的风险更大，这些药物通常会继续使用[29,30]。

在皮肤外科手术中最有可能损伤的动脉是颞浅动脉。

同样的，也应该告知患者有可能导致神经损伤。

在皮肤外科手术中，皮肤感觉神经被切断是不可避免的；然而，切断运动神经，尤其是面神经颞支、下颌缘神经、颊神经和颧神经，以及颈后三角区混合运动神经和感觉神经也可能会发生[31]。

Merritt 等人对 1550 例 MMS 术后并发症的研究发现，患者没有出现严重的并发症，包括电凝时起搏器或除颤器故障问题。轻微并发症也很少见，发病率为 2.6%，最常见的是活动性出血，其次是感染、坏死和血肿。此外，患者术后表现出轻度的疼痛(0~10 分为 1.99 分)，91%的患者术后疼痛不明显[32]。Mohs 术后感染发生率非常低，只有 0.91%[33]。

### 3.6.1　非黑色素瘤皮肤癌

NMSC 包括 BCC 和 SCC，它们是最常见的皮肤恶性肿瘤，也包括更罕见的皮肤肿瘤。NMSC 可以通过多种方式进行治疗，具体治疗取决于其组织学诊断、大小和解剖部位。对于低风险肿瘤而言，浅表的剥脱技术[包括电干燥和刮除术(ED&C)]和外科切除术的治愈率、术后外观都较好。对于高风险的病变，通常推荐更明确的治疗。MMS 能精细地追踪某些肿瘤深部和浅部浸润，这是它的主要优势，也是产生较高治愈率和较低复发率的原因。MMS 能全面评估切缘并适当地确定阴性切缘依赖于肿瘤的连续性。其他不彻底的治疗，如 Mohs 手术前的局部用药，可造成所谓的"跳跃性病变"，会造成假阴性切缘，增加复发率[34]。

### 3.6.2　基底细胞癌

目前，BCC 是最常见的皮肤癌[35]。在躯干和四肢等低风险部位，通过 ED&C 和切除术，治愈率分别为 87%和 95%[35]。在 Rowe 等人进行的荟萃分析中，采用 Mohs 手术治疗的原发 BCC 的 5 年治愈率为 99%，而采用传统方法治疗的 5 年治愈率为 90%~92%[3]。复发性 BCC Mohs 手术治疗的 5 年治愈率为 94.4%，而传统方法的 5 年治愈率为 80%[36]。MMS 也是治疗较大的 BCC(定义为高风险区域/H 区域≥6mm，中等风险区域/M 区域≥10mm，任何区域/L 区域≥20mm)的首选，因为它们具有更高的复发可能性和不可预测的切缘[37-41](表 3.2)。此外，周围神经浸润、鳞状细胞分化和硬化等组织学特征是局部复发的高危因素，Mohs 手术也是这些病例的首选方法[42]。

表 3.2 基于解剖位置的风险

| H 区域(高风险) | 面部"面具"区域(面中部、眼睑、眉毛、鼻部、皮肤、唇部、颏部、下颌骨、耳前和耳后皮肤/沟、颞部、耳部)、生殖器、手和足 |
|---|---|
| M 区域(中等风险) | 面颊、前额、头皮、颈部和胫骨前 |
| L 区域(低风险) | 躯干和四肢(指甲和脚踝除外) |

### 3.6.3 鳞状细胞癌

MMS 用于治疗复发或转移风险较高的 SCC,包括基于解剖位置的较大尺寸(定义为高风险区域/H 区域≥6mm,中等风险区域/M 区域≥10mm,任何区域/L 区域≥20mm)、复发的肿瘤、既往切缘阳性、分化不良的侵袭性组织学类型以及瘢痕内的 SCC[43]。在免疫抑制患者(如实体器官移植受者或慢性淋巴细胞白血病患者)中可能出现多发侵袭性 SCC,因这些患者肿瘤负担重,对组织保留要求高,Mohs 手术也是首选[44-46]。

某些解剖部位是 SCC 的高复发和转移风险部位,包括唇部、阴茎和耳郭,或在功能上很重要的部位,如手,Mohs 手术也是比较好的选择[47,48]。主要发生在未切除包皮的男性包皮、龟头或冠状沟,或女性的小阴唇或前庭的黏膜上皮 SCC,也可用 Mohs 手术治疗,5 年治愈率超过 90%[49]。与泌尿科医生合作治疗这些生殖器病例通常是有帮助的。

### 3.6.4 恶性黑色素瘤

Mohs 手术在黑色素瘤治疗中的作用越来越被接受和普遍,在新鲜冰冻切片中可靠地检测恶性黑色素细胞的能力已经被证实[50-52]。免疫染色检测如 HMB-45、Mel-5、Melan-A/MART-1 和 S-100 可提高组织学敏感性[53]。最近的研究表明,MMS 可获得高治愈率和低复发风险,同时还能让患者手术当天进行修复重建[54]。

Mohs 手术治疗黑色素瘤的建议者认为,考虑到黑色素瘤的亚临床扩展程度,标准边缘切除,尤其是在头部和颈部黑色素瘤周围广泛的光化学损伤,通常是不充分的[55-57]。Stigall 等人报道,83%的原位黑色素瘤(MIS)病变外 6mm 边缘可完全切除,然而要达到 97%的清除率需要 9mm 的边缘,而 Felton 等人则报道要达到 97%的清除率需要 15mm 的边缘[56,58]。使用 Mohs 手术治疗黑色素瘤的倡导者断言,清除黑色素

瘤所需的边缘是可变的,因此仅使用扩大的局部切除不完全切除率更高。535 例 Mohs 手术患者的 5 年生存率和转移率与用扩大切除术式的历史对照组相比有相同或更好的结果[59]。或者,黑色素瘤可以在修复重建前采用分期切除和永久性切片(通常称为"慢 Mohs")进行综合边缘评估[60-62]。使用微波技术可在几小时内快速制备永久性石蜡切片,这使 Mohs 外科手术在将来可更普遍地用于黑色素瘤的治疗[63]。

### 3.6.5 其他肿瘤

**可用 Mohs 显微外科手术治疗的肿瘤**

- BCC
- SCC
- MIS
- 非典型纤维黄色瘤(AFX)
- 隆凸性皮肤纤维肉瘤(DFSP)
- Merkel 细胞癌(MCC)
- 微囊性附件癌(MAC)
- 皮脂腺癌
- 乳腺外 Paget 病(EMPD)
- 平滑肌肉瘤

**非典型纤维黄色瘤**

AFX 是一种罕见的肿瘤,常发生于老年人,表现为皮肤光损伤区域(如耳部、鼻部、面颊和头皮)的溃疡结节。由于大多数 AFX 发生在头部和颈部,在 Mohs 手术时除了严格切缘处理外,还需考虑组织保留问题。目前认为 AFX 为交界性恶性肿瘤,很少转移。因此,手术切除加组织学边缘评估是治疗的标准[64]。更深层次的、侵袭性更强的肿瘤现在被归类为非侵袭性多形性肉瘤(UPS),其临床过程更具侵袭性,转移和复发的风险也更高[65]。

Davis 等人比较了广泛局部切除与 MMS,发现在 27 个月内,使用 Mohs 手术中 19 例 AFX 患者经治疗后无复发,使用局部扩大切除术式的 25 例患者中有 4 例(16%)复发[66,67]。Ang 等人检查了 91 例 AFX 患者,发现 59 例经 Mohs 手术治疗的 AFX 患者无复发,23 例经局部扩大切除治疗的患者复发率为 8.7%[68]。Huether 等人描述了 29 例经 Mohs 手术治疗的 AFX

患者有 6.9% 的复发率[69]。对于复发性疾病,可考虑进行辅助放射治疗,对于这种局部侵袭性肿瘤,进行密切的随访监测有无复发是必要的。

### 隆凸性皮肤纤维肉瘤

DFSP 是一种生长缓慢、具有局部侵袭性的软组织肉瘤,常出现在青壮年的躯干。DFSP 通常具有不可预测的深部边缘和外侧缘,Mohs 手术非常适合治疗这种肿瘤。标准切除术的复发率为 11%~53%,而 MMS 的治愈率为 98%~100%[70-72]。

### Merkel 细胞癌

MCC 是一种侵袭性皮肤癌,常出现在头颈部,转移率高。对于局部病变,传统的局部扩大切除原发肿瘤有 32%~50% 的局部残留和复发率[73-75]。最近的一些研究表明,与局部扩大切除术相比,Mohs 手术可更好地控制切缘[73,76-78]。MCC 的治疗通常需要多学科合作,包括前哨淋巴结活检、局部和区域辅助放射治疗[79,80]。

### 微囊性附属器癌

MAC 也是一种有神经周围浸润倾向的局部侵袭性肿瘤,常发生于老年人的面部。术前对临床边缘的评估往往会低估肿瘤的真实大小。Chiller 等人报道,Mohs 手术后的缺损是术前估计的 4 倍。应用标准治疗方式的局部复发率接近 40%[81]。5 年随访的 Mohs 手术的复发率为 0~22%[81-89]。

### 皮脂腺癌

皮脂腺癌常发生在包括眼睑在内的美容和功能敏感的解剖部位,使 Mohs 手术成为理想的手术方式。总的来说,与局部扩大切除术相比,MMS 治疗眼眶周围皮脂腺癌的复发率较低,但对眼外病例的研究还较少[34,90-93]。

### 其他肿瘤

MMS 有可能用于其他罕见的肿瘤,包括黏液性小汗腺癌、小汗腺孔癌、腺样囊性癌、乳头状小汗腺癌、EMPD、血管肉瘤和平滑肌肉瘤[94,95]。少数情况下,Mohs 手术也用于治疗深部真菌感染[96]。

## 3.7　结论

MMS 是一种特殊的外科技术,几乎可以提供即刻 100% 显微组织边缘检查,使常见和罕见皮肤恶性肿瘤的治愈率更高。这种方法依赖于精确的定位来保留正常组织,它能确保在重建前已切除所有的肿瘤组织。对于肿瘤残留的边缘,Mohs 手术可精确并立刻再次切除,确保缺损尽可能小。一旦组织学证实肿瘤完全切除,鉴于 MMS 的治愈率高就可以确信地进行修复重建。

## 参考文献

[1] Connolly SM, Baker DR, Coldiron BM, et al. Ad Hoc Task Force, Ratings Panel. AAD/ACMS/ASDSA/ASMS 2012 appropriate use criteria for Mohs micrographic surgery: a report of the American Academy of Dermatology, American College of Mohs Surgery, American Society for Dermatologic Surgery Association, and the American Society for Mohs Surgery. J Am Acad Dermatol. 2012; 67(4):531–550

[2] Bialy TL, Whalen J, Veledar E, et al. Mohs micrographic surgery vs traditional surgical excision: a cost comparison analysis. Arch Dermatol. 2004; 140(6):736–742

[3] Rowe DE, Carroll RJ, Day CL, Jr. Long-term recurrence rates in previously untreated (primary) basal cell carcinoma: implications for patient follow-up. J Dermatol Surg Oncol. 1989; 15(3):315–328

[4] Roenigk RK, Roenigk HH, Jr. Current surgical management of skin cancer in dermatology. J Dermatol Surg Oncol. 1990; 16(2):136–151

[5] Rowe DE, Carroll RJ, Day CL, Jr. Prognostic factors for local recurrence, metastasis, and survival rates in squamous cell carcinoma of the skin, ear, and lip. Implications for treatment modality selection. J Am Acad Dermatol. 1992; 26(6):976–990

[6] Bichakjian CK, Olencki T, Aasi SZ, et al. Basal Cell Skin Cancer, Version 1.2016, NCCN Clinical Practice Guidelines in Oncology. J Natl Compr Canc Netw. 2016; 14(5):574–597

[7] Mohs FE. Chemosurgery: a method for the microscopically controlled excision of cancer of the skin and lips. Geriatrics. 1959; 14(2):78–88

[8] Mohs FE. Chemosurgery for the microscopically controlled excision of external cancer. Arch Belg Dermatol Syphiligr. 1958; 14(1):1–13

[9] Dinehart SM, Henry L. Dietary supplements: altered coagulation and effects on bruising. Dermatol Surg. 2005; 31(7, Pt 2):819–826, discussion 826

[10] Eggleston ST, Lush LW. Understanding allergic reactions to local anesthetics. Ann Pharmacother. 1996; 30(7–8):851–857

[11] Goldminz D, Bennett RG. Cigarette smoking and flap and full-thickness graft necrosis. Arch Dermatol. 1991; 127(7):1012–1015

[12] Wright TI, Baddour LM, Berbari EF, et al. Antibiotic prophylaxis in dermatologic surgery: advisory statement 2008. J Am Acad Dermatol. 2008; 59(3):464–473

[13] Wilson W, Taubert KA, Gewitz M, et al. American Heart Association Rheumatic Fever, Endocarditis and Kawasaki Disease Committee, Council on Cardiovascular Disease in the Young, Council on Clinical Cardiology, Council on Cardiovascular Surgery and Anesthesia, Quality of Care and Outcomes Research Interdisciplinary Working Group, American Dental Association. Prevention of infective endocarditis: guidelines from the American Heart Association: a guideline from the American Heart Association Rheumatic Fever, Endocarditis and Kawasaki Disease Committee, Council on Cardiovascular Disease in the Young, and the Council on Clinical Cardiology, Council on Cardiovascular Surgery and Anesthesia, and the Quality of Care and Outcomes Research Interdisciplinary Working Group. J Am Dent Assoc. 2007; 138(6):

739–745, 747–760

[14] American Dental Association, American Academy of Orthopedic Surgeons. Antibiotic prophylaxis for dental patients with total joint replacements. J Am Dent Assoc. 2003; 134(7):895–899

[15] Jevsevar DS, Abt E. The new AAOS-ADA clinical practice guideline on prevention of orthopaedic implant infection in patients undergoing dental procedures. J Am Acad Orthop Surg. 2013; 21(3):195–197

[16] Nijhawan RI, Lee EH, Nehal KS. Biopsy site selfies: a quality improvement pilot study to assist with correct surgical site identification. Dermatol Surg. 2015; 41(4):499–504

[17] Stewart JH, Cole GW, Klein JA. Neutralized lidocaine with epinephrine for local anesthesia. J Dermatol Surg Oncol. 1989; 15(10):1081–1083

[18] Stewart JH, Chinn SE, Cole GW, Klein JA. Neutralized lidocaine with epinephrine for local anesthesia–II. J Dermatol Surg Oncol. 1990; 16(9):842–845

[19] Ratner D, Bagiella E. The efficacy of curettage in delineating margins of basal cell carcinoma before Mohs micrographic surgery. Dermatol Surg. 2003; 29(9):899–903

[20] Chung VQ, Bernardo L, Jiang SB. Presurgical curettage appropriately reduces the number of Mohs stages by better delineating the subclinical extensions of tumor margins. Dermatol Surg. 2005; 31(9, Pt 1):1094–1099, discussion 1100

[21] Zitelli JA. Wound healing by secondary intention. A cosmetic appraisal. J Am Acad Dermatol. 1983; 9(3):407–415

[22] Weber PJ, Moody BR, Dryden RM, Foster JA. Mohs surgery and processing: novel optimizations and enhancements. Dermatol Surg. 2000; 26(10):909–914

[23] Silapunt S, Peterson SR, Alcalay J, Goldberg LH. Mohs tissue mapping and processing: a survey study. Dermatol Surg. 2003; 29(11):1109–1112, discussion 1112

[24] Limthongkul B, Samie F, Humphreys TR. Assessment of postoperative pain after Mohs micrographic surgery. Dermatol Surg. 2013; 39(6):857–863

[25] Robinson JK, Follow-Up and Prevention (Basal Cell Carcinoma). Malden, MA: Blackwell Science; 1998

[26] Shin DMMM, Lippman SM. Follow-Up and Prevention (Squamous Cell Carcinoma). Malden, MA: Blackwell Science; 1998

[27] Levi F, La Vecchia C, Te VC, Randimbison L, Erler G. Incidence of invasive cancers following basal cell skin cancer. Am J Epidemiol. 1998; 147(8):722–726

[28] Marghoob AA, Slade J, Salopek TG, Kopf AW, Bart RS, Rigel DS. Basal cell and squamous cell carcinomas are important risk factors for cutaneous malignant melanoma. Screening implications. Cancer. 1995; 75(2) Suppl:707–714

[29] Cook-Norris RH, Michaels JD, Weaver AL, et al. Complications of cutaneous surgery in patients taking clopidogrel-containing anticoagulation. J Am Acad Dermatol. 2011; 65(3):584–591

[30] Bordeaux JS, Martires KJ, Goldberg D, Pattee SF, Fu P, Maloney ME. Prospective evaluation of dermatologic surgery complications including patients on multiple antiplatelet and anticoagulant medications. J Am Acad Dermatol. 2011; 65(3):576–583

[31] Allen S, Sengelmann R. Nerve injury. In: Gloster HM, ed. Complications in Cutaneous Surgery. New York, NY: Springer Science and Business Media; 2008:21

[32] Merritt BG, Lee NY, Brodland DG, Zitelli JA, Cook J. The safety of Mohs surgery: a prospective multicenter cohort study. J Am Acad Dermatol. 2012; 67(6):1302–1309

[33] Rogers HD, Desciak EB, Marcus RP, Wang S, MacKay-Wiggan J, Eliezri YD. Prospective study of wound infections in Mohs micrographic surgery using clean surgical technique in the absence of prophylactic antibiotics. J Am Acad Dermatol. 2010; 63(5):842–851

[34] Snow SN, Larson PO, Lucarelli MJ, Lemke BN, Madjar DD. Sebaceous carcinoma of the eyelids treated by Mohs micrographic surgery: report of nine cases with review of the literature. Dermatol Surg. 2002; 28(7):623–631

[35] Bolognia J, Jorizzo J, Schaffer JV. eds. Dermatology. Vol. 2. 3rd ed. Philadelphia, PA: Elsevier; 2012

[36] Rowe DECR, Carroll RJ, Day CL, Jr. Mohs surgery is the treatment of choice for recurrent (previously treated) basal cell carcinoma. J Dermatol Surg Oncol. 1989; 15(4):424–431

[37] Swanson NA. Mohs surgery. Technique, indications, applications, and the future. Arch Dermatol. 1983; 119(9):761–773

[38] Swanson NAJT. Otolaryngology Head and Neck Surgery. New York, NY: Mosby Yearbook; 1998

[39] Randle HW. Giant basal cell carcinoma. Int J Dermatol. 1996; 35(3):222–223

[40] Rieger KE, Linos E, Egbert BM, Swetter SM. Recurrence rates associated with incompletely excised low-risk nonmelanoma skin cancer. J Cutan Pathol. 2010; 37(1):59–67

[41] Miller SJ, Alam M, Andersen J, et al. Basal cell and squamous cell skin cancers. J Natl Compr Canc Netw. 2010; 8(8):836–864

[42] Blixt E, Nelsen D, Stratman E. Recurrence rates of aggressive histologic types of basal cell carcinoma after treatment with electrodesiccation and curettage alone. Dermatol Surg. 2013; 39(5):719–725

[43] Leibovitch I, Huilgol SC, Selva D, Hill D, Richards S, Paver R. Cutaneous squamous cell carcinoma treated with Mohs micrographic surgery in Australia II. Perineural invasion. J Am Acad Dermatol. 2005; 53(2):261–266

[44] Mehrany K, Byrd DR, Roenigk RK, et al. Lymphocytic infiltrates and subclinical epithelial tumor extension in patients with chronic leukemia and solid-organ transplantation. Dermatol Surg. 2003; 29(2):129–134

[45] Swanson NA, Grekin RC, Baker SR. Mohs surgery: techniques, indications, and applications in head and neck surgery. Head Neck Surg. 1983; 6(2):683–692

[46] Martinez JC, Otley CC. The management of melanoma and nonmelanoma skin cancer: a review for the primary care physician. Mayo Clin Proc. 2001; 76(12):1253–1265

[47] Holmkvist KA, Roenigk RK. Squamous cell carcinoma of the lip treated with Mohs micrographic surgery: outcome at 5 years. J Am Acad Dermatol. 1998; 38(6 Pt 1):960–966

[48] Zaiac MN, Weiss E. Mohs micrographic surgery of the nail unit and squamous cell carcinoma. Dermatol Surg. 2001; 27(3):246–251

[49] Mikhail GR. Cancers, precancers, and pseudocancers on the male genitalia. A review of clinical appearances, histopathology, and management. J Dermatol Surg Oncol. 1980; 6(12):1027–1035

[50] Braun M. Unreliability of frozen sections in the histologic evaluation of malignant melanoma. J Dermatol Surg Oncol. 1986; 12:641

[51] Mohs FE, Snow SN, Larson PO. Mohs micrographic surgery fixed-tissue technique for melanoma of the nose. J Dermatol Surg Oncol. 1990; 16(12):1111–1120

[52] Cohen LM. The starburst giant cell is useful for distinguishing lentigo maligna from photodamaged skin. J Am Acad Dermatol. 1996; 35(6):962–968

[53] Zalla MJ, Lim KK, Dicaudo DJ, Gagnot MM. Mohs micrographic excision of melanoma using immunostains. Dermatol Surg. 2000; 26(8):771–784

[54] Etzkorn JR, Sobanko JF, Elenitsas R, et al. Low recurrence rates for in situ and invasive melanomas using Mohs micrographic surgery with melanoma antigen recognized by T cells 1 (MART-1) immunostaining: tissue processing methodology to optimize pathologic staging and margin assessment. J Am Acad Dermatol. 2015; 72(5):840–850

[55] Kunishige JH, Brodland DG, Zitelli JA. Surgical margins for melanoma in situ: when 5-mm margins are really 9 mm. J Am Acad Dermatol. 2015; 72(4):745

[56] Felton S, Taylor RS, Srivastava D. Excision margins for melanoma in situ on the head and neck. Dermatol Surg. 2016; 42(3):327–334

[57] Shin TM, Shaikh WR, Etzkorn JR, et al. Clinical and pathologic factors associated with subclinical spread of invasive melanoma. J Am Acad Dermatol. 2017; 76(4):714–721

[58] Stigall LE, Brodland DG, Zitelli JA. The use of Mohs micrographic surgery (MMS) for melanoma in situ (MIS) of the trunk and proximal extremities. J Am Acad Dermatol. 2016; 75(5):1015–1021

[59] Zitelli JA, Brown C, Hanusa BH. Mohs micrographic surgery for the treatment of primary cutaneous melanoma. J Am Acad Dermatol. 1997; 37(2, Pt 1):236–245

[60] Dhawan SS, Wolf DJ, Rabinovitz HS, Poulos E. Lentigo maligna. The use of rush permanent sections in therapy. Arch Dermatol. 1990; 126(7):928–930

[61] Clayton BD, Leshin B, Hitchcock MG, Marks M, White WL. Utility of rush paraffin-embedded tangential sections in the management of cutaneous neoplasms. Dermatol Surg. 2000; 26(7):671–678

[62] Stonecipher MR, Leshin B, Patrick J, White WL. Management of lentigo maligna and lentigo maligna melanoma with paraffin-embedded tangential sections: utility of immunoperoxidase staining and supplemental vertical sections. J Am Acad Dermatol. 1993; 29(4):589–594

[63] Mallipeddi R, Stark J, Xie XJ, Matthews M, Taylor RS. A novel 2-hour method for rapid preparation of permanent paraffin sections when treating melanoma in situ with Mohs micrographic surgery. Dermatol Surg. 2008; 34(11):1520–1526

[64] Stadler FJ, Scott GA, Brown MD. Malignant fibrous tumors. Semin Cutan Med Surg. 1998; 17(2):141–152

[65] Connolly KL, Nehal KS, Disa JJ. Evidence-based medicine: cutaneous facial malignancies: nonmelanoma skin cancer. Plast Reconstr Surg. 2017; 139(1):181e–190e

[66] Davis JL, Randle HW, Zalla MJ, Roenigk RK, Brodland DG. A comparison of Mohs micrographic surgery and wide excision for the treatment of atypical fibroxanthoma. Dermatol Surg. 1997; 23(2):105–110

[67] Zalla MJ, Randle HW, Brodland DG, Davis JL, Roenigk RK. Mohs surgery vs wide excision for atypical fibroxanthoma: follow-up. Dermatol Surg. 1997; 23(12):1223–1224

[68] Ang GC, Roenigk RK, Otley CC, Kim Phillips P, Weaver AL. More than 2 decades of treating atypical fibroxanthoma at mayo clinic: what have we learned from

91 patients? Dermatol Surg. 2009; 35(5):765–772

[69] Huether MJ, Zitelli JA, Brodland DG. Mohs micrographic surgery for the treatment of spindle cell tumors of the skin. J Am Acad Dermatol. 2001; 44(4): 656–659

[70] Ratner D, Thomas CO, Johnson TM, et al. Mohs micrographic surgery for the treatment of dermatofibrosarcoma protuberans. Results of a multiinstitutional series with an analysis of the extent of microscopic spread. J Am Acad Dermatol. 1997; 37(4):600–613

[71] Gloster HM, Jr, Harris KR, Roenigk RK. A comparison between Mohs micrographic surgery and wide surgical excision for the treatment of dermatofibrosarcoma protuberans. J Am Acad Dermatol. 1996; 35(1):82–87

[72] Snow SN, Gordon EM, Larson PO, Bagheri MM, Bentz ML, Sable DB. Dermatofibrosarcoma protuberans: a report on 29 patients treated by Mohs micrographic surgery with long-term follow-up and review of the literature. Cancer. 2004; 101(1):28–38

[73] O'Connor WJ, Roenigk RK, Brodland DG. Merkel cell carcinoma. Comparison of Mohs micrographic surgery and wide excision in eighty-six patients. Dermatol Surg. 1997; 23(10):929–933

[74] Haerle SK, Shiau C, Goldstein DP, et al. Merkel cell carcinoma of the head and neck: potential histopathologic predictors. Laryngoscope. 2013; 123(12): 3043–3048

[75] Santamaria-Barria JA, Boland GM, Yeap BY, Nardi V, Dias-Santagata D, Cusack JC, Jr. Merkel cell carcinoma: 30-year experience from a single institution. Ann Surg Oncol. 2013; 20(4):1365–1373

[76] Boyer JD, Zitelli JA, Brodland DG, D'Angelo G. Local control of primary Merkel cell carcinoma: review of 45 cases treated with Mohs micrographic surgery with and without adjuvant radiation. J Am Acad Dermatol. 2002; 47(6):885–892

[77] Gollard R, Weber R, Kosty MP, Greenway HT, Massullo V, Humberson C. Merkel cell carcinoma: review of 22 cases with surgical, pathologic, and therapeutic considerations. Cancer. 2000; 88(8):1842–1851

[78] Tarantola TI, Vallow LA, Halyard MY, et al. Prognostic factors in Merkel cell carcinoma: analysis of 240 cases. J Am Acad Dermatol. 2013; 68(3):425–432

[79] Lewis KG, Weinstock MA, Weaver AL, Otley CC. Adjuvant local irradiation for Merkel cell carcinoma. Arch Dermatol. 2006; 142(6):693–700

[80] Mojica P, Smith D, Ellenhorn JD. Adjuvant radiation therapy is associated with improved survival in Merkel cell carcinoma of the skin. J Clin Oncol. 2007; 25 (9):1043–1047

[81] Chiller K, Passaro D, Scheuller M, Singer M, McCalmont T, Grekin RC. Microcystic adnexal carcinoma: forty-eight cases, their treatment, and their outcome. Arch Dermatol. 2000; 136(11):1355–1359

[82] Friedman PM, Friedman RH, Jiang SB, Nouri K, Amonette R, Robins P. Microcystic adnexal carcinoma: collaborative series review and update. J Am Acad Dermatol. 1999; 41(2, Pt 1):225–231

[83] Abbate M, Zeitouni NC, Seyler M, Hicks W, Loree T, Cheney RT. Clinical course, risk factors, and treatment of microcystic adnexal carcinoma: a short series report. Dermatol Surg. 2003; 29(10):1035–1038

[84] Leibovitch I, Huilgol SC, Selva D, Lun K, Richards S, Paver R. Microcystic adnexal carcinoma: treatment with Mohs micrographic surgery. J Am Acad Dermatol. 2005; 52(2):295–300

[85] Thomas CJ, Wood GC, Marks VJ. Mohs micrographic surgery in the treatment of rare aggressive cutaneous tumors: the Geisinger experience. Dermatol Surg. 2007; 33(3):333–339

[86] Snow S, Madjar DD, Hardy S, et al. Microcystic adnexal carcinoma: report of 13 cases and review of the literature. Dermatol Surg. 2001; 27(4):401–408

[87] Palamaras I, McKenna JD, Robson A, Barlow RJ. Microcystic adnexal carcinoma: a case series treated with mohs micrographic surgery and identification of patients in whom paraffin sections may be preferable. Dermatol Surg. 2010; 36(4):446–452

[88] Hamm JC, Argenta LC, Swanson NA. Microcystic adnexal carcinoma: an unpredictable aggressive neoplasm. Ann Plast Surg. 1987; 19(2):173–180

[89] Burns MK, Chen SP, Goldberg LH. Microcystic adnexal carcinoma. Ten cases treated by Mohs micrographic surgery. J Dermatol Surg Oncol. 1994; 20(7): 429–434

[90] Spencer JM, Nossa R, Tse DT, Sequeira M. Sebaceous carcinoma of the eyelid treated with Mohs micrographic surgery. J Am Acad Dermatol. 2001; 44(6): 1004–1009

[91] Kyllo RL, Brady KL, Hurst EA. Sebaceous carcinoma: review of the literature. Dermatol Surg. 2015; 41(1):1–15

[92] Ratz JL, Luu-Duong S, Kulwin DR. Sebaceous carcinoma of the eyelid treated with Mohs' surgery. J Am Acad Dermatol. 1986; 14(4):668–673

[93] Harvey DT, Taylor RS, Itani KM, Loewinger RJ. Mohs micrographic surgery of the eyelid: an overview of anatomy, pathophysiology, and reconstruction options. Dermatol Surg. 2013; 39(5):673–697

[94] Humphreys TR, Finkelstein DH, Lee JB. Superficial leiomyosarcoma treated with Mohs micrographic surgery. Dermatol Surg. 2004; 30(1):108–112

[95] Bernstein SC, Roenigk RK. Leiomyosarcoma of the skin. Treatment of 34 cases. Dermatol Surg. 1996; 22(7):631–635

[96] Tran AN, Boyer JD. Phaeohyphomycosis of the hand treated using Mohs micrographic surgery. Dermatol Surg. 2013; 39(8):1276–1279

# 第 **4** 章

# 基于细胞和组织的伤口护理

*James F. Thornton，Jourdan A. Carboy*

**摘要**

本章讨论基于细胞和组织的伤口护理产品在 Mohs 修复中的应用。本章对所有可用产品进行了广泛的概述，并对可用产品进行了图片示例。内容包括了细胞和组织产品的使用适应证，重点介绍了 Integra（产品名）和 ACell（产品名），并讨论了细胞和组织产品的局限性和手术技巧。

**关键词**：细胞和组织产品；真皮诱导；皮肤传导；细胞外基质；脱细胞真皮基质；真皮替代；真皮再生模板；中厚皮片；全厚皮片

---

**总结**

- 基于细胞和组织的伤口护理产品在面部软组织重建中的应用取决于谨慎选择适应人群和伤口护理。
- 细胞和组织产品可用于短暂的创面覆盖以及为某些创面的修复提供条件。
- 细胞外基质有可能在无须外在干预的情况下促进伤口愈合。
- 脱细胞真皮基质需要外在的干预才能实现伤口的最终愈合。

---

## 4.1 策略流程

### 4.1.1 一般注意事项

细胞和组织产品在近几十年来一直都有运用（图4.1）。目前，这类产品有成百上千种，不同的产品有不同的功效，但是绝大多数产品所承诺的功效都是不符合现实的。巨大的经济利益推动着这些昂贵的产品被用于没有适应证的患者，从而导致患者多次遭受痛苦。

然而，在目前的状态下，很多产品都是非常有用的，可以帮助患者恢复正常，且可避免供区的并发症或进一步的手术处理。这取决于术者培养对产品工作原理的分析技能，并且能够熟练选择和运用该类产品。

一般来说，细胞和组织产品（CTP）分为两大类：真皮诱导型和皮肤传导型[1]。真皮诱导型 CTP 的一系列产品包括 Apligraf、TheraSkin、Dermagraft 和 Epicel[1]。它们可以将活细胞导入伤口内，以刺激伤口内新组织生长或组织肉芽的活性[2]。这些产品都比较昂贵，它们的成功使用需要独特的处理技巧。在实际应用中，鉴于头颈部具有良好的血运，所以该类产品几乎没有什么实用价值，后面将不再赘述。更广泛应用的种类是皮肤传导类产品。其中包括 Integra、GRAFTJACKET、Oasis、AlloDerm 和 ACell。这些产品可以为伤口的愈合提供支架，促进细胞从周围组织穿过伤口迁移到支架上形成新的真皮[2,3]。这种支架的优点是既能促进组织生长，又能促进创面的无瘢痕愈合[3]。皮肤传导产品可进一步细分为三大类，尽管它们不是科学上的严格定义，但这些分类有助于指导产品的选择。一般的分类包括脱细胞真皮基质，它可以促进伤口完全愈合；细胞外真皮基质，也可以促进伤口完全愈合；真皮再生片，还需要额外的皮片移植才能实现伤口的完全闭合，下面介绍其中的一个产品——Integra[4-6]。

在 20 世纪 80 年代早期，Integra 就开始被积极使用，最初设计 Integra 的目的是促进大面积开放性伤口的愈合，特别是烧伤切痂后的创面。它是一种再生的二维结构或新真皮，由一层胶原蛋白交联层和硅橡胶膜覆盖的糖聚糖组成[5,6]。所以它是一个双层结构。

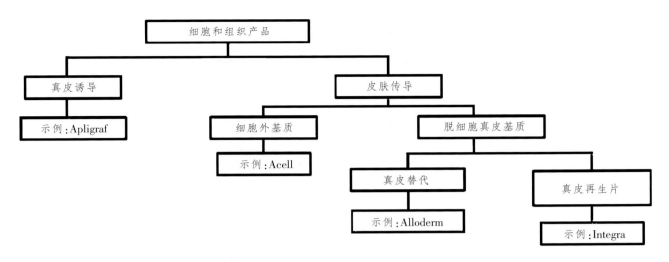

图 4.1　CTP 的选择流程图。

胶原蛋白是鲨鱼软骨,垂直设计可以让宿主细胞渗透到胶原蛋白基质或支架中,然后在 3~6 周内形成"新真皮"。当硅胶外层脱落时,需要薄的中厚皮片移植覆盖促进创面愈合。Integra 已经被很多人推荐用于头颈部的修复,它有几个独特的作用,特别是在头皮重建中,它可以覆盖颅骨暴露,而脱细胞真皮基质或细胞外真皮基质不具有该作用[4-6]。Integra 的使用需要术者经历较长的学习曲线,并且产品价格昂贵。

## 4.2　Integra

第一类皮肤传导产品是真皮再生模板,此处仅讨论 Integra。Integra 目前可作为网状双层伤口基质,有多种尺寸选择。它被应用于那些通常不适合直接用皮肤移植覆盖的伤口,譬如有骨或者软骨外露的伤口。可将 Integra 作为一个简单的支撑或者使用负压伤口治疗(NPWT)海绵固定到位。5~7 天后,拆除初始伤口敷料,即基质或 NPWT,患者就可以淋浴并恢复基本日常活动,此时 Integra 无须进一步的伤口护理。在 3~8 周,根据创面的具体情况及患者的基本情况,Integra 与组织相融合,增殖的皮下组织将使硅胶膜自动脱落,由此形成适合移植的创面。Integra 最初仅被推荐用中厚皮片(厚度为 0.8mm)覆盖,现在很多人认为其可用更厚的中厚皮片,甚至全厚皮片覆盖[6]。Integra 还有另一个显著特性,由于皮下组织增殖期在大约第 2 周或第 3 周,因此在硅胶膜下面会形成乳状渗出液,这很容易与感染相混淆。术者应该知道这是正常现象,如果没有软组织感染的迹象,就很可能不是感染,可以对其进行简单的监测,然后在植皮前去除渗出物。Integra 的优势非常多,它可以避免需要进行多期的局部或游离皮瓣修复手术的需要[5]。也可以作为在出具病理报告之前的肿瘤分期切除手术患者的临时性覆盖敷料。笔者描述了在创面修复前,术中切除肿瘤切缘送病理检查,在等待结果的过程中,最初放置 Integra 作为敷料覆盖创面。根据切缘病理结果,可以进行最终的伤口重建或者在必要时进一步切除肿瘤(图 4.2 至图 4.8)。

## 4.3　细胞和组织产品

第二类皮肤传导性 CTP 可以大致分为两类:脱细胞真皮基质和细胞外真皮基质。脱细胞真皮基质本质上是人或动物真皮,通过维持基底膜复合体以及真皮的细胞外基质结构的过程,已被深度上皮化和脱细胞[2,3]。这种材料用作组织支架,允许组织遵循预设的血管模式向内生长。这种技术的前景是允许组织向内生长,同时加快形成和维持细胞外结构的稳定[2]。这些产品只能在适宜的创面上使用,可以在某些患者的创面上实现逐步完全覆盖,避免供区瘢痕形成[7]。伤口的大小和创面的血运限制了产品的使用,在患者没有自身组织作为供区的情况下,可考虑使用真皮移植物[7,8]。另外一种皮肤传导类产品——细胞外真皮基质。这种材料主要是动物基质,它们不促进血管的向内生长,但提供皮肤传导特性,在避免供区瘢痕形成的情况下

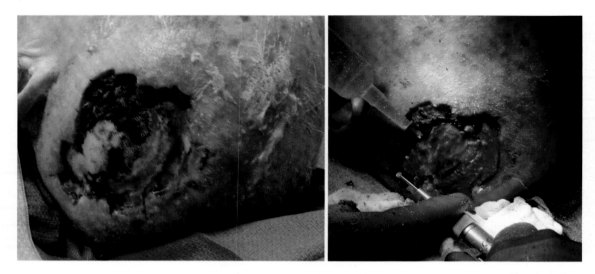

图 4.2　89 岁男性患者,头皮多发鳞状细胞癌,行切除术后长期颅骨外露。在静脉镇静下,门诊手术程序下进行颅骨钻孔,并用 Integra 覆盖创面。

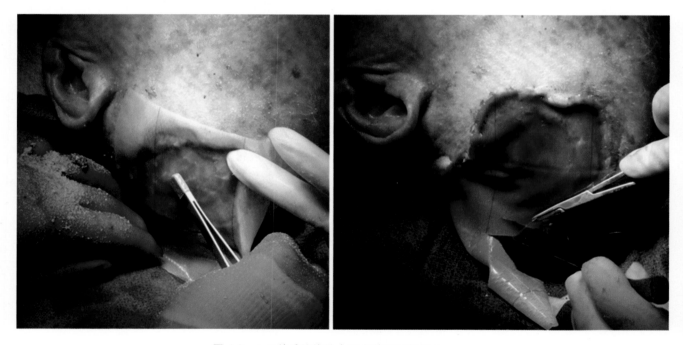

图 4.3　4-0 单乔缝线缝合固定单层网状的 Integra。

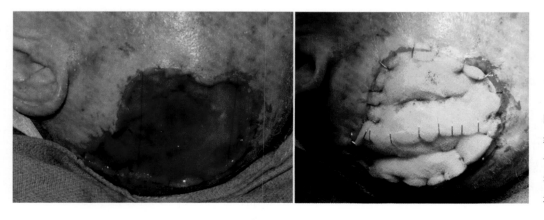

图 4.4　放置简单的海绵垫,术后 6 天拆除。1 个月内 Integra 愈合。患者恢复日常活动,包括运动和淋浴。

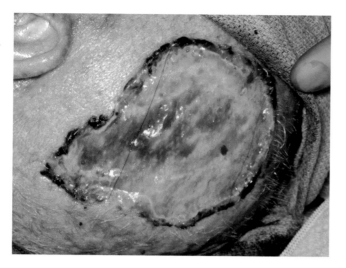

图 4.5　注意皮片移植前的第 4 周出现的黄色纤维蛋白渗出液。这是普遍现象,表明皮下组织在增殖并且自发与硅酮片分离。

促进伤口的最终愈合,也就是说,它们可以使伤口愈合而不会出现瘢痕挛缩,并且在局部条件较差的创面床下促进伤口愈合[7,8]。使用最广泛的产品是 ACell,它是一种膀胱基质,有片状和粉状两种形式。片状形式需要供宿主进行水解才能开始愈合过程,而粉状组织可以立即启动愈合过程。两者经常结合使用,粉状可能需要二次放置。这些产品适宜用于血供良好的浅层创面上,并且可以促进伤口二次愈合[9]。我们已经广泛使用这种产品,我们的主要目标是对不适合外科手术干预的患者进行黏膜表面和不良创面床的愈合[9]。这些产品的临床应用同样具有显著的学习曲线,需要相当细心的护理,而使用常用的皮肤再生模板基本上在初次应用后无须护理。皮肤细胞外真皮基质可以放置在诊所或手术室环境中。在支撑和伤口初步处理方面,将它们像中厚皮片那样缝合就位,并需要水溶性

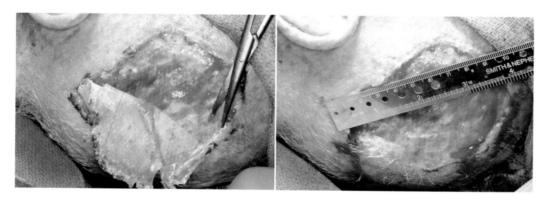

图 4.6　中厚皮片移植前将硅酮片和渗出液修剪掉。无菌渗出液常被误认为化脓。在术后第 4 周,Integra 完全与伤口融合,可以在门诊静脉麻醉下进行中厚皮片移植。

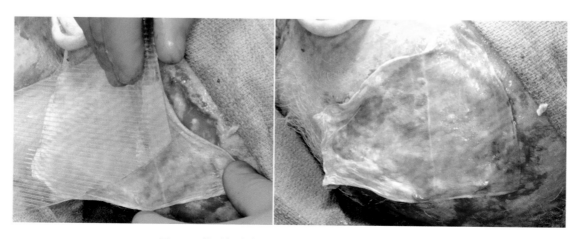

图 4.7　从对侧头皮切取 0.10mm 厚度的中厚皮片。

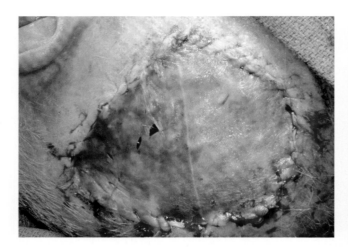

图 4.8　用 4-0 普通肠线缝合中厚皮片。刀尖挑开排出气泡并用 4-0 普通肠线缝合。覆盖海绵固定并术后 6 天将海绵拆除。

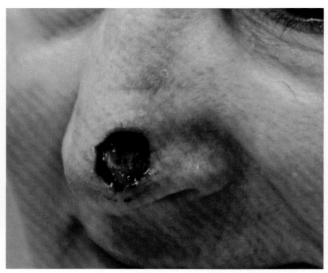

图 4.9　75 岁女性患者，左侧鼻翼和鼻头基底细胞癌，行 Mohs 切除术后存在软骨外露的缺损。

软膏，而全厚皮片则应用凡士林抗生素软膏。应用该产品，可以对患者进行门诊随访。不幸的是，众所周知，几乎所有的细胞外真皮基质产品都会在伤口愈合之前看起来好像"更糟"。预计在 10~12 天时，伤口周围可能会出现纤维状甚至臭味的渗出物，必须高度谨慎，因为它经常与感染混淆。如果没有继发感染的迹象，伤口可以继续愈合。对于软骨外露、血运不良或骨外露的伤口，细胞外真皮基质产品可提供足够的覆盖范围，以使它们能够继续进行二期愈合，它们也可在基底部提供充足的肉芽组织，然后可以进行中厚皮片或全厚皮片移植覆盖[4,6]。细胞外真皮基质产品的优势在于较低的应用成本，无须二期植皮情况下即可实现伤口完全愈合。与 Integra 相比，它们尚未被证明能促进存在骨外露的创面的愈合（图 4.9 至图 4.17）。

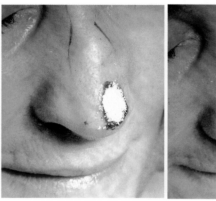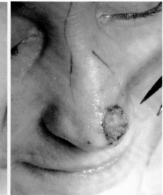

图 4.10　开始覆盖脱细胞粉末和补片。

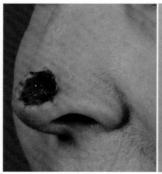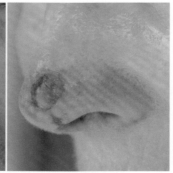

图 4.11　术后 1 周和术后 3 周的效果。

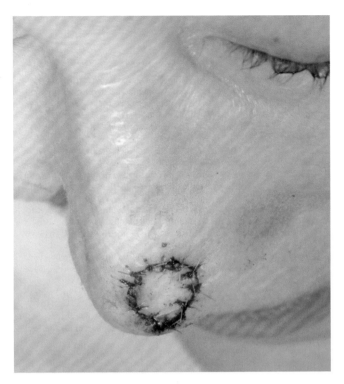

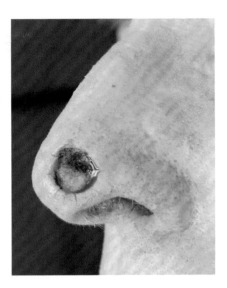

图 4.14　75 岁男性患者,基底细胞癌,行 Mohs 切除术后存在软骨外露的缺损。

图 4.12　ACell 植入后 1 个月,进行颜色匹配的全厚皮片移植。

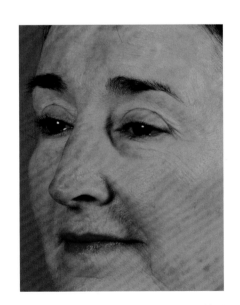

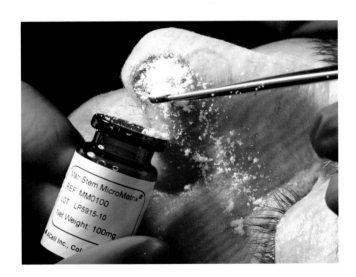

图 4.13　全厚皮片移植术后 2 个月的效果。

图 4.15　覆盖 ACell MicroMatrix 粉末。

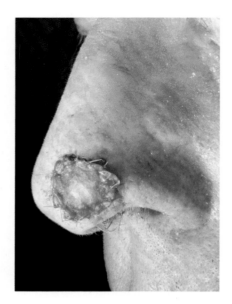

图 4.16　覆盖 ACell MicroMatrix 补片。

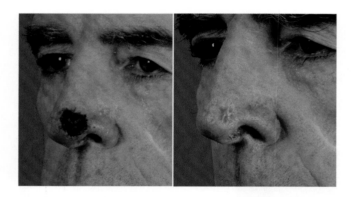

图 4.17　术后 4 天和术后 1 个月的效果。

## 参考文献

[1] Hughes OB, Rakosi A, Macquhae F, Herskovitz I, Fox JD, Kirsner RS. A review of cellular and acellular matrix products: indications, techniques, and outcomes. Plast Reconstr Surg. 2016; 138(3) Suppl:138S–147S

[2] Tracy LE, Minasian RA, Caterson EJ. Extracellular matrix and dermal fibroblast function in the healing wound. Adv Wound Care (New Rochelle). 2016; 5(3): 119–136

[3] Yu Y, Alkhawaji A, Ding Y, Mei J. Decellularized scaffolds in regenerative medicine. Oncotarget. 2016; 7(36):58671–58683

[4] Richardson MA, Lange JP, Jordan JR. Reconstruction of full-thickness scalp defects using a dermal regeneration template. JAMA Facial Plast Surg. 2016; 18(1):62–67

[5] Schiavon M, Francescon M, Drigo D, et al. The use of integra dermal regeneration template versus flaps for reconstruction of full-thickness scalp defects involving the calvaria: a cost-benefit analysis. Aesthetic Plast Surg. 2016; 40 (6):901–907

[6] Singh M, Godden D, Farrier J, Ilankovan V. Use of a dermal regeneration template and full-thickness skin grafts to reconstruct exposed bone in the head and neck. Br J Oral Maxillofac Surg. 2016; 54(10):1123–1125

[7] Kirsner RS, Bohn G, Driver VR, et al. Human acellular dermal wound matrix: evidence and experience. Int Wound J. 2015; 12(6):646–654

[8] Shooter GK, Van Lonkhuyzen DR, Croll TI, et al. A pre-clinical functional assessment of an acellular scaffold intended for the treatment of hard-to-heal wounds. Int Wound J. 2015; 12(2):160–168

[9] Rommer EA, Peric M, Wong A. Urinary bladder matrix for the treatment of recalcitrant nonhealing radiation wounds. Adv Skin Wound Care. 2013; 26 (10):450–455

*James F. Thornton, Jourdan A. Carboy*

**摘要**

本章将讨论全厚皮片移植在 Mohs 切除术后缺损修复中的应用。内容包括适应证、技术考虑及皮片固定支撑物的术后护理。特别注意特定应用的全厚皮片移植供区选择,这包括颜色匹配和非颜色匹配的全厚皮片。

**关键词:**供区;全厚皮片移植;锁骨上;耳甲腔;耳前;耳后;支撑物

> **总结**
>
> - 全厚皮片移植在头颈部修复手术中占很大比例。
> - 想要获取颜色匹配的皮片,必须从锁骨上方部位切取;在头颈部修复中很少有不使用颜色匹配的全厚皮片移植的情况。
> - 只要仔细遵循选择指南,全厚皮片移植可用于上 2/3 和下 1/3 的鼻部修复。

## 5.1 策略流程

### 5.1.1 一般注意事项

在许多方面来说,颜色匹配的全厚皮片移植是头颈部软组织缺损重建的理想方式(图 5.1)。该方法简单可靠,对于合适的患者,大多数可以在局部麻醉或静脉镇静麻醉下完成。从肿瘤学的角度来看,皮片移植不影响静脉或淋巴回流,并且便于术后监测肿瘤复发。绝对禁忌证很少,包括骨外露及不合适的创面床。通常提到的禁忌证,如嗜烟、抗凝、术后放射治疗等,其实都不是真正意义上的禁忌证。10 多年来,得克萨斯大学西南医学中心一直在为嗜烟者、完全抗凝患者和需要术后放射治疗的患者进行植皮治疗,临床效果几乎没有差异。

## 5.2 供区的选择

头颈部全厚皮片移植供区的选择取决于皮片颜色匹配效果的需要或适应证,因为锁骨下方的植皮不可能有颜色匹配[1]。关于供区的其他考虑因素包括外科医生的偏好,以及皮片的大小和厚度。

颜色匹配的皮片仅能在锁骨上方获取,在极少数情况下,外科医生对无须进行颜色匹配的头颈部缺损部位实行全厚皮片移植术,这包括锁骨上方不允许有巨大缺损的切口,或者头皮后部的较大缺损或耳后缺损患者,可以在不考虑颜色匹配的情况下进行全厚皮片移植。然而,对于头颈部显眼部位的较大缺损,对于所需全厚皮片移植的缺损来说太大时,可以先用细胞外基质进行治疗,再从头皮后部切取中厚皮片移植覆盖创面,也能达到全厚皮片移植的同等效果[2]。

对于颜色匹配的要求,供区的选择通常取决于外科医生的偏好。尽管耳后皮肤经常被采用,但其并不是理想的供区。因为它不是阳光照射的区域,所以颜色匹配并不理想。耳后皮肤松弛度不大,皮肤常常很薄。在切取皮片时,需要一名助手来掰开耳朵,而且术中患者的头部移动到未消毒的铺巾上,术区经常会被污染。耳后供区的一个明显优势是患者面部不会留供区瘢痕。

在得克萨斯大学西南医学中心进行的绝大多数全厚皮片移植中,皮片都来自耳前切口,尤其是老年患者。后皱褶容易显现,皮肤稍厚,颜色匹配理想,外科医生单人操作即可轻松获取皮片,无须助手帮助暴露视野。在准备和切取过程中,皮片受到污染的概率

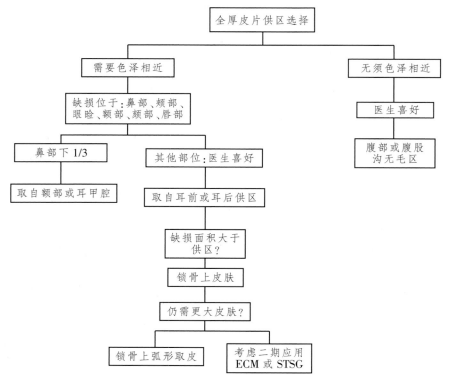

图 5.1　合适皮片供区的选择策略。

较低,而且皮肤的质量和数量都优于耳后供区。首选在松弛的皮肤张力线上进行有预见性的猫耳切除。不进行任何破坏。缺损用 3-0 Vicryl 缝线缝合,随后皮内用 Monocryl 可吸收缝线,以及外用 Dermabond 皮肤黏合剂或 Steri-Strips 外科免缝胶带。这样有易于供区护理和伤口愈合,不留明显瘢痕及其他问题。

对于下 1/3 鼻部缺损的特殊移植要求,理想的皮肤来源于前额皮肤[3-5],其颜色匹配和厚度都很理想[5]。然而,获取的皮片大小有限,即使尽力闭合切口,供区还是很显形[5]。

对于不需要厚皮片来修复的下 1/3 鼻缺损的患者,耳甲腔皮肤也是一个很好的选择[6]。耳甲腔皮肤具有与鼻翼和鼻尖皮肤相匹配的颜色和毛孔大小,并且可以切取整个耳甲腔皮肤[6,7]。通过前路切口切除皮肤,缺损只需二期愈合或植入细胞外基质,在 3~5 周内将完全愈合,供区基本上看不见瘢痕[7,8]。

对于过大的缺损,可以大量切取额部、耳前或耳后皮肤,尤其是老化的颈部皮肤。切口设计在松弛的皮肤张力线上,为了满足较大的皮肤需求,可以在颈前做围裙状切口,以提供较大的皮片,但最终皮片内需要拼接缝合。对于所有供区,在关闭切口时都要特别注意止血。

## 5.3　皮片的切取和植入

合适的皮片植入前,在进行皮片切取时,要仔细准确测量皮片的大小。基于亚单位或缺损的皮片大小,很大程度上基于从缺损部位转移到供区的箔片拓印模板。在颈部标出设计好的猫耳切口,然后用 69 号刀片刻画出移植物的轮廓。应该清楚的是,在设计和切取皮片之前,需要将颈部供区以及耳前颊部供区皮肤展平,否则切取的皮片将过大,还可能影响皮片切取。此外,在获取合适大小的皮片时花费了一定时间,这就使移植过程更加迅速,因为在植入皮片时无须再做取舍,就可以保证合适的皮片大小。

当皮片被掀起时,不必试图修薄皮片;而是在皮片被大幅掀起后,将其附着在手指上,然后可以用锐利的整容剪刀安全地将皮片削薄到真皮深层。当皮片被切下时,仍然通过即将被丢弃的猫耳来处理,将皮片放置到准备好的创面床上,再切除猫耳。在这一点上,可以理解的是,不必固定缝线来确定皮片的外形大小。皮片的大小是合适的,因为在皮片切取之前使用了适当大小的模板。对于较小的皮片(<1cm),采用 5-0 快速吸收肠线按钟面模式缝合固定皮片;如果皮片>1cm,则采用两条相对的 5-0 普通肠线或快速吸收肠线依次缝合，最后将它们彼此相对于起始点反向 180° 捆绑在一起。这可能达到最快的植皮速度，不会在植皮过程中受到不必要的"烦扰"和对皮片的处理。

## 5.3.1　皮片固定

植皮后需高度重视支撑物的准备[9,10]。

尽管有许多关于支撑敷料的说明，但最常用的是 Xeroform 包裹的棉球。它在许多方面都差强人意。它需要打开多个手术产品，并且没有内在的伸展性或弹性。如果术后护理不当，它会变得干燥，并且在去除支撑敷料时会粘住并带走皮片。经大大改进后的支撑敷料是简单干性外科海绵[10]，它易于切割成任何合适的尺寸，仅在一侧面涂上抗生素软膏，并且可以简单地用 3-0 普里林线贯通缝合支撑海绵中央，也可以在头皮处用 4-0 尼龙线间断缝合，或用 5-0 丝线缝合面部病损。由于海绵本身有足够的弹性来支撑向心缝合的缝线，所以不必试图用缝线打包。

## 5.3.2　术后护理

患者可以在术后第 2 天洗澡，前提是其事先在皮肤上涂抹了大量的软膏。此时，患者唯一的活动限制是禁止举重。从第 1 天开始，我们允许他们骑自行车、跑步、出汗，并恢复日常活动；然而，我们更希望他们不要游泳或提重物。术后第 5 天或第 6 天拆线，并且在患者愈合期间从抗生素软膏换成普通凡士林。在第 5 天或第 6 天去除支撑敷料时，即使是正常愈合的全厚植皮也会经历一些颜色变化，这可能会让年轻医生以及大多数患者感到不安。即使是早期变色的皮片也会变得红润，并继续接近正常的愈合。无论皮片的外观如何，在最终确定植皮效果之前，都要非常小心地进行术后护理（图 5.2 至图 5.9）。

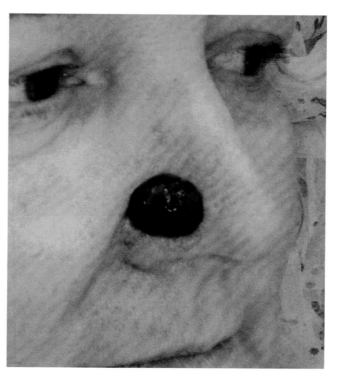

图 5.2　52 岁女性患者，基底细胞癌，行 Mohs 切除术后面颊和鼻部复合缺损。大部分缺损位于鼻侧壁。

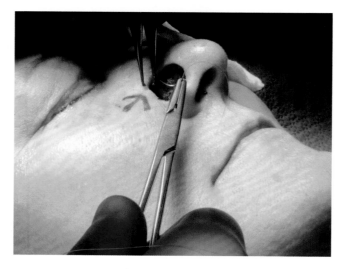

图 5.3　单纯面颊推进修复面颊缺损。

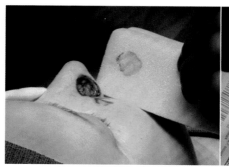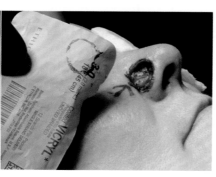

图 5.4　印记到缝线的包装箔纸上的鼻部缺损大小，以及印记到干燥的外科海绵上的皮片大小。

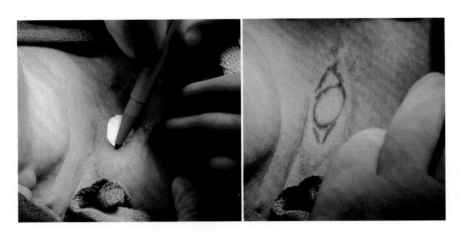

图 5.5 颈部皮肤处于拉伸状态下，按箔片印记模板的轮廓，设计并描绘锥形轮廓及切口。

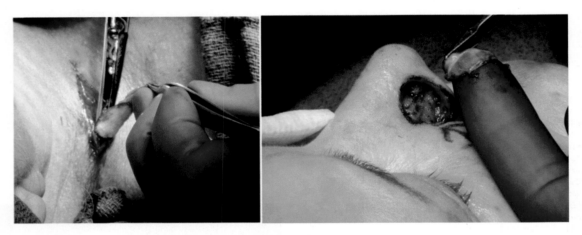

图 5.6 手术刀切开皮缘后，用整形剪刀迅速掀起皮片，并用剪刀迅速修剪掉全部皮下脂肪。

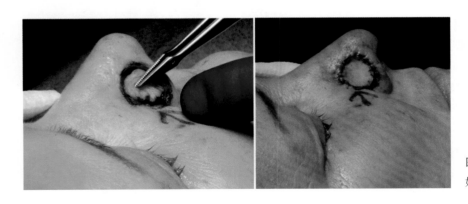

图 5.7 将皮片置于创面上，从对角线开始用 5-0 普通肠线对位缝合。

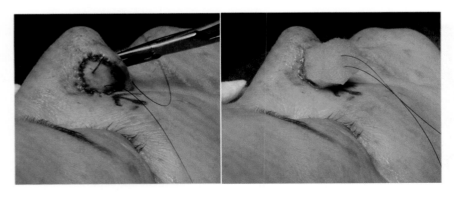

图 5.8 从皮片中央应用 3-0 普里林线贯通缝合支撑海绵中央。

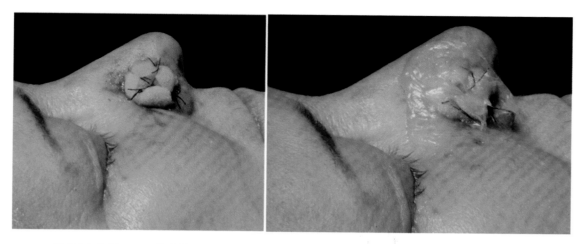

图 5.9 应用 5-0 丝线在外围中断缝合支撑海绵到位,缝线穿过支撑海绵、皮片和下面的组织。

# 参考文献

[1] Ibrahim AM, Rabie AN, Borud L, Tobias AM, Lee BT, Lin SJ. Common patterns of reconstruction for Mohs defects in the head and neck. J Craniofac Surg. 2014; 25(1):87–92

[2] Singh M, Godden D, Farrier J, Ilankovan V. Use of a dermal regeneration template and full-thickness skin grafts to reconstruct exposed bone in the head and neck. Br J Oral Maxillofac Surg. 2016; 54(10):1123–1125

[3] Austin GK, Shockley WW. Reconstruction of nasal defects: contemporary approaches. Curr Opin Otolaryngol Head Neck Surg. 2016; 24(5):453–460

[4] Lunatschek C, Schwipper V, Scheithauer M. Soft tissue reconstruction of the nose. Facial Plast Surg. 2011; 27(3):249–257

[5] Dimitropoulos V, Bichakjian CK, Johnson TM. Forehead donor site full-thickness skin graft. Dermatol Surg. 2005; 31(3):324–326

[6] Klinger M, Maione L, Villani F, Caviggioli F, Forcellini D, Klinger F. Reconstruction of a full-thickness alar wound using an auricular conchal composite graft. Can J Plast Surg. 2010; 18(4):149–151

[7] Stucker FJ, Walsh WE, Dammert M, Lian T. The perichondrial cutaneous graft: a facial reconstructive option for the ages (ages 1 week to 94 years). Laryngoscope. 2008; 118(10):1753–1757

[8] Rohrer TE, Dzubow LM. Conchal bowl skin grafting in nasal tip reconstruction: clinical and histologic evaluation. J Am Acad Dermatol. 1995; 33(3):476–481

[9] Dhillon M, Carter CP, Morrison J, Hislop WS, Currie WJ. A comparison of skin graft success in the head & neck with and without the use of a pressure dressing. J Maxillofac Oral Surg. 2015; 14(2):240–242

[10] Golda NJ, Hruza GJ. Novel bolstering technique for full-thickness skin grafts on the ear. Dermatol Surg. 2010; 36(8):1309–1311

# 第 **6** 章

# 中厚皮片移植

*James F. Thornton，Jourdan A. Carboy*

**摘要**

本章讨论了 Mohs 外科重建手术的中厚皮片移植。主要讨论了适应证、取皮刀在皮肤移植术中的详细使用，以及供区护理的注意事项。尤其关注合适的中厚皮片供区选择。

关键词：中厚皮片移植；真皮再生模板；Zimmer 取皮刀；取皮区；支撑物

> **总结**
>
> - 中厚皮片移植可为头颈部修复提供大量颜色匹配的皮肤，并且供区并发症发病率最低。
> - 从头皮上取下的中厚皮片可提供颜色匹配的厚皮片，其优势在于供皮区仍在手术区域内。
> - 考虑到最终的外观效果不理想，网状中厚皮片在头颈部重建中的作用不大。

## 6.1 一般注意事项

中厚皮片移植(STSG)在头颈部修复中的实用性可能比一般人理解的要多，并且与真皮再生模板结合使用，大大扩展了 STSG 的适用性[1]。STSG 的简便性和可靠性，以及提供大量颜色匹配的薄皮肤的能力，皮片愈合可靠并能够获得供区外观达到良好的美容效果，使其成为头颈部重建中非常有价值的一种技术[2]。头颈部修复中使用颜色匹配的中厚皮片或者全厚皮片移植的决定，取决于皮肤质量、皮片大小要求以及皮片获取和供区处理等因素。

历史上，许多外科医生认为全身麻醉下切取中厚皮片更安全；然而，在得克萨斯大学西南医学中心的实践中，我们在局部麻醉和静脉镇静复合麻醉的情况下可轻松舒适地实施中厚皮片移植。对于可能不适合全身麻醉的老年患者来说，限制性使用麻醉更安全。

## 6.2 供区的选择

供区的选择首先要确定是否需要颜色匹配的皮肤，并遵循与全厚皮片移植相同的原则，如果需要颜色匹配的皮肤，则必须在锁骨上方进行取皮。在许多方面，头皮是中厚皮片移植的理想供区[3,4]。它非常厚，血供丰富，能提供稳妥的皮片；如果在剃光的头皮上适当地取皮，取皮区愈合非常快，几乎不留瘢痕[3-5]。这一点不同于传统的下肢取皮，其会遗留明显瘢痕。

对于不需要皮肤颜色匹配的缺损，在大腿外侧或大腿近端的供区能够提供大量光滑的颜色不匹配的皮肤，并且很容易获取；但是，它会留下难看的瘢痕，特别是年轻女性，很难遮盖[6]。最好让患者穿上合适的内裤或泳衣，然后标记出衣服的边界，在边界内取皮。就当前的时尚而言，更偏向于从单个臀部内侧取皮。虽然供区会疼痛 5~10 天，但是遗留的瘢痕可被衣服完全遮盖[6]。

## 6.3 取皮技术

在确定皮片切取供区后，仔细测量所需皮片大小，于取皮供区进行局部浸润麻醉，这可以起到止血、止痛的作用，并可使皮肤肿胀达到一定程度，这将有助于皮片的切取。Zimmer 取皮刀刀片防护套的选择也很重要，考虑到通常情况下 3 英寸(1 英寸≈2.54cm)的刀片套是唯一一个能够切取完整尺寸模板的套具，而 4 英寸刀片套，尽管它切皮的范围大于 3 英寸，但它切取的皮片不符合标准的网格载板。2 英寸的也是如此，所取的皮片也经常小于 2 英寸。皮片厚度的选择取决于 3 个因素：①切取的皮片越厚，供区愈合时间越长，对于皮肤较薄的老年患者，可能在不经意中就切取足够厚的皮片时，导致供区全层皮肤缺损；②皮片越厚，植皮愈合时间越长；③皮片越厚，植皮区原发性和继发性皮肤挛缩越少。此外，尽管厂商推荐用于 Integra 人造真皮上的皮片厚度为 0.008 英寸，但我们对 Integra 的临床经验是，稳妥的 Integra 基底能够让更厚的皮片愈合，甚至可厚达 0.012 英寸，这是更容易切取和更容易移植的皮片[7]。

在安装取皮刀片时需要考虑几个问题，包括刀片防护套的选择，以确保刀片不会被随意装反。尽管取皮刀本身有保护措施，以防止刀片没有正确放置，这仍然可能有人犯错，导致刀片防护装置失效，从而在尝试取皮时瞬间出现全层皮肤缺损。必须注意不要将 Padgett 刀片放入 Zimmer 取皮刀中，因为这将导致防护装置无法提供保护并对供皮区造成全层缺损。在供皮区局部浸润麻醉后，必须注意手术铺巾不会干扰整个取皮路径，可以在取皮刀不通电的情况下进行模拟练习，以确保取皮过程中没有障碍。使用 15 号刀片作为"厚薄规"测量刀片厚度是一种非常常见的做法，但却是不可行、不准确的做法，Zimmer 取皮刀手册也不推荐该方法。这种习惯很容易改掉，对患者没有不良影响。常规应用矿物油于刀片防护套以及供皮区。取皮后，首先要集中关注供皮区。有文献支持将 Tegaderm 或 BioDerm 敷料直接覆盖在供皮区上，要非常小心地准确放置宽边敷料，并在正常皮肤边缘使用组织黏合剂以保持敷料的位置不出现偏移[8]。术后指导患者将敷料黏合在原位 5~7 天，敷料下伤口就会愈合。如果意外出现大面积的水疱，我们鼓励他们用指甲剪在 Tegaderm 上刺一个小孔将其引流，并尽一切努力将堵塞的 Tegaderm 敷料留在原位，直到供皮区愈合。对于那些追求最终美容效果的外科医生来说，需要有一定程度的洞察力来决定是否对皮片打网。尽管皮片打网确实增加了可用皮肤的面积，也可能增加皮片的获取量，但它将导致不可修复的异常美学效果，这是无法纠正的。鹅卵石或纱门外观在网状植皮是显而易见的，它是由网状间隙瘢痕愈合造成的，而不是真正的一期愈合，其结果远不如片状植皮。此外，只打网而不展开皮片的做法也会导致瘢痕愈合，效果差于合适的片状植皮。

## 6.4　皮片植入

大张皮片的植入过程依赖于用普通肠线（无铬肠线）沿着皮片边缘的连续快速缝合，其次取决于皮片的大小和最终的轮廓，以及皮片上没有贴紧或下面有明显气泡的小区域，这些地方可用 69 号刀片锐性切开，再用 5-0 肠线来固定空隙的一边，以保持其开放并允许任何潜在的渗液容易流出。然后小心地用外科海绵垫支撑皮片，一侧涂抹软膏，中间不用粘纱布。皮片面积过大时，中心用 3-0 双针普里林线让海绵均匀受压，并用 4-0 尼龙线将剩余的海绵缝合到位，而不是仅使用外围缝合线进行打包固定。周围缝线的优势在于快速置入支撑物，并且它还可以预防打包固定周围发生的外翻。术后，保持海绵干燥，并在 5~7 天内去除。去除支撑敷料后，如果有血清肿形成，打开敷料即可被发现，可以重新加压包扎固定皮片，仍有机会继续愈合（图 6.1 至图 6.20）。

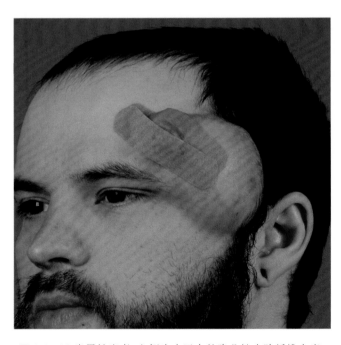

图 6.1　32 岁男性患者，左侧头皮巨大的隆凸性皮肤纤维肉瘤。

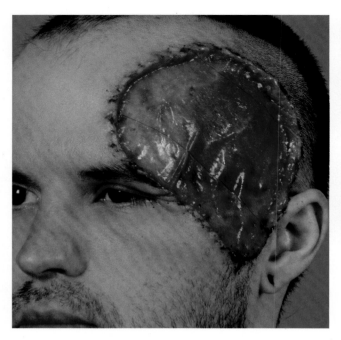

图 6.2　切除肿瘤后,暂时用 Integra 敷料覆盖创面,直至肿物切缘阴性。

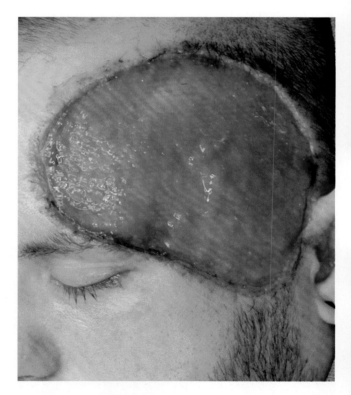

图 6.3　决定继续用现有的 Integra 作为最终的伤口覆盖,并进行中厚皮片移植。

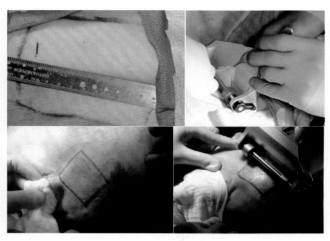

图 6.4　根据取皮的方便性和皮片最终的颜色匹配来决定供皮区。尽管这例患者的大腿近端更容易取皮,但为了满足最终的颜色匹配,从剃光的枕部头皮上切取了中厚皮片。

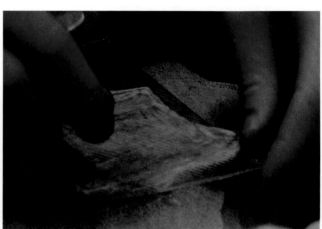

图 6.5　虽然皮片没有进行拉网,但通过载板处理后以便于准确地放置在头皮上。

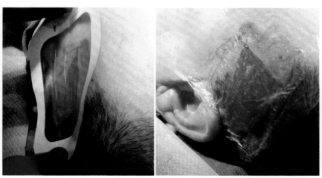

图 6.6　Tegaderm 和 Mastisol 敷料覆盖于供皮区,最后用弹力网帽包扎固定。这些敷料保留到术后第 5 天再被拆除。

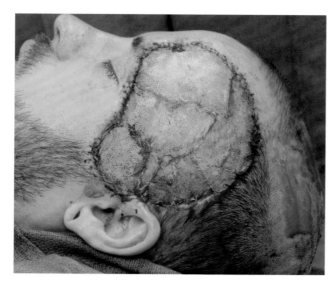

图 6.7　中厚皮片植入。

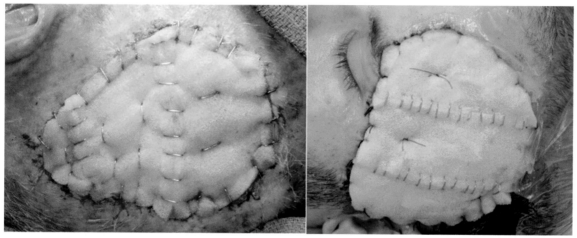

图 6.8　局部涂抹抗生素软膏,植皮区覆盖应用海绵垫。使用皮肤钉将海绵垫订在适当位置,或者用 4-0 尼龙线将其缝合固定。术后第 5 天去除海绵垫。

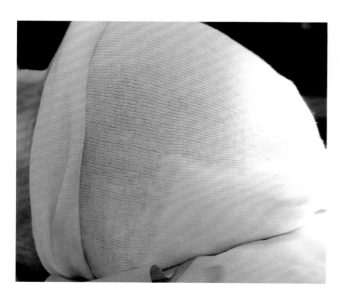

图 6.9　戴上弹力网帽,手术后第 5 天再取下。

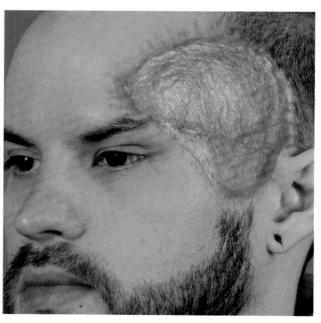

图 6.10　术后 4 个月的效果。

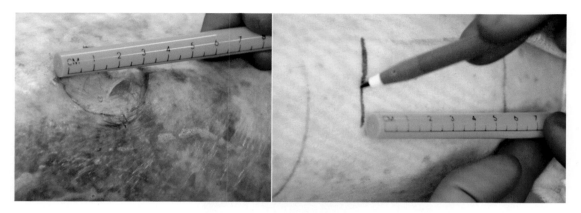

图 6.11 供皮区进行局部浸润麻醉前,测量创面大小并在大腿供皮区上标记适当尺寸。

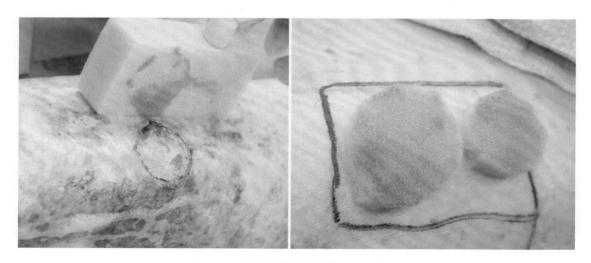

图 6.12 海绵垫测量最终创面覆盖范围。

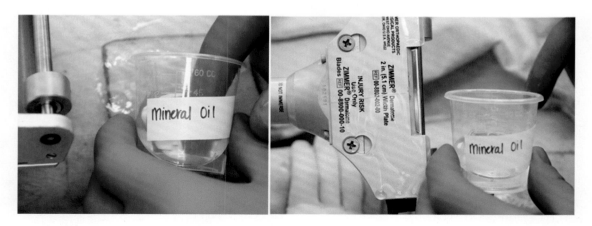

图 6.13 在 Zimmer 取皮刀和供皮区上涂抹矿物油以便于取皮。

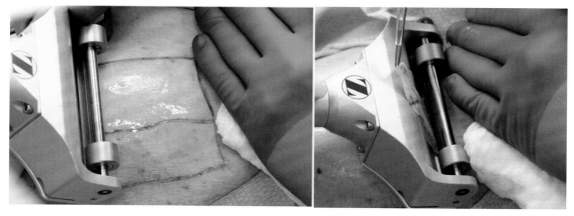

图 6.14　适当手动张力下绷紧皮肤,切取 0.3mm 厚的皮片。

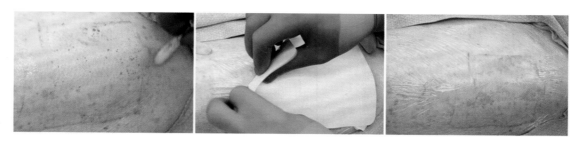

图 6.15　将 Tegaderm 和 Mastisol 敷料铺在供皮区。

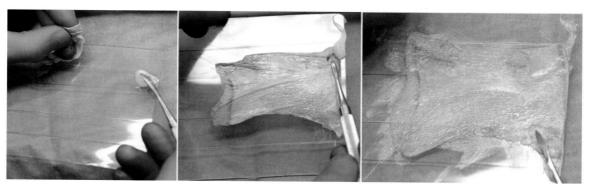

图 6.16　切取下的皮片铺展在载板上,并用抗生素软膏固定。

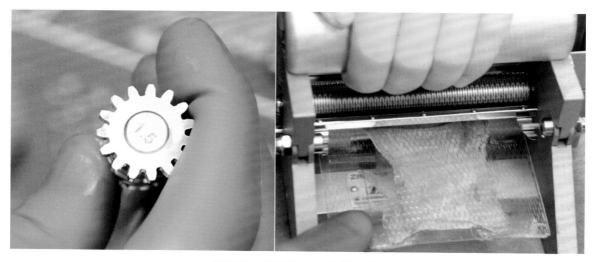

图 6.17　皮片按 1:1.5 比例打网。

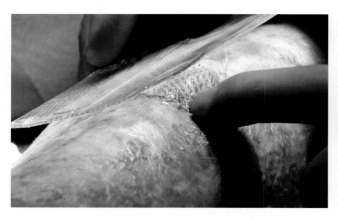

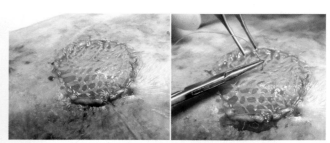

图 6.19　用 4-0 普通肠线将皮片缝合到位,并在中央适当固定。

图 6.18　用载板将网状皮片转移至创面。

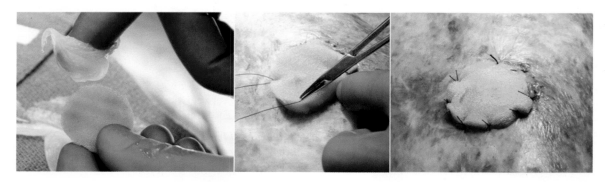

图 6.20　用抗生素软膏将海绵垫粘在创面上,并用 4-0 尼龙缝线固定海绵垫。

# 参考文献

[1] Papa G, Spazzapan L, Pangos M, Delpin A, Arnez ZM. Compared to coverage by STSG grafts only reconstruction by the dermal substitute Integra® plus STSG increases TcPO2 values in diabetic feet at 3 and 6 months after reconstruction*. G Chir. 2014; 35(5–6):141–145

[2] Yi JW, Kim JK. Prospective randomized comparison of scar appearances between cograft of acellular dermal matrix with autologous split-thickness skin and autologous split-thickness skin graft alone for full-thickness skin defects of the extremities. Plast Reconstr Surg. 2015; 135(3):609e–616e

[3] Quilichini J, Benjoar MD, Hivelin M, Lantieri L. Split-thickness skin graft harvested from the scalp for the coverage of extensive temple or forehead defects in elderly patients. Arch Facial Plast Surg. 2012; 14(2):137–139

[4] Khalid K, Tarar MN, Mahmood F, Malik FS, Mehrose MY, Ata-ul-Haq. Scalp as a donor site for split thickness skin grafts. J Ayub Med Coll Abbottabad. 2008; 20(1):66–69

[5] Weyandt GH, Bauer B, Berens N, Hamm H, Broecker EB. Split-skin grafting from the scalp: the hidden advantage. Dermatol Surg. 2009; 35(12):1873–1879

[6] White N, Hettiaratchy S, Papini RP. The choice of split-thickness skin graft donor site: patients' and surgeons' preferences. Plast Reconstr Surg. 2003; 112(3):933–934

[7] Fang P, Engrav LH, Gibran NS, et al. Dermatome setting for autografts to cover INTEGRA. J Burn Care Rehabil. 2002; 23(5):327–332

[8] Karlsson M, Lindgren M, Jarnhed-Andersson I, Tarpila E. Dressing the split-thickness skin graft donor site: a randomized clinical trial. Adv Skin Wound Care. 2014; 27(1):20–25

# 第 7 章

# 软骨移植

*James F. Thornton，Jourdan A. Carboy*

摘要

本章讨论软骨移植物在面部软组织重建中的应用。供区和移植物包括耳甲腔软骨、鼻中隔软骨、肋软骨和经过放射线处理的软骨（MTF 冻存软骨）。本章包括供区的选择、每个供区的手术技术、软骨移植物的获取及植入的讨论。

关键词：软骨移植；耳甲软骨移植；耳甲；供区；鼻中隔软骨；肋软骨；冻存同种异体软骨

**总结**

- 耳甲软骨对于大多数鼻重建是足够的。
- 移植物获取造成的并发症也并非微不足道。
- 在获取软骨移植物的过程中必须要小心谨慎，特别是老年患者，以避免折断脆弱的软骨。
- 在软骨植入过程中更要小心，以确保软组织与软骨移植物完全贴合。
- 冻存的肋软骨为软骨移植提供了质量良好和足够体积的软骨，且没有供区的并发症。

## 7.1 一般注意事项

软骨移植在鼻重建中的应用较为广泛，既可以替换已被切除的软骨，也可以加强解剖上缺乏软骨但需要支撑以防止畸形愈合的区域。软骨移植最适用于部分或全部鼻翼重建，其中解剖型和非解剖型软骨移植可防止不可逆的鼻翼收缩和畸形[1]。

成功的软骨移植要素包括良好的血管床和牢固的缝合固定，以支持其长入，并防止挤压和后续的感染。

软骨移植物供区的选择主要根据所需要的移植物大小和形状、供区手术入路和术后并发症的考虑，以及软骨的形状和大小。大多数孤立的下 1/3 鼻缺损可以用耳甲软骨移植或 MTF 软骨来处理。面积大于半鼻的缺损则需要肋软骨移植或多块 MTF 软骨移植。

## 7.2 供区选择

### 7.2.1 耳甲供区

耳甲是一个良好的供区，提供了强健的弹性软骨，如果取缺损对侧的软骨，其形状与天然鼻翼软骨相似。只要耳轮褶皱不被破坏，可以在最小的供区损伤及不影响耳部最终外观的情况下，获取整个耳甲艇和耳甲腔软骨[2]。术前应询问患者是否需要佩戴助听器，因为这一需求可能是手术禁忌证。对于确实需要佩戴助听器的患者，考虑到长期的疼痛和安装昂贵的人工听觉装置的困难，耳甲供区并不合适。当确定了患者偏好的侧卧方向后，只要没有鼻翼形状要求，就可选择获取对侧的耳甲软骨。在手术准备过程中，外耳道以及外耳的前后部都要进行精心的准备。患者头部躺在无菌巾上，在整个过程中要注意保持无菌操作，包括避免患者的头发或非无菌的头饰与耳部接触。

将肾上腺素、0.25% 丁哌与利多卡因混合，用 27 号针头局部浸润麻醉注射在耳甲前方和后方的皮下，这种局部麻醉肿胀注射有利于分离皮肤和软骨。可做前入路切口或后入路切口。前入路切口的优点在于更容易获取软骨，术后切口护理更方便，而且供区瘢痕外观无明显改变。在助手的帮助下，牵引分离皮瓣，将整个耳甲软骨锐性解剖分离，用 Adson–Brown 镊和常规 Adson 镊小心夹住整个耳甲软骨，锐性分离使其从供区中剥离。这时，仔细止血，然后用 5–0 平滑肠线进行水平褥式缝合直接关闭供区伤口，以确保伤口边缘是近似外翻的状态。无须外垫敷料修整；然而，为了预防迟发性术后血肿的形成，必须消灭无效腔，并用多条带 4-0 肠线的直 Keith 针从耳前到耳后贯穿缝合，线结打在耳前区。术后给耳部涂上足够的抗生素软膏，围术期仔细随访观察，以确保愈合过程中没有血肿或感染。术后未使用抗生素时，如果患者供区发生术后感染，则必须进行伤口细菌培养，假单胞菌为常见的病原体，因此需开具覆盖该细菌的抗生素[3]。在老年患者中，必须考虑软骨硬度的逐渐增加，软骨越来越脆

且容易折断，在软骨片获取过程中要特别小心。

切取软骨时，保持两侧的软骨膜完整，仔细进行修薄、塑形，并用 4-0 Vicryl 缝线将其缝合到精心设计及近似的软骨囊袋中。即使是牙签大小的一小片耳甲软骨也可以使用，如果沿着鼻翼边缘的非解剖位置放置到设计合理的皮下腔隙中，这些软骨也可以起到防止后期鼻翼退缩的作用。

获取耳甲软骨移植物的困难在于需要获取足够长度的移植物，这必须在切开前确定好，而移植物的垂直高度或宽度很少是其制约因素（图 7.1 至图 7.6）。

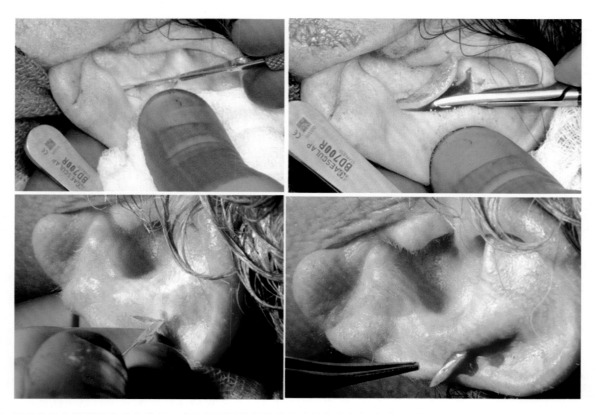

图 7.1　虽然从整个耳甲腔的前入路切口获取的耳甲软骨构成了移植物的大部分，但耳舟前缘也是一个合适的供区。如果需要更多的软骨，可以获取整个耳甲。

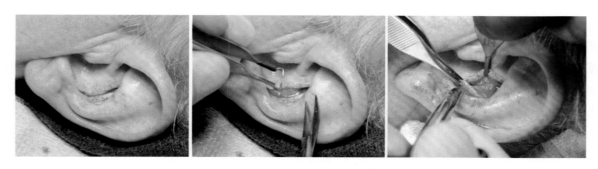

图 7.2　为了获取足够的软骨，需要充分暴露耳甲。软骨宽度一般不成问题，但足够的长度则需要精准的获取。

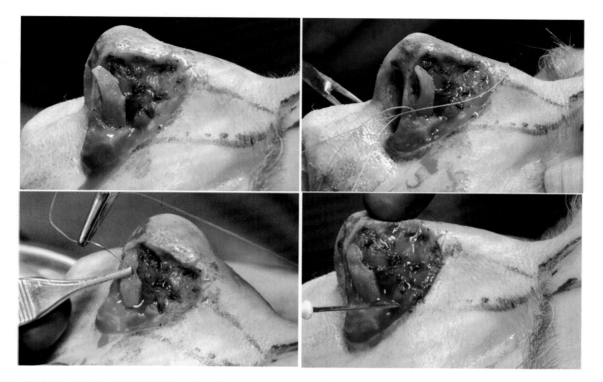

图 7.3　该移植物作为非解剖型鼻翼缘移植物嵌入，用 5–0 Vicryl 缝线贯穿缝合固定到位。这必须与受区下方的组织相适应。

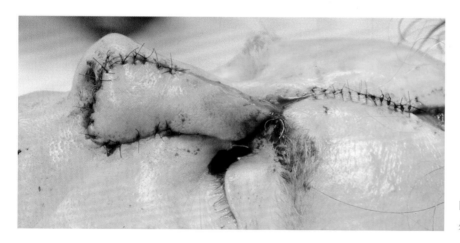

图 7.4　内置耳甲软骨移植物的最后皮瓣
外观。

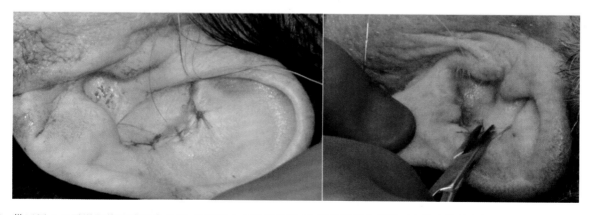

图 7.5　供区用 5–0 平滑肠线连续缝合关闭，并用带 4–0 肠线的 Keith 针贯穿缝合以消灭皮肤和软骨之间的无效腔，避免血肿发生。

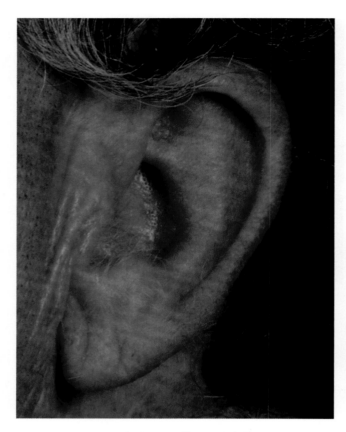

图 7.6　术后 3 个月供区的最终外观。

## 7.2.2　肋软骨供区

对于需要较大软骨的情况,包括伴有鼻小柱缺损的全鼻或半鼻缺损,肋软骨是其不二之选。无论是通过女性的乳房下皱襞切口,还是通过 Nagata 所描述的内侧水平切口[4],都可以获取长达 4cm 的大块肋软骨。肋软骨切取的优点在于其可满足移植物大小和移植物的厚度,这样就可以进行平衡的横断面雕刻,以防止后期的翘曲变形[5]。此外,可以同时切取肋骨和肋软骨。

如 Gibson 等人所述, 肋软骨的选择从第 5 肋骨到第 9 肋骨不等[6]。与肋软骨移植相关的术后疼痛并非无足轻重,应值得关注,术中可应用丁哌卡因进行大范围的阻滞麻醉, 并注意意外性气胸的发现和治疗,特别是在门诊环境中[6]。

## 7.2.3　鼻中隔软骨供区

获取鼻中隔软骨的优势在于,它不会留下术后瘢痕,供区已经在手术区域内,而且有大量的软骨可用[7]。然而,中隔软骨本身呈扁平状,很难进行鼻翼重建。

## 7.2.4　冻存同种异体软骨

冻存同种异体移植物广泛可用,其优势在于没有供区的并发症,并且能够获得大块的软骨[8-10]。该产品很容易获得,如下所示(图 7.7 至图 7.10)。

软骨移植物:

| 宽度 | 长度 | 厚度 | |
|------|------|------|------|
| 1~2cm | 3.5~4cm | 1.8~2.2mm | #258223 |
| 1~2cm | 4.1~5cm | 1.8~2.2mm | #258224 |

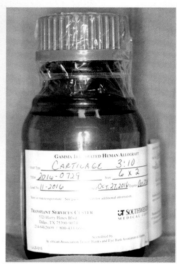
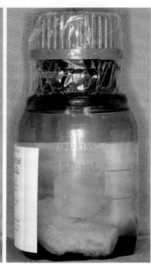

图 7.7　大量优质的 MTF 肋软骨移植物可供选择,并可提供优质且数量足够的移植材料,且无供区并发症。

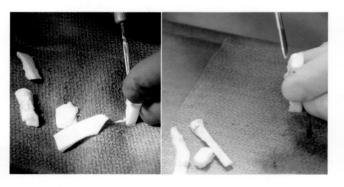

图 7.8　在台上用全新的 10 号手术刀片雕刻软骨。

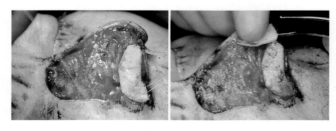

图 7.9　用 4-0 Vicryl 缝线把软骨与软组织贯穿缝合固定。

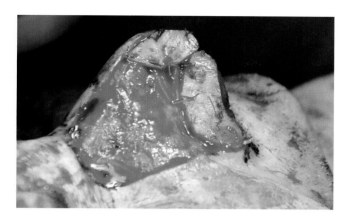

图 7.10　搭建好的软骨衬里支架，准备覆盖额部皮瓣。

# 参考文献

[1] Selçuk CT, Durgun M, Özalp B, Bozkurt M. Cartilage-supported paramedian forehead flaps for reconstruction of full-thickness nasal defects. J Craniofac Surg. 2013; 24(2):425–427

[2] Lee M, Callahan S, Cochran CS. Auricular cartilage: harvest technique and versatility in rhinoplasty. Am J Otolaryngol. 2011; 32(6):547–552

[3] Prasad HK, Sreedharan S, Prasad HS, Meyyappan MH, Harsha KS. Perichondritis of the auricle and its management. J Laryngol Otol. 2007; 121(6):530–534

[4] Kawanabe Y, Nagata S. A new method of costal cartilage harvest for total auricular reconstruction: part I. Avoidance and prevention of intraoperative and postoperative complications and problems. Plast Reconstr Surg. 2006 May; 117(6):2011–2018

[5] Sajjadian A, Naghshineh N, Rubinstein R. Current status of grafts and implants in rhinoplasty: Part II. Homologous grafts and allogenic implants. Plast Reconstr Surg. 2010; 125(3):99e–109e

[6] Gibson T, Curran RC, Davis WB. The survival of living homograft cartilage in man. Transplant Bull. 1957; 4(3):105–106

[7] Murrell GL. Dorsal augmentation with septal cartilage. Semin Plast Surg. 2008; 22(2):124–135

[8] Burke AJ, Wang TD, Cook TA. Irradiated homograft rib cartilage in facial reconstruction. Arch Facial Plast Surg. 2004; 6(5):334–341

[9] Kridel RW, Ashoori F, Liu ES, Hart CG. Long-term use and follow-up of irradiated homologous costal cartilage grafts in the nose. Arch Facial Plast Surg. 2009; 11(6):378–394

[10] Demirkan F, Arslan E, Unal S, Aksoy A. Irradiated homologous costal cartilage: versatile grafting material for rhinoplasty. Aesthetic Plast Surg. 2003; 27(3):213–220

# 第 **8** 章

# 带蒂皮瓣

*James F. Thornton*, *Jourdan A. Carboy*

摘要

　　本章讨论了两种带蒂皮瓣在面部软组织重建中的应用：额旁正中皮瓣和鼻唇沟皮瓣。本章讨论了这些皮瓣的设计、手术切取、手术入路和术后护理，以及手术指征和术后处理。

关键词：额旁正中皮瓣；鼻唇沟皮瓣；带蒂皮瓣；断蒂和植入；术后护理；抗凝

---

**总结**

- 额旁正中皮瓣和鼻唇沟皮瓣二者截然不同，却均是鼻重建的不二之选。
- 二者虽不可互相替代，但是大多数情况下，这两种皮瓣都是鼻部无衬里缺损修复的选择。
- 通常情况下，额旁正中皮瓣应该被认为是鼻重建手术的金标准，而且是对于伴有衬里缺损的鼻重建手术唯一合适的皮瓣。

---

## 8.1　一般注意事项

　　用于鼻重建的两种不同的带蒂皮瓣包括植入的鼻唇沟皮瓣和额旁正中皮瓣。选择鼻唇沟皮瓣还是额旁正中皮瓣，主要取决于外科医生的个人偏好，但不应认为二者是可互相替代的。鼻唇沟皮瓣适用于鼻唇沟明显、面颊冗余，且鼻衬里完整的鼻翼、鼻尖或软三角缺损的患者。鼻唇沟皮瓣的优点在于皮瓣获取操作简单，仅在局部麻醉或静脉镇静下即可，术后伤口护理相对容易。

　　与额旁正中皮瓣相比，其缺点为术后皮瓣较为臃肿，无法提供大面积坚固的软组织覆盖。

　　额旁正中皮瓣是非常可靠和可预测的，是任何鼻部缺损的首选。该皮瓣的禁忌证相对较少，包括近期使用氯吡格雷抗凝，以及不能理解或遵从术后流程的患者（包括随访、手术和换药）。如果在局部麻醉或镇静麻醉下，进行额部皮瓣的手术可能有一定的困难，但如果在全身麻醉下进行首次手术，则可获得更高的手术精准度，患者会感到更舒适。

### 8.1.1　鼻唇沟皮瓣（图 8.1）

**皮瓣设计**

　　对于鼻唇沟皮瓣的设计，唯一的尺寸决定是缺损的高度。皮瓣缺损的高度决定面部皮瓣的宽度，将面颊拉伸并用卡尺和墨水标记皮瓣的宽度大小。反向 Gilles 试验将确定足够的皮瓣长度，并应记住，大部分鼻唇沟皮瓣松弛度来自口周颊部，皮瓣的远端位于口角外侧[1]。鼻唇沟结构不明显是鼻唇沟皮瓣的绝对禁忌证，因为皮瓣获取后遗留的瘢痕是让人难以接受的[2]。在确定皮瓣的垂直和水平尺寸后，面颊处于轻度拉伸状态下重新设计皮瓣，以避免皮瓣设计过大。皮瓣尺寸大小应包括计划的面颊部猫耳切除部分，这些多余皮肤在修剪去除之前可被用作皮瓣的牵引固定点（图 8.2 至图 8.8）。

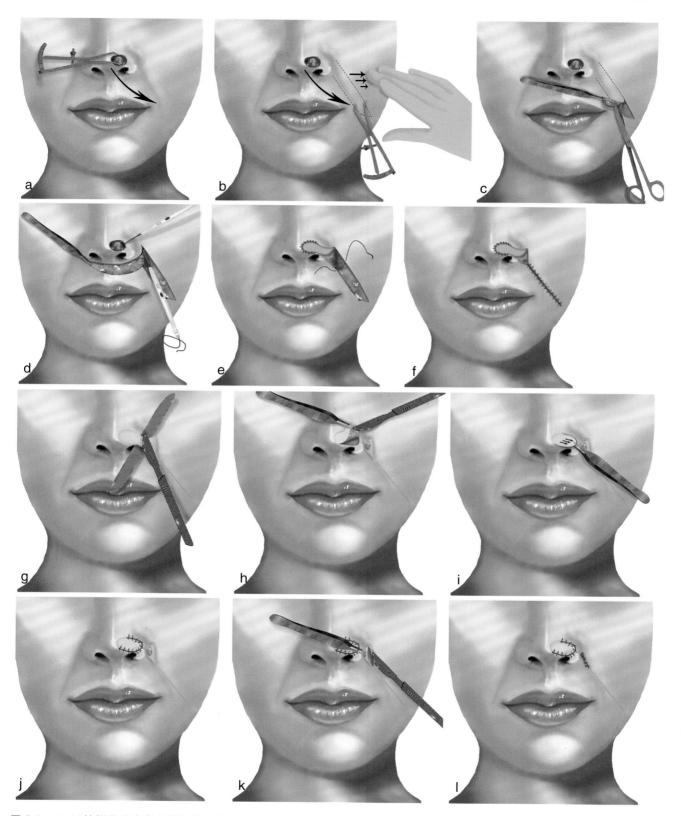

图 8.1　(a,b)缺损的垂直高度转换成面颊部皮瓣的宽度,下缘为鼻唇沟。总体的牵引力用于防止皮瓣过大。(c)迅速掀起皮瓣到鼻翼的水平。(d)在皮瓣角落和近端缺损处使用 Bovie 电凝。(e,f)面颊部伤口仔细闭合,但要小心避免蒂部受压。(g)3~5 周时行快速皮瓣断蒂。(h)皮瓣掀起至其体积的 80%,并在最后嵌入前修薄。(i,j)皮瓣在轻微张力下嵌入。(k,l)蒂部残留组织无须保留,因为在形成的伤口闭合时其会被切除和丢弃。

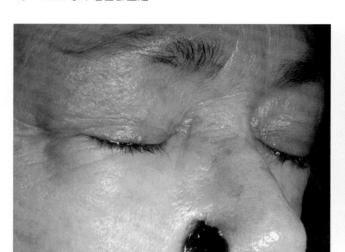

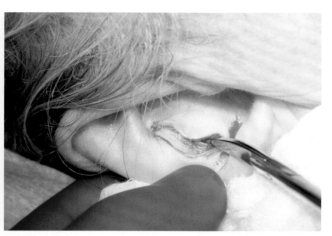

图 8.3 通过耳甲前切口切取鼻翼缘软骨移植物。

图 8.2 72 岁女性患者,右鼻翼基底细胞癌,行 Mohs 切除术后的状态。

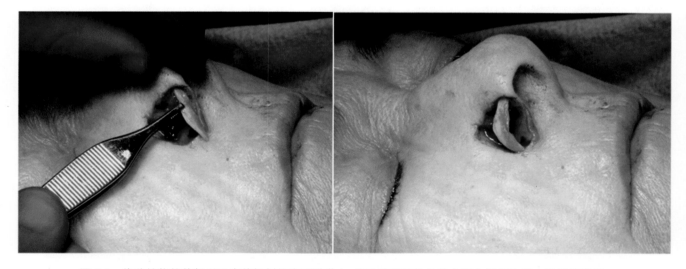

图 8.4 将移植物的前部置于先前解剖的皮下隧道内,然后将移植物的其余部分仔细地插入衬里软组织。

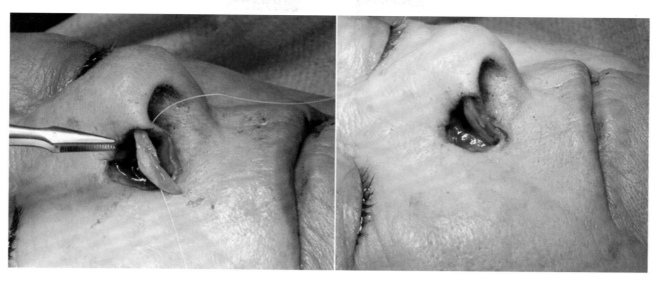

图 8.5　用 5-0 薇乔线将移植物植入固定。

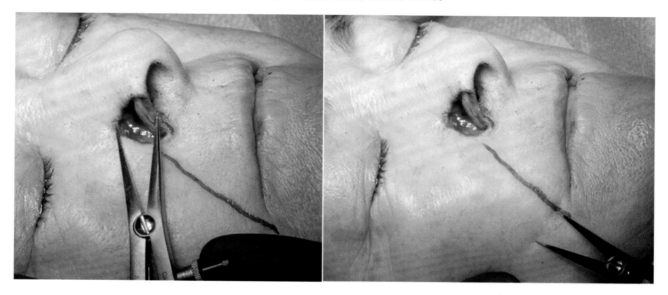

图 8.6　鼻部缺损的垂直高度转移到面颊。

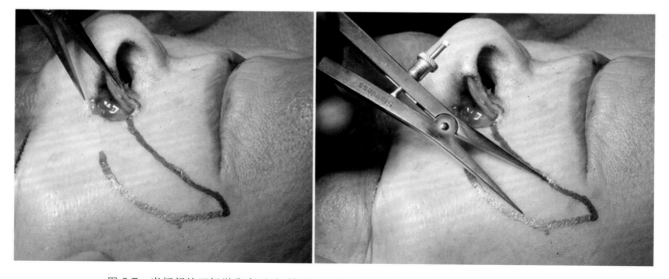

图 8.7　当颊部处于轻微张力下时,转位至面颊后,通过重复测量皮瓣设计验证测量结果。

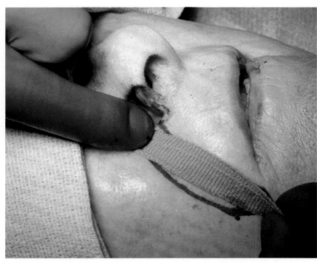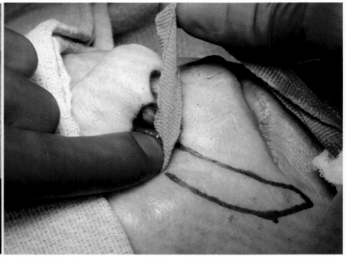

图 8.8 进行逆向 Gilles 试验以确保足够的皮瓣长度。

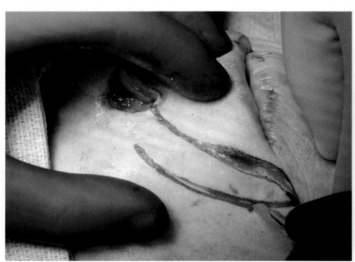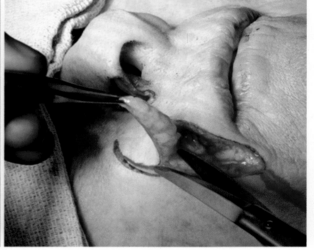

图 8.9 皮瓣被迅速掀起达鼻翼的水平。注意保护皮瓣底部的穿支血管。

## 皮瓣掀起和植入

在皮下深层用眼科剪或者棉尖涂抹器锐性分离获取皮瓣,并逐渐向内侧靠近,亦可用棉签钝性分离,注意识别内眦动脉穿支血管,并在接近切口的内侧范围时加以保护。植入皮瓣的最内侧角进行电凝止血,因为这些角在术后经常出血。皮瓣总是向内旋,在植入时进行修剪,并在轻微的张力植入时使用 6-0 黑色尼龙缝线进行缝合。供区用 3-0 薇乔线深层缝合,用 4-0 单乔可吸收缝线进行皮下缝合,用 6-0 黑色

尼龙线缝合皮肤。皮瓣在植入时进行修剪(图 8.9 至图 8.14)。

## 术后护理

术后即刻用胶原纤维敷料覆盖皮瓣,用胶原纤维敷料或无菌纱布对皮瓣蒂部进行仔细的包扎止血。术后第 3 天复诊时冲洗去除敷料后,外用凡士林软膏即可,直至术后 3~4 周进行皮瓣断蒂[3]。允许患者恢复正常活动状态,只要蒂部不受压,患者就可以佩戴 CPAP 面罩(图 8.15)。

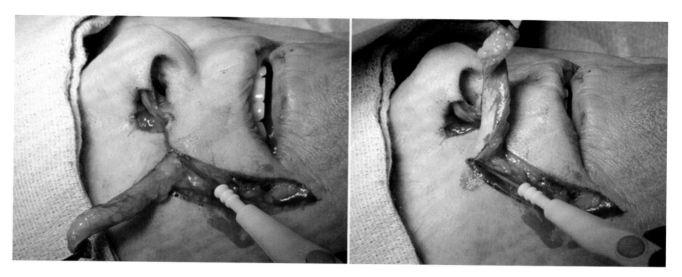

图 8.10　在皮瓣底部止血。

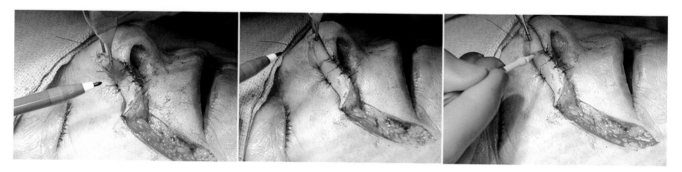

图 8.11　精准标记植入的皮瓣。

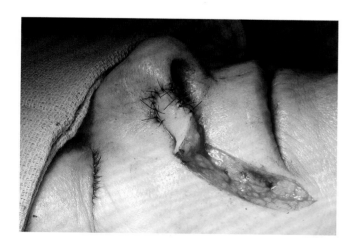

图 8.12　应用 6-0 尼龙线缝合植入的皮瓣。

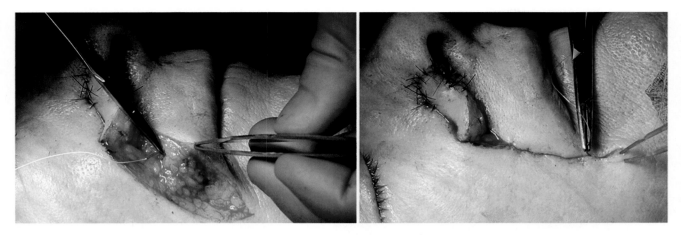

图 8.13 颊部用 3-0 薇乔线精密缝合,并小心避免皮瓣蒂部受压。

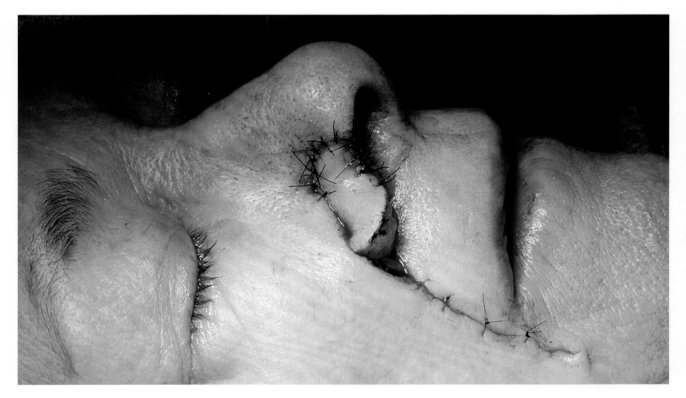

图 8.14 最后用 5-0 尼龙线缝合颊部伤口。

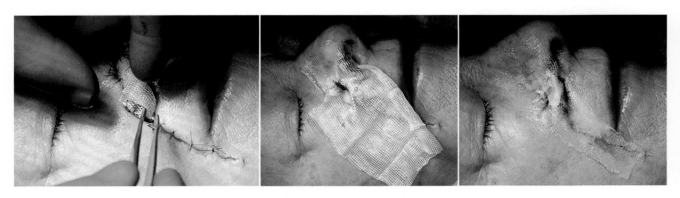

图 8.15 应用硝酸甘油软膏涂抹皮瓣,并用氧化纤维素包扎,小心避免蒂部受压。

**皮瓣断蒂和植入**

在皮瓣断蒂和植入时，切除和丢弃蒂部多余组织，面颊伤口线性闭合，无须回植蒂部组织。面颊瘢痕进行初步磨削，皮瓣在其最大长度的 70%~80% 处离断，适当修剪后将皮瓣植入覆盖缺损，应用5-0 和 6-0 黑色尼龙缝线在低张力下缝合(图 8.16 至图 8.24)。

## 8.1.2　额旁正中皮瓣

额旁正中皮瓣的禁忌证相对较少,包括广泛的额部瘢痕、患者有严重的合并疾病,以及患者无法实现术后的护理要求。持续抗凝药治疗只是相对禁忌证。

毫无疑问,患者使用任何一种类型的抗凝药物,即使是比较常用的阿司匹林,都会使带血管蒂的额部皮瓣的切取、植入及术后管理变得相当困难[4]。然而,我们不认为阿司匹林或双香豆素是额旁正中皮瓣的绝对禁忌证。应用氯吡格雷可致出血严重,甚至需要输血纠正,所以被认为是禁忌证[4]。对于应用抗凝药物的患者,在进行皮瓣获取和植入时,术者需在术区暂时放置敷料止血[3]。

包括前额瘢痕在内的其他禁忌证需要根据具体情况做出具体分析。通常情况下,因前额的瘢痕是表浅的,通过多普勒检查,蒂部动脉基本是完整的。然而,尽管有足够的血流量,掀起的皮瓣如蒂部有大量瘢痕组织,术后可能出现明显的皮瓣静脉瘀血[5](图 8.25)。

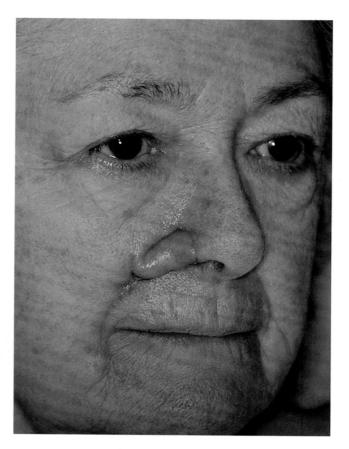

图 8.16　初次皮瓣掀起及植入术后 4 周。

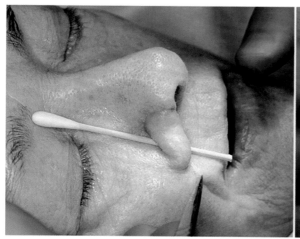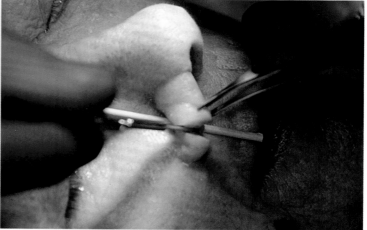

图 8.17　快速皮瓣断蒂。

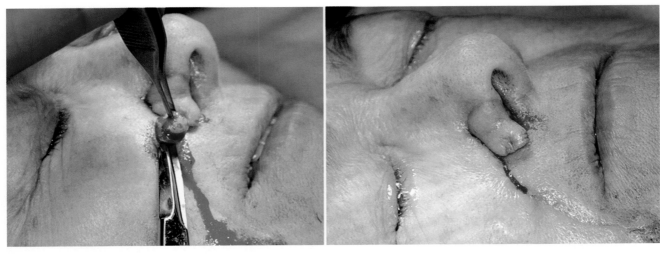

图 8.18　完全切除颊部的蒂部，伤口用 3–0 薇乔线和 6–0 尼龙线闭合。

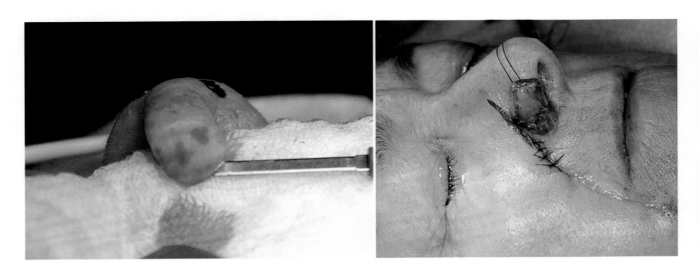

图 8.19　皮瓣掀起至其最大体积的 80%，并在轻微张力下插入。

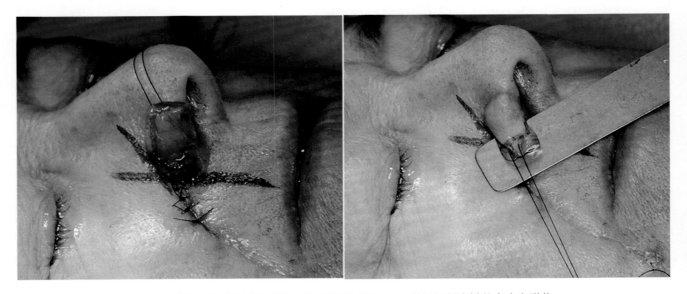

图 8.20　标记缺损的边界以确定嵌入皮瓣的轮廓，然后锐性切割皮瓣的大小和形状。

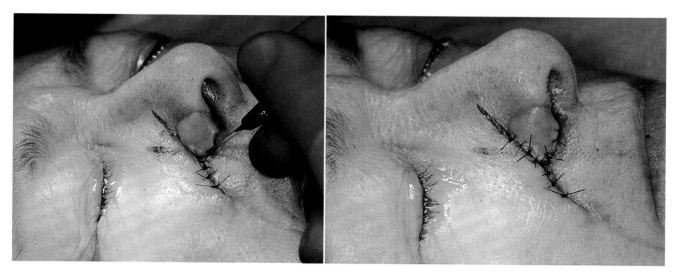

图 8.21 植入的皮瓣用 5–0 尼龙线缝合。

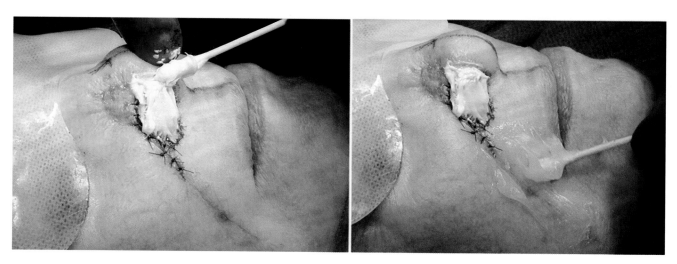

图 8.22 皮瓣上涂抹硝酸甘油软膏。面颊部瘢痕用 Bovie 电刀擦片进行磨皮，然后涂上抗生素软膏。

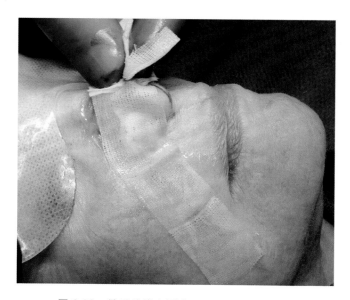

图 8.23 最后缝线上覆盖 Xeroform 纱布敷料。

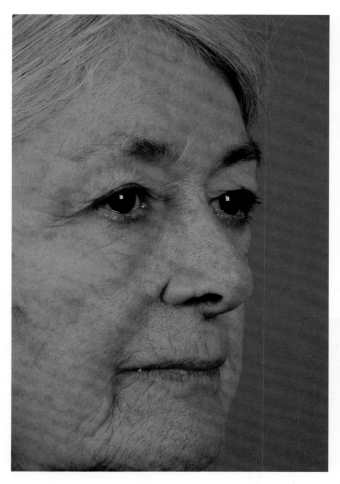

图 8.24　术后 3 个月的外观。

## 皮瓣设计

　　前额的垂直尺寸很重要，要特别小心，避免将头发转移到重建的鼻部。对于需要较大皮瓣面积而发际线较低的患者，应考虑先行皮肤软组织扩张术[6-8]。皮肤软组织扩张的指征可通过简单测量从眉毛到发际线的垂直方向上的皮瓣旋转弧线，即改良的反向 Gilles 试验来确定，如果不足以满足所需的皮瓣尺寸，则需要在整个前额放置皮肤软组织扩张器[7,8]。皮肤软组织扩张器放置的目标终点不是取决于额部伤口的闭合，扩张器的放置只是为了从眉毛到发际线间能提供足够长度的皮瓣[8]。有许多关于前额皮瓣设计的讨论和阐述，描述都很详细，包括同侧、对侧、"上下"皮瓣，甚至是横跨前额的横向皮瓣。此处提到的"上下"和横向皮瓣都是不建议应用的。与适当设计的额旁正中皮瓣相比，它们绝对没有优势，正如 Menick 所描述

的，它们仍然是同侧轴型或纵向皮瓣[6,9]。"Dallas"设计的内侧直角延长发际线看起来提供了足够的软组织重建，但减少了蒂部旋转弧度。虽然皮瓣设计确实提供了足够的软组织，但减少的蒂部旋转弧并没有实际的好处，正中皮瓣破坏了对侧组织结构，可能需要后期修整或第二个皮瓣修复。

　　皮瓣远端要非常小心地避开发际线。皮瓣蒂部的宽度取决于皮瓣的静脉回流需求。非常大的皮瓣需要超过 1.5cm 的蒂部宽度来保证皮瓣静脉回流。对于较薄或单个鼻亚单位（鼻翼或单独的鼻尖），皮瓣的蒂部宽度可以缩小到 1.2cm 宽。更薄、更窄的额部皮瓣可使术后额部供区瘢痕得到改善，较窄的蒂部往往使皮瓣旋转更简单。通过适当的皮瓣设计，包括多普勒超声识别血管蒂，以识别的动脉为中心确认为血管蒂部，可以安全地缩小皮瓣宽度。皮瓣的实际大小，无论是亚单位重建还是缺损修复，都需要相当长的手术时间。已经描述了多种技术，但最简单的是应用金属箔缝合包，将印刷面朝下放置在对侧鼻子的轮廓上，然后简单地翻转，这样可以提供最方便和准确的细节。金属箔可以在凹面上形成凹坑，并在凸面上非常精确地形成轮廓。在设计皮瓣模板时，通常用 5-0 丝线沿缺损部位边缘缝合。也可以使用骨蜡与 Steri-Strips 胶布和真皮黏合剂（Dermabond）的重叠结构来创建三维印模，并将其转移到缝合金属箔片上，以提供正确的体积要求。传统酒瓶的可锻压锡箔包装盒也非常符合鼻翼和鼻尖的外形，如果提前消毒，对皮瓣设计很有用。在所有情况下，当设计了一个精确尺寸的箔模板时，可以将其保存、标记并重新消毒，以便在随后的任何皮瓣植入和修整手术过程中使用。

　　皮瓣的尺寸是以非常精确的模板设计的，无论是缺损修复还是亚单位重建，无须考虑额部供区伤口的最终闭合问题。皮瓣的长度是通过反向 Gilles 试验确定的，要确认皮瓣的旋转弧在眉毛下面以及血管蒂的分离。术中使用笔状多普勒来识别眉毛下的血管蒂部，这保证了垂直和轴向设计上的安全性[1]。对于具有较大衬里修复要求的缺损，如单独的半侧鼻翼或半鼻缺损，在发际线稀疏或变薄的患者中，允许尽可能多地形成保持轴向流动的皮瓣侧向过渡，皮瓣可包含部分头皮，如图中所示（图 8.26 至图 8.31）。

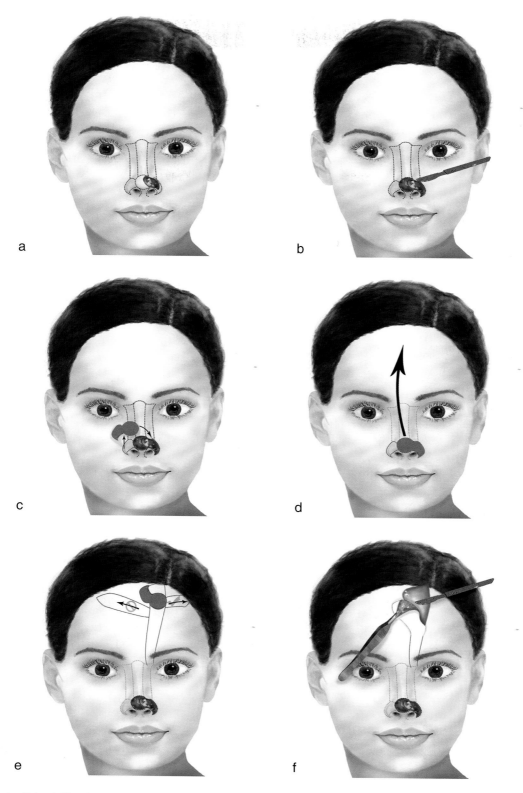

图 8.25 (a,b)鼻尖、鼻翼和软三角复合缺损。为了亚单位的重建,残留的鼻尖、鼻翼被切除。(c,d)箔片模板由鼻尖和对侧鼻翼精心制成,有助于患侧对称性重建。(e)箔片轮廓被转移到额部,并计划性进行内旋。在做模板前预先切除猫耳部分。注意保持额部蒂部的轴型皮瓣模式。尽可能避免破坏发际线,如果需要额外的长度,可以在同侧稍做增长。(f)开始在皮下层快速锐性分离掀起,仅镊住即将被丢弃的猫耳部分。最后解剖直达额下区。(待续)

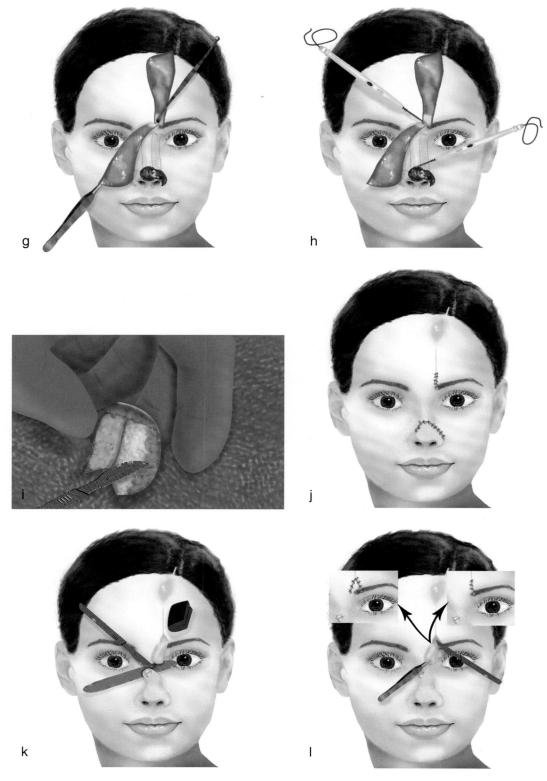

图 8.25(续) (g)眉毛上方 1~2cm 处,骨膜下方形成解剖平面。(h)为了防止术后出血,对皮瓣内外侧缘以及缺损的上部进行积极电凝。(i)对于计划中的二期皮瓣手术,不会再被掀起的皮瓣远端 30%的部分不要过度修薄。(j)用简单的 5-0 尼龙线将嵌入皮瓣缝合。额部用 3-0 薇乔线和简单的 4-0 和 5-0 尼龙线缝合。如果额部因张力而不能完全闭合,可保持伤口开放并允许二期愈合。(k)在初次皮瓣掀起和植入术后 4 周行二期皮瓣手术,可快速进行皮瓣断蒂,额部瘢痕用 Bovie 电刀擦片进行磨皮术。(l)仔细恢复眉毛的对称性非常有必要。前额蒂部要么被完全切除并以线性缝合伤口,要么保留一小部分蒂部残端,并用 6-0 尼龙线以小倒 V 形嵌入。(m)精确修剪鼻部蒂行皮瓣嵌入,并用简单的 5-0 尼龙线进行缝合固定。

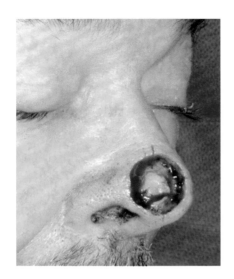

图 8.26　62 岁男性患者，右侧鼻尖和部分鼻翼基底细胞癌，行 Mohs 切除术后的状态。

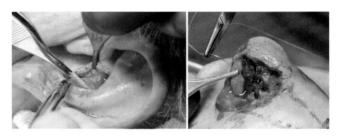

图 8.27　通过耳甲前切口切取非解剖型软骨片。用 5-0 薇乔线小心地将软骨片定植固定，确保软骨与完整衬里紧密相贴。

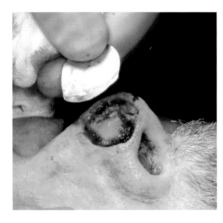

图 8.28　在植入软骨移植物修复缺损后，设计一个箔片模板。

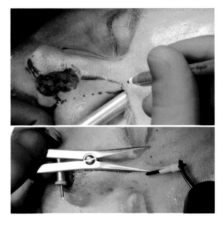

图 8.29　用多普勒超声在眉毛下方进行血管蒂的定点。1.5cm 宽的皮瓣蒂部以确认的血管蒂为中轴。

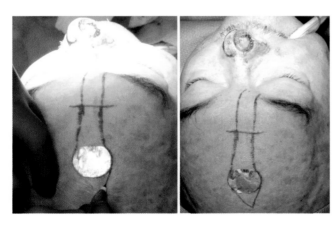

图 8.30　该皮瓣保持轴型皮瓣模式，模板移位至同侧额部，并计划性进行内旋。

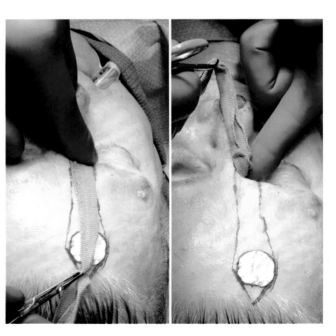

图 8.31　通过反向 Gilles 试验确保足够的皮瓣长度。

## 皮瓣掀起和植入

当皮瓣已准确模板化及体积确定后,用手术画线笔在额部进行标记,使用 69 号海狸刀片在皮瓣边界进行划痕,因在切取皮瓣时原标记可能因出血导致模糊不清甚至被拭去。用含肾上腺素的利多卡因溶液对整个前额部进行浸润麻醉,皮瓣远端延伸至发际线内设计的猫耳,可作为获取皮瓣时的"手柄"起辅助牵引,自皮下层掀起皮瓣远端并逐渐过渡至额肌下层面。对于老年患者,尤其格外小心,因为很容易在骨膜上直接划伤并导致颅骨暴露,这会导致额部的全层缺损,伤口很难愈合[10]。如果发生这种情况,可以在最初皮瓣掀起的位置放置 Integra,并在皮瓣植入期间进行移植。在不使用 Bovie 电凝的情况下继续锐性分离皮瓣,直至向上分离到在眉毛以上 1.5cm 处,皮瓣侧缘和额头切缘均接受电凝,以确定所有出血血管均进行了止血。对于出血活跃的孤立血管,必要时可以缝扎或结扎止血。当皮瓣掀起到眉毛的高度并控制出血后,在眉毛上方约 1.5cm 划开骨膜,必要时将皮瓣钝性分离至眉毛以下水平。对于在骨膜下切取掀起的实用性存在强烈的临床争议。反对者认为骨膜限制了皮瓣的伸展范围,而支持者认为它使皮瓣携带了骨膜的穿支血管[1]。解剖学研究证实,骨膜下掀起皮瓣,穿支血管可为皮瓣提供血供,该层次也是掀起皮瓣一个安全快速的解剖平面。如果需要更长的皮瓣长度,并且皮瓣受限于骨膜,在循环放大下可把骨膜划开,便于延长皮瓣。皮瓣血管起点和旋转弧在眉毛下方。皮瓣完全掀起后,注意不要过度掀起皮瓣,以免形成多余的蒂部,用温热的湿纱布包裹皮瓣,额部供区彻底止血后精细缝合关闭创面。额部创面的关闭需要关注的是避免眉部畸形,为保证眉部外形,眉部周围区域和额头其余的任何区域都可以待其自行二期愈合。必要时可以应用真皮再生模板修复非常厚的缺损,或者应用脱细胞真皮促进愈合[11]。额部缺损区域进行颜色匹配的全厚皮片移植是无须考虑的,因为额部创面的二期愈合效果远比全厚皮片移植的效果要好。额部伤口闭合后,关注点又回到鼻部。皮瓣植入部分实际上是最容易的部分,它提供了精确的模板。边缘缝合线放置在鼻翼缘,如果是不需要衬里修复的缺损,则要非常小心地对皮瓣远端 30% 部分进行明显的修薄,并且

在没有进一步对皮瓣掀起的计划下将其修薄,并非常准确地将皮瓣植入,用 5-0 的简单黑色尼龙线缝合。如果在重建中包括衬里部分,则对鼻翼缘进行简单的划开,因为这样可以更快将衬里部分内翻或减少皮肤上的张力,而不会影响皮瓣的血运,然后衬里部分本身可以彻底修薄。对于轴型皮瓣,皮瓣远端可放心修薄至皮肤层。当皮瓣自身翻转后,3-0 普里林缝线用于定位皮瓣远端,这些缝线放置在设计的鼻翼沟上,以将衬里部分固定在软骨结构上。铬质肠线在内部用于将重建的衬里连接到天然鼻腔衬里上,通常可以将插入皮瓣上缩回的情况下放置在外部。皮瓣的其余部分用 5-0 黑色尼龙线进行精细缝合(图 8.32 至图 8.37)。

## 敷料和皮瓣蒂部处理

暴露的皮瓣蒂部的处理取决于外科医生。许多作者描述了在皮瓣背面进行植皮;毫无疑问,它确实较大改善了术后伤口护理,减少了围术期的出血。然而,除了需要额外的皮片供区外,移植的皮片也将计划在 3~6 周内被丢弃,患者往往是不太接受的。或者,用氧化纤维素仔细包扎皮瓣的背面以止血,将整个皮瓣包裹在胶原膜中是一个不错的选择[3](图 8.38 和图 8.39)。

## 术后护理

患者可以在术后第 3 天冲洗去除术区的敷料,然后使用凡士林和非黏性纱布作为伤口敷料。患者尽可能恢复正常活动。他们可以戴上眼镜,但需谨慎,避免压迫皮瓣蒂。基于对额旁正中皮瓣的了解,没有哪种敷料能真正掩盖皮瓣术后外形不佳的情况,应在术前将此告知患者。皮瓣断蒂及修整、植入术的时间不能少于 3 周,如果患者 3 周后皮瓣较臃肿或水肿明显时,宜延迟手术。如果需要改善皮瓣外形,对皮瓣进行修薄或植入软骨,那么任何的原计划的二期皮瓣手术,可能将改为三期皮瓣手术。

## 转换为 Ⅲ 期皮瓣手术

如果决定进行三期皮瓣手术,则保留完整的蒂部,并将皮瓣从远端向近端分离,并在植入前充分修薄(图 8.40 至图 8.42)。

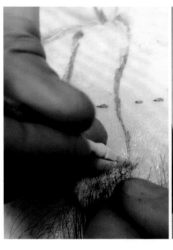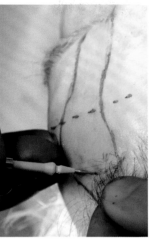

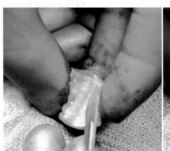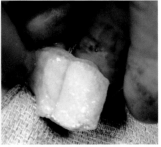

图 8.35　皮瓣远端部分可以大胆修薄。

图 8.32　用海狸刀片轻轻划痕描出其轮廓。

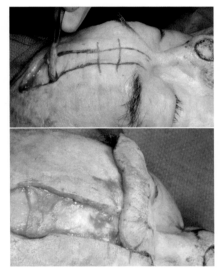

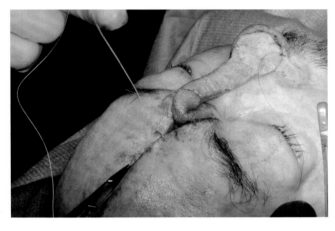

图 8.36　额部伤口直接用 3-0 薇乔线缝合，同时注意避免蒂部受压。

图 8.33　对皮瓣进行锐性解剖分离，注意只镊住皮瓣的猫耳部分，毕竟这部分将在皮瓣植入过程中被丢弃。皮瓣最开始从皮下层掀起，然后在确保供区可以直接闭合时才转移到额下区。

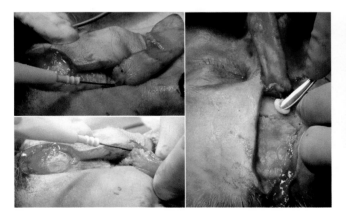

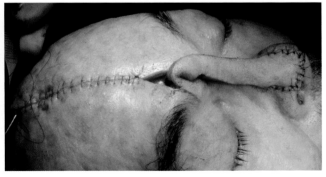

图 8.37　用简单的 4-0 和 5-0 尼龙线缝合额部。皮瓣的修剪和嵌入则用简单的 5-0 尼龙缝线。

图 8.34　皮瓣的角落处需要彻底电凝止血以防止迟发性术后出血。眉毛上方 1~2cm 处直接解剖至骨膜下平面，有需要的话，可以延伸到眉毛下方。

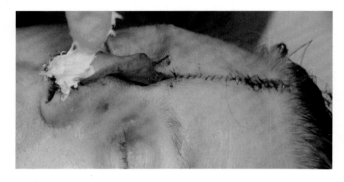

图 8.38　皮瓣上涂抹硝酸甘油软膏。

## 皮瓣断蒂和植入

通常在二期皮瓣术后第 3~4 周可进行皮瓣断蒂及植入手术,皮瓣可放心地进行大范围的分离掀起及修薄。在不吸烟患者中,80%的皮瓣可安全地进行常规掀起和修薄。在皮瓣蒂部分离后,皮瓣血运良好的指标是皮瓣蒂部断端出血情况。根据经验,这可以用来评估皮瓣掀起和修薄的安全性。皮瓣在血运良好的情况下,定位缝合线要在鼻翼沟的上方,沿着新的鼻

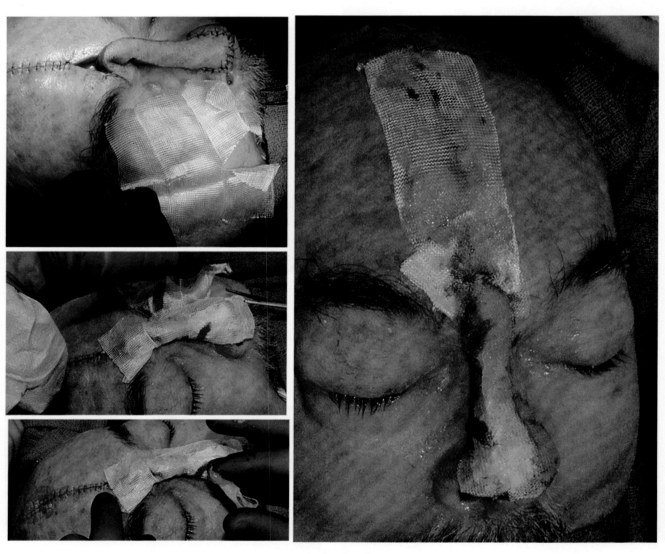

图 8.39　用氧化纤维素包扎皮瓣。

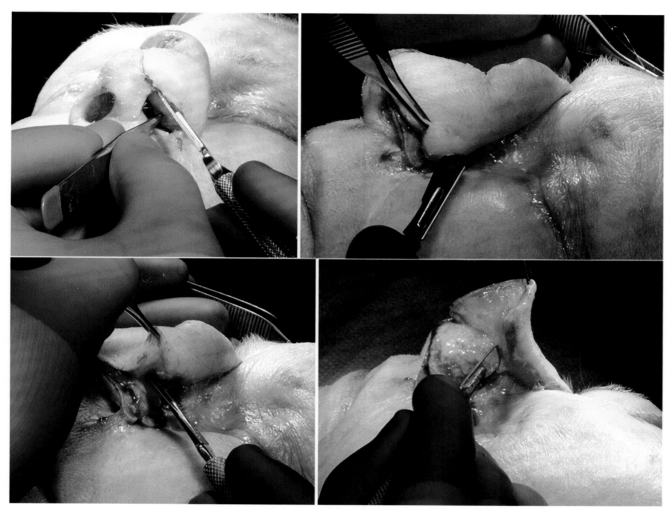

图 8.40　薄薄地掀起皮瓣。

翼沟来确定皮瓣的轮廓。植入的皮瓣常规单独外用硝酸甘油软膏[12]（图 8.43 和图 8.44）。

### 额部瘢痕优化

在皮瓣植入和塑形后，注意优化额部供区愈合后的瘢痕[13]。

额部垂直切口瘢痕多是在骨膜或骨质表面粘连，钝性分离掀起粘连，皮肤表面瘢痕使用 Bovie 电刀擦片磨削。

必要时可进行自体脂肪移植以改善瘢痕。从腹部用注射器和钝头套管抽吸获取脂肪。将获取的脂肪放在 Telfa 上去除废水及油脂等，然后用 1mL 的螺纹注射器和 21 号针头或 1mm 的钝套管交叉模式注射。

额部切口瘢痕得到优化后，含有皮瓣蒂的眉毛重新定位，与健侧眉毛相匹配。眉毛对齐后，直接切除蒂部残端并以直线切口闭合，或积极去除冗余部分，剩余部分在眉毛内侧小心地插入一个小的倒 V 形皮瓣（图 8.45 至图 8.47）。

## 8.2　术后护理

拆线后第 5 天，患者从抗生素软膏更换为抑制瘢痕软膏或硅胶贴，时间不少于 8 周[14]。术后第 8 周，对患者进行复查，并在皮瓣断蒂及植入术后约 3 个月完成皮瓣修整术。

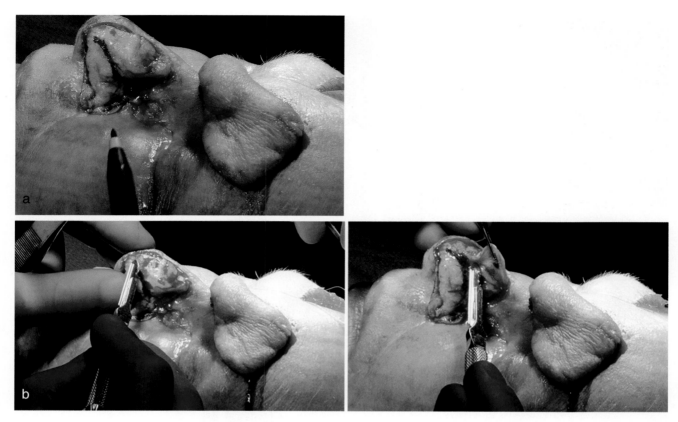

图 8.41　为了尽量与健侧外形匹配,应非常小心地雕刻残留在鼻部的组织以获得最终想要的轮廓。

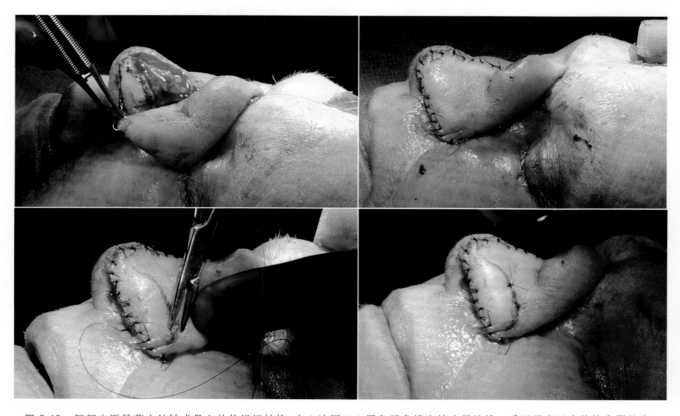

图 8.42　额部皮瓣最薄之处转成鼻上的软组织结构,小心地用 5-0 黑色尼龙线定植边界缝线。采用贯穿缝合修饰鼻翼轮廓。

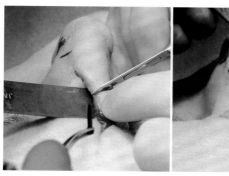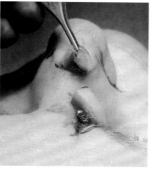

图 8.43　二期皮瓣嵌入术后 4 周,就可以放心地进行皮瓣断蒂。

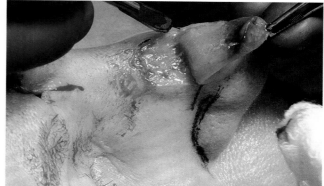

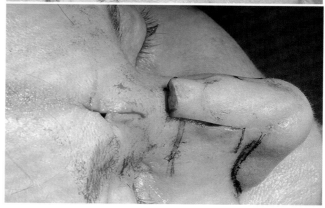

图 8.44　掀起皮瓣超过其体积的 60%,并进行皮瓣修薄和植入。

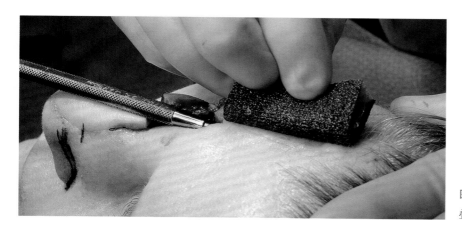

图 8.45　将额部瘢痕从额骨上分离,用折叠的 Bovie 电刀擦片进行磨皮。

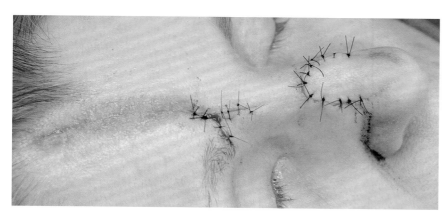

图 8.46　最后用简单的 6-0 黑色尼龙线缝合植入的皮瓣。

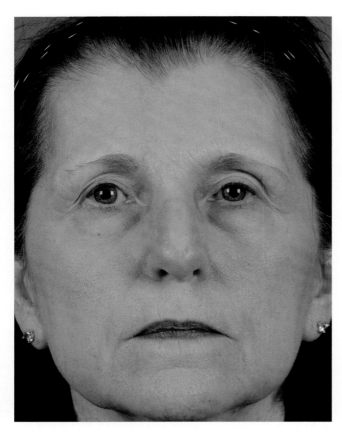

图 8.47　术后 4 个月的外观。

## 参考文献

[1] Correa BJ, Weathers WM, Wolfswinkel EM, Thornton JF. The forehead flap: the gold standard of nasal soft tissue reconstruction. Semin Plast Surg. 2013; 27(2):96–103

[2] Bi H, Xing X, Li J. Nasolabial-alar crease: a natural line to facilitate transposition of the nasolabial flap for lower nasal reconstruction. Ann Plast Surg. 2014; 73(5):520–524

[3] Sabel M, Stummer W. The use of local agents: Surgicel and Surgifoam. Eur Spine J. 2004; 13 Suppl 1:S97–S101

[4] Calafiore AM, Iacò AL, Tash A, Mauro MD. Decision making after aspirin, clopidogrel and GPIIb/IIIa inhibitor use. Multimed Man Cardiothorac Surg. 2010; 2010(1103)

[5] Stigall LE, Bramlette TB, Zitelli JA, Brodland DG. The paramidline forehead flap: a clinical and microanatomic study. Dermatol Surg. 2016; 42(6):764–771

[6] Menick FJ. An approach to the late revision of a failed nasal reconstruction. Plast Reconstr Surg. 2012; 129(1):92e–103e

[7] Kheradmand AA, Garajei A, Motamedi MH. Nasal reconstruction: experience using tissue expansion and forehead flap. J Oral Maxillofac Surg. 2011; 69(5): 1478–1484

[8] Weng R, Li Q, Gu B, Liu K, Shen G, Xie F. Extended forehead skin expansion and single-stage nasal subunit plasty for nasal reconstruction. Plast Reconstr Surg. 2010; 125(4):1119–1128

[9] Menick FJ. Nasal reconstruction with a forehead flap. Clin Plast Surg. 2009; 36(3):443–459

[10] Richardson MA, Lange JP, Jordan JR. Reconstruction of full-thickness scalp defects using a dermal regeneration template. JAMA Facial Plast Surg. 2016; 18(1):62–67

[11] Singh M, Godden D, Farrier J, Ilankovan V. Use of a dermal regeneration template and full-thickness skin grafts to reconstruct exposed bone in the head and neck. Br J Oral Maxillofac Surg. 2016; 54(10):1123–1125

[12] DeLorenzi C. Complications of injectable fillers, part 2: vascular complications. Aesthet Surg J. 2014; 34(4):584–600

[13] Commander SJ, Chamata E, Cox J, Dickey RM, Lee EI. Update on postsurgical scar management. Semin Plast Surg. 2016; 30(3):122–128

[14] Alberti LR, Vicari EF, De Souza Jardim Vicari R, Petroianu A. Early use of CO2 lasers and silicone gel on surgical scars: prospective study. Lasers Surg Med. 2017 Aug;49(6):570-576

# 第 9 章

# 局部皮瓣

*James F. Thornton*，*Jourdan A. Carboy*

**摘要**

本章将探讨各类局部皮瓣在 Mohs 切除术后面部软组织修复重建中的应用。内容分为总论、局部皮瓣的分类及各类局部皮瓣的详细讲解。直接线性缝合、旋转皮瓣、推进皮瓣及易位皮瓣均为局部皮瓣。另外一些特殊皮瓣，如双叶皮瓣、音符皮瓣、鼻背皮瓣、鼻唇沟皮瓣、线性闭合，将在本章进行详细介绍。

**关键词**：局部皮瓣；几何形态皮瓣；线性缝合；旋转皮瓣；推进皮瓣；双叶皮瓣；鼻背皮瓣；鼻唇沟皮瓣；音符皮瓣；菱形皮瓣

---

**总结**

- 局部皮瓣可提供即刻的确切创面缝合，但需要付出延长手术切口并增加修复的复杂性的代价。
- 尽管几何形态皮瓣已被熟知并广泛应用，但由于人类面部解剖特点，并没有固定几何图案模式。
- 简单线性缝合通常可获得最佳效果，应始终予以考虑。

---

## 9.1 总论

局部皮瓣的众多分类系统不一定有助于对其清晰理解。局部皮瓣可根据血供情况（如随意皮瓣或轴型皮瓣）、几何形态（如菱形皮瓣、双叶皮瓣、三叶皮瓣）、缺损或皮瓣蒂部的位置（邻位皮瓣、带蒂皮瓣）及皮瓣转移方式等进行分类。根据皮瓣转移方式进行分类似乎能更好地对某一皮瓣进行阐述，本章也将使用该分类方式。本章主要讲述三种类型的局部皮瓣：旋转皮瓣、推进皮瓣及易位皮瓣。上述皮瓣仅限用于头颈部软组织修复。

局部皮瓣的优点在于能够为修复重建提供颜色、质地和纹理匹配的带血供的皮肤。大多数修复可以一期完成。局部皮瓣的缺点并非微不足道，需牺牲额外组织修复，通常包括远离缺损部位的延长切口，且可能造成广泛且不可逆的局部组织扭曲变形。最明显的例子是设计或处理不当的双叶皮瓣，可造成不可逆的鼻翼变形。另外，无论皮瓣是部分甚至全部坏死，后果均不容忽视。在未完全切除或复发性皮肤癌，使用复杂局部皮瓣有较大的潜在风险，在皮瓣形成和植入后，随后必须为肿瘤的清除做大量后续工作。适当的局部皮瓣修复的术前设计包括非常仔细地评估缺损，皮瓣的供区评估更为重要。例如，当鼻部缺损时，使用双叶皮瓣的局限性主要取决于第二瓣叶的位置及其闭合，因为相对于第一瓣叶，第二瓣叶供区的缝合可能会造成下睑变形。适当的修复计划必须始终包括皮瓣重建的替代方案和皮瓣切口的设计，因为它们与皮瓣坏死的任何挽救措施有关。

## 9.2 线性缝合

严格来说，直接线性缝合在技术上并不属于局部皮瓣，但它构成了大多数无须组织移植的修复，因此值得详细探讨如何将其正确执行。其优点显而易见：非常简单、可靠以及快速。在操作得当的情况下，直接线性缝合对于所有小缺损甚至部分大缺损都能获得最佳效果。了解理想松弛的皮肤张力线有助于最终切口的确定[1]。需要仔细彻底地切除锥形隆起或猫耳组织。因为锥形隆起很少最终变平整。不建议在创缘两侧进行皮下游离松解，因为可能导致血清肿、血肿，且可能会对局部血管网造成破坏。

为了更正确地进行伤口线性缝合,术者可在切口中点处垂直于"理想闭合切口"方向间断缝合一针丝线,对缝合方向进行调整,以此评估是否为最佳的伤口闭合方向。该切口缝合方向是否会造成解剖特征的变形或退缩,尤其是在靠近眼睑位置时,需要进行评估。一般来说,眼睑外翻或鼻翼退缩是线性缝合的绝对禁忌证,轻微的唇部内收是其相对禁忌证,几乎后期都可以得到缓解。评估完毕后,画线笔标记中央缝线位置以及两端需切除的多余组织。拆除中央缝线,仔细切除两端的锥形隆起。从概念上理解锥形隆起的切除层次要达到缺损区中央同样深度是非常重要的,这不单纯是皮肤的切除,而是包括皮肤和皮下软组织,从而在整个缝合过程中形成对称的深度以保证术后切口的平整。这个过程有点类似于"挖一条沟",两端对称于中间。无须进行创缘两侧游离,按层次对皮肤及皮下组织进行细致的线性缝合。在彻底消除皮下无效腔,减少切口张力的情况下,无论用何种方式缝合皮肤都能获得很好的效果,最终结果确实没有明显差异。需要考虑到与皮肤缝合有关的其他问题,包括外科医生的偏好、患者随访的需要以及患者的偏好等。对于初级的外科医生,尝试多种不同皮肤缝合技巧,再从中选择适合患者和实践的最佳手段(图 9.1 至图 9.3)。

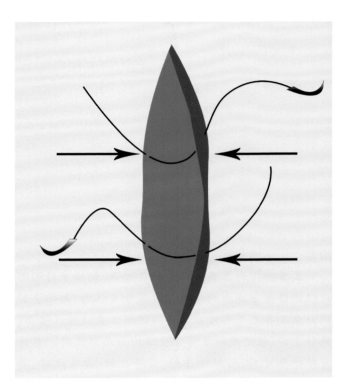

图 9.2　当伤口深度相同时,在猫耳组织切除的顶点间断皮下减张缝合,以避开伤口中央区及组织缺损最严重的部位。

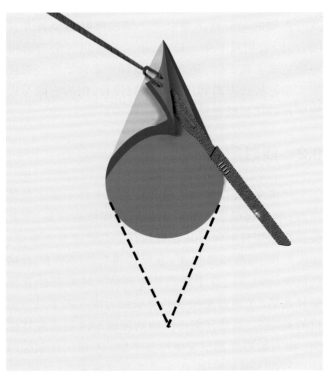

图 9.1　仔细切除两侧锥形隆起组织,包括皮肤及皮下组织。

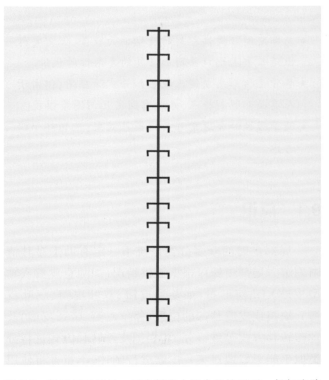

图 9.3　保证切口最后一层在低张力缝合的情况下,任何皮肤缝合技术均能获得类似的效果。

## 9.3 旋转皮瓣

旋转皮瓣是在缺损边缘的一侧形成的一种关键性的局部皮瓣。临床应用最广泛,在解剖上来说是最为正确的优化,方法最为简易直观。旋转皮瓣需将原缺损转化为"三角形"缺损,三角形底部为皮瓣旋转弧部分,三角形边长即为旋转弧的半径,以此即可设计一旋转皮瓣[2,3],这些皮瓣非常容易设计和完成,尤其适用于头皮或面颊等大而平坦的无特征部位[2,3]。两个安全保障是,为了便于皮瓣转移,降低因周径不匹配所产生的张力及锥形隆起,皮瓣蒂部多余组织应做三角形切除(Burrow 三角),注意避免切除过多组织影响皮瓣蒂部血运(图 9.4 至图 9.7)。

## 9.4 推进皮瓣

推进皮瓣适用于无解剖结构且较平整的平面,如面颊部及头皮。因其术后会遗留较长的手术切口,最好将手术切口设计在软组织亚单位自然交界处。V-Y 是临床应用最广泛且实用的推进皮瓣,计划的切口可很好地隐藏在软组织交界处,将理想的质地及颜色相近的邻近组织推进修复缺损创面。如果 V-Y 推进皮瓣在设计时包含经多普勒确认的单独穿支血管,术后整个皮瓣可以在单独穿支血管的基础上进行皮瓣掀起。以确认的穿支血管蒂部进行充分分离解剖,并进行安全可靠的皮瓣推进修复。

设计皮瓣时,可将缺损边缘与拟设计 V-Y 推进

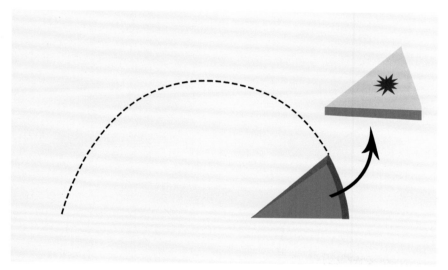

图 9.4 皮瓣形成时,首先将缺损转化成三角形,三角形底边为皮瓣旋转弧的一部分。

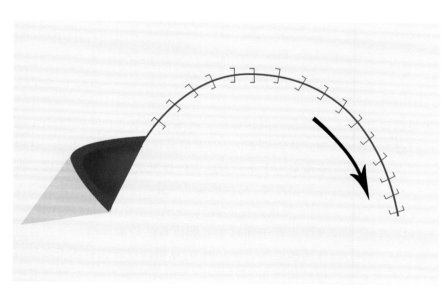

图 9.5 当皮瓣旋转覆盖缺损时,可形成一个锥形隆起(猫耳组织)。

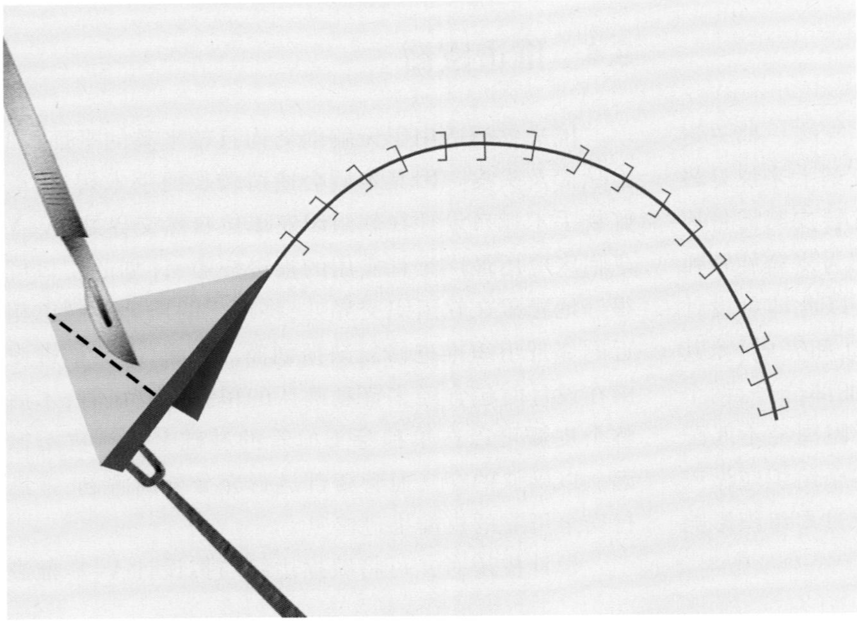

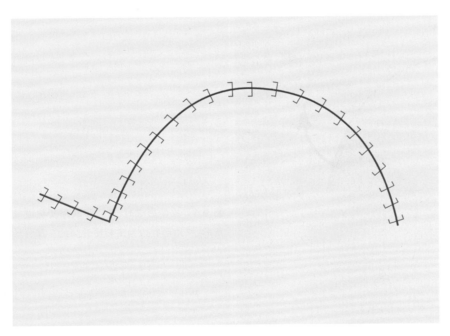

图 9.6 对锥形隆起组织进行真正的 Burow 三角切除。

图 9.7 皮瓣植入术后效果。

皮瓣顶端缝合一针。若可对合,即便周边组织有牵扯变形,亦可放心切取皮瓣,因为切取皮瓣后进行充分的皮下游离松解减张后变形即可消失(图 9.8 至图 9.10)。

## 9.5 易位皮瓣

最后的局部皮瓣设计方法是易位皮瓣。通常,在离缺损创面较远的供区或需跨越邻位正常组织才能到达缺损创面时,需采用易位皮瓣来修复创面,这些皮瓣常用于头颈部软组织修复重建。我们将探讨三种该类型皮瓣。易位皮瓣其优点在于可获取与缺损创面颜色、质地匹配的组织,且供区缺损可直接线性缝合。其缺点在于同样引起器官自然轮廓模糊甚至造成供区局部组织变形。例如,鼻唇沟皮瓣会破坏正常鼻唇沟结构外形;鼻部双叶皮瓣设计不当时,会导致眼睑

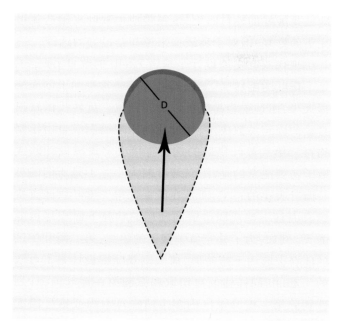

图 9.8　设计的 V-Y 皮瓣前缘略大于缺损直径。

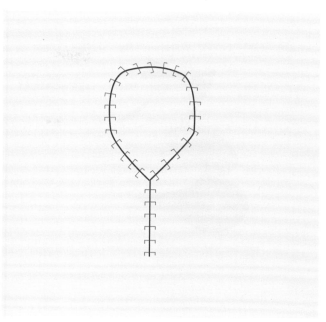

图 9.10　皮瓣植入术后效果。

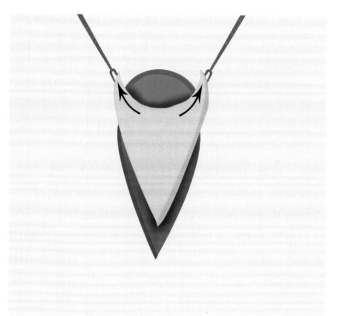

图 9.9　在单独穿支血管的基础上进行皮瓣掀起和推进。

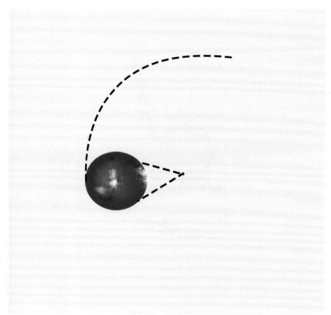

图 9.11　易位皮瓣与旋转皮瓣的差别在于：易位皮瓣取自组织相对松弛部位，且需要跨越中间正常组织后转移覆盖到组织缺损的部位。

内侧畸形[4-7]（图 9.11 至图 9.13）。

## 9.6　双叶皮瓣

　　双叶皮瓣是典型的易位皮瓣，最初，在 1918 年由 Esser 报道用于鼻重建，后由 Zitelli 进一步改进，将两瓣叶的旋转角度由原来的 180°控制在 45°。跟大多数

的易位皮瓣一样，双叶皮瓣在于能调动远位组织来进行创面修复，将皮瓣从相对组织松弛的区域调动到相对组织稀缺的区域，即第一供区用于覆盖创面，第二供区用于覆盖第一供区的缺损，而组织松弛的第二供区可直接缝合。理论上，双叶皮瓣可利用相对松弛的鼻

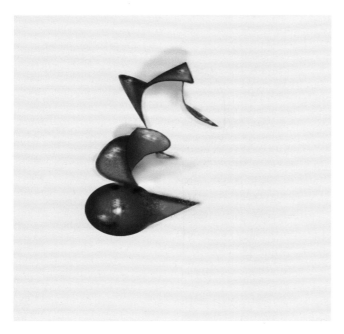

图 9.12　第一瓣叶的大小等同于创面大小,修剪多余组织,深筋膜层游离松解皮瓣。皮瓣植入之前先缝合第二瓣叶伤口。

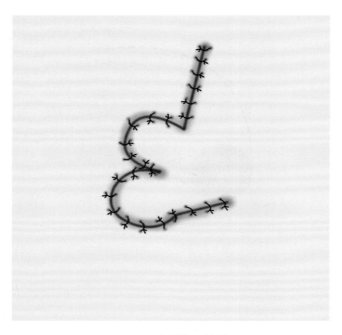

图 9.13　皮瓣植入效果。

部上 2/3 组织来修复紧致的鼻下 1/3 组织缺损。

　　然而,双叶皮瓣重建也有明显的缺点,包括复杂的切口瘢痕,根据定义上来说,是不可能将切口设计在松弛的皮肤张力线内的。目前,由于无法遵循鼻亚单位重建的原则,不适当的皮瓣设计或皮瓣成形,在外形和对称方面可能会导致不可逆的鼻畸形。因此,

即便是最好的外科医生,也很难使用双叶皮瓣造就最完美的修复,但对于鼻缺损来说却是最好的选择。

　　现代双叶皮瓣设计是基于 Zitelli 的改良,限定了每个瓣叶的旋转弧。第一瓣叶大小通常等同于创面缺损大小,而且很轻易就可以旋转到位。旋转弧由缺损直径的固定参数决定,通过几何原理绘制或自由绘制均可。第二瓣叶供区的选择直接决定皮瓣设计的成败。需要注意的是,第二瓣叶的大小并不是所谓的第一瓣叶大小的一半,而是在能保证第二瓣叶供区直接缝合而且不造成周边解剖畸形的状况下面积尽可能的大。例如,为了补充鼻侧壁上的组织,第二瓣叶供区的闭合引起内下睑畸形,那么该双叶瓣设计是不可取的。Zitelli 同样建议在切取和掀起第一瓣叶前,计划性切除第一瓣叶供区内多余的猫耳组织或锥形隆起组织[6,8,10]。

　　皮肤科医生 Joel Cook 为了获取最佳的皮瓣设计,进行了很多观察及准备,包括浅层肌皮瓣解剖获取。然而,肌皮瓣的应用多取决于外科医生的选择,因为浅层肌下游离松解仅在理论上能一定程度改善术后皮瓣臃肿,但会对皮瓣掀起及植入的影响更大[9,10]。

　　成功的双叶皮瓣修复原则为:标记整个皮瓣的旋转弧;仔细解剖性测量第一瓣叶的原始大小,按设计的弧度旋转并覆盖缺损创面。标记瓣叶上拟切除多余猫耳组织,在皮瓣转移入缺损前将其切除。然后,在能保证一期缝合的前提下尽可能大的设计第二叶。第二叶获取后,旋转覆盖于第一供区,第二供区直接缝合,为获得更好的鼻翼形态,皮瓣蒂部的缝合亦不是禁忌。术后 5 天即可拆除创面缝线,术后 5 周可行瘢痕磨削术。不幸的是,皮瓣局部臃肿仍是较为常见的术后并发症,可通过连续低剂量(10%)曲安奈德皮下注射进行改善。皮瓣臃肿经过一段时间的合理处理后仍未改善者,可通过皮瓣再次掀起、修薄和再植等方式进行处理(图 9.14 至图 9.27)。

## 9.7　鼻背皮瓣

　　鼻背皮瓣同样属于旋转皮瓣,多用于鼻背远端软组织缺损的修复。鼻背皮瓣除了组织易位外,同时伴有组织旋转,而且术后可能会出现一定程度的鼻尖上抬,对于老年人多可接受。该皮瓣早在 1967 年推出,并在 Rieger 的基础上得到推广和使用[11]。该皮瓣是以

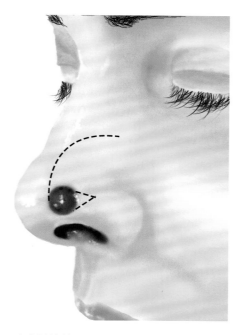

图 9.14　描绘双叶皮瓣旋转弧及计划切除的猫耳组织。

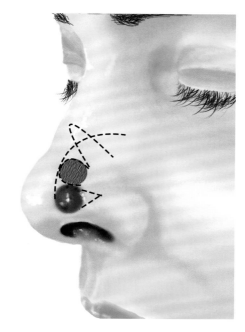

图 9.16　局部组织允许直接缝合情况下标记第二叶大小，同时标记皮瓣远端需切除多余组织，根据软组织的松弛度是否能直接闭合供区，允许尽可能大的切取第二个瓣叶，包括第二个瓣叶切除的部分猫耳组织。

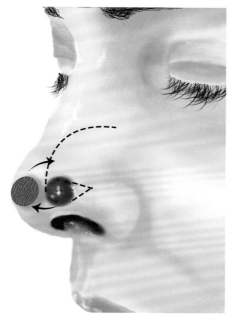

图 9.15　使用与缺损同等大小的箔式模片，设计与缺损相邻的第一个瓣叶。

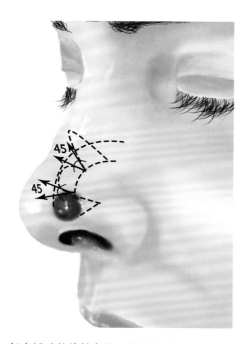

图 9.17　每个瓣叶的旋转角度不宜超过 45°。

同侧鼻背组织为蒂的随意皮瓣。1999 年，Rohrich 等人非常详细地阐述了该皮瓣的局限性，仅适用于鼻尖点以上且距离鼻翼边缘 1cm 以上，直径小于 2cm 的缺损[12]。在肌肉层下游离和掀起皮瓣，该层血管稀疏不易出血，皮瓣血供主要来自对侧动脉。"猫耳组织"宜早期标记，掀起并切除，从而使皮瓣移植后的组织平

整对称。经典的 Rieger 鼻背皮瓣手术切口上沿至额部，Rohrich 等人的研究表示应将切口局限于鼻背内。然而，据作者 100 多例临床治疗经验来看，Rieger 经典皮瓣获取方法确实能获得更多额外组织，而且经适当的修剪及缝合后，鼻背切口瘢痕并不明显。在皮瓣

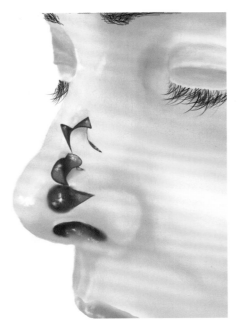

图 9.18 在皮下或肌肉下层掀起皮瓣。

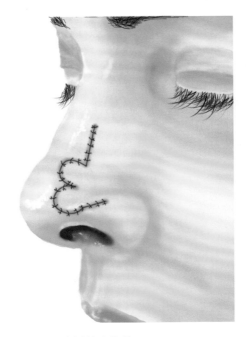

图 9.20 皮瓣植入效果。

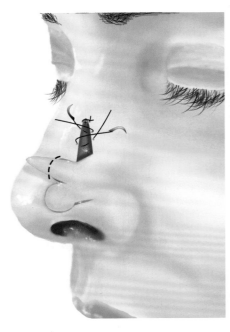

图 9.19 第一瓣叶旋转到位覆盖创面时，闭合第二瓣叶供区伤口。

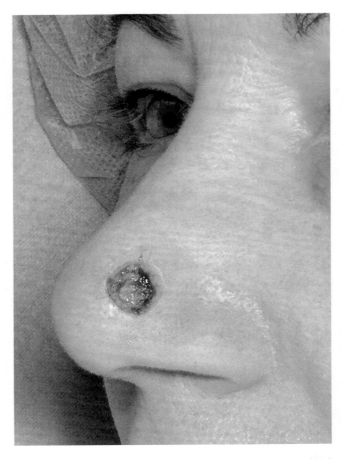

图 9.21 45 岁女性患者，Mohs 切除术后创面，缺损组织较厚且靠近鼻尖。

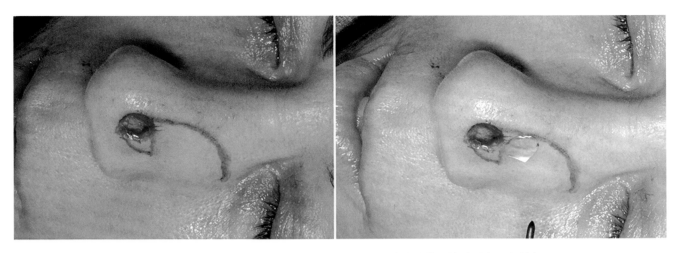

图 9.22　画出双叶瓣的旋转弧及切除的猫耳组织,并将箔式模板转移到邻近的缺损区。

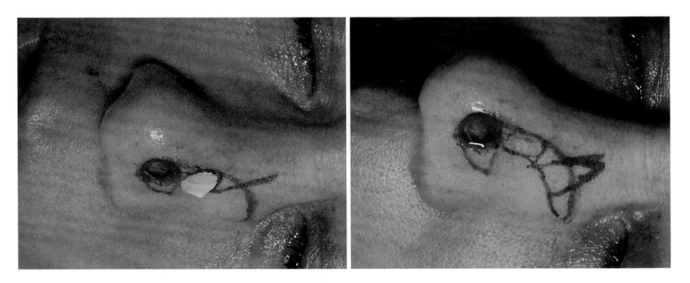

图 9.23　第二瓣叶为第一瓣叶直径的 75% 以上,其中包括切除的猫耳组织。

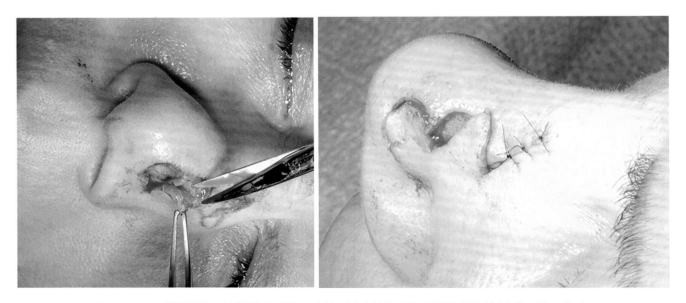

图 9.24　皮下深层掀起皮瓣并旋转到位。当第一瓣叶插入缺损区的同时即可闭合第二瓣叶供区。

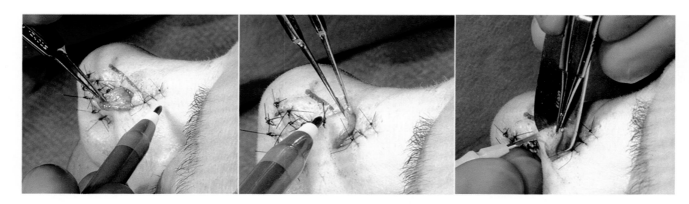

图 9.25　最后一步去除第二瓣叶远端的猫耳组织。

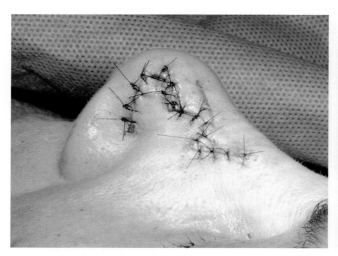

图 9.26　皮瓣植入术后即刻。

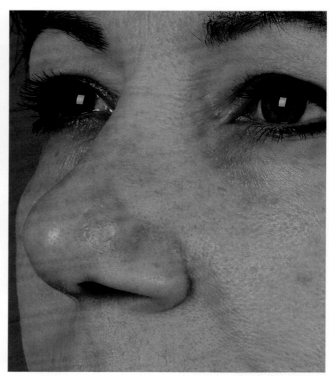

图 9.27　术后 4 个月，皮瓣虽经精心设计与植入，鼻翼仍有轻微变形。

掀起及植入的操作过程中要相当精细，充分止血；额部皮肤组织较厚，皮瓣近端组织应适当修薄后再转移至眉间。该皮瓣血运良好，很少出现血运障碍等问题（图 9.28 和图 9.29）。

## 9.8　鼻唇沟皮瓣

　　鼻唇沟易位皮瓣，简而言之，就是将面颊部软组织跨越鼻颊连接处易位修复鼻部缺损。其优点在于面颊部组织颜色、质地与鼻部匹配，且组织量往往充足，以满足填充明显的轮廓缺损，且术后供区瘢痕可隐藏在鼻唇沟内[4,5,13-16]。不足之处较多，包括鼻颊交界处的部分甚至完全闭合，以及鼻翼沟消失，这些畸形很难再次修复[4,5,13-16]。在深筋膜浅层掀起皮瓣，颊部切口可间断缝合皮下数针，减轻切口张力利于切口关闭；如需要额外的体积，则对鼻唇沟皮瓣的正常翻转或拟去

除部分进行去表皮。通常建议术前与患者讨论是否需要"后期皮瓣分离和植入"，这并不是真正意义上的皮瓣分离和植入，而是试图重塑鼻颊沟及鼻翼沟。包括皮瓣修薄，鼻唇交界及鼻翼基底塑形，鼻唇沟与鼻翼沟的塑形等。二期修整手术至少在首次皮瓣手术后 6 周后进行，需要重新完整掀起皮瓣，并在鼻唇沟处修薄组织，以及在鼻翼上方的鼻侧壁，使用缝合线或通过直接切开鼻翼缘来重建鼻翼沟（图 9.30 至图 9.38）。

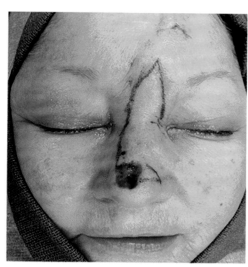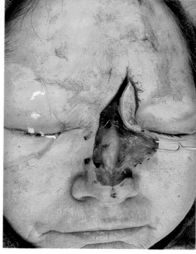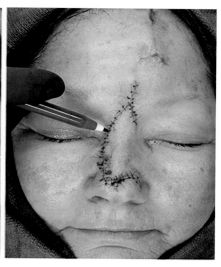

图 9.28　61 岁女性患者，Mohs 切除术后鼻尖表现点上方直径约 2cm 的缺损。额部 Reiger 切口设计鼻背侧皮瓣。皮瓣在肌肉深面掀起皮瓣并推进覆盖。小心地修薄皮瓣的远端部分以匹配鼻侧壁的较薄皮肤。

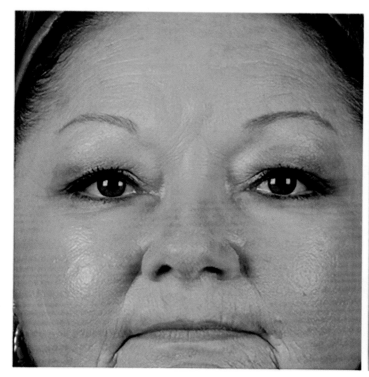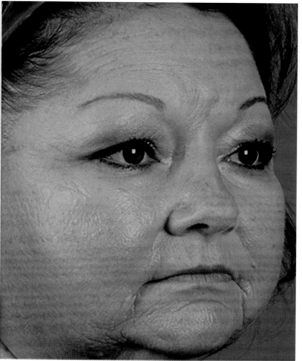

图 9.29　术后 5 个月效果：鼻部外形良好，额部瘢痕不明显。

## 9.9　音符皮瓣

　　音符皮瓣适用范围较广，尤其适用于较小创面的修复。理想状况下，皮瓣的原理是利用三角形皮瓣修复常见的圆形缺损，三角形供区可直接线性缝合。约

公元前 300 年在早期印度其被首次报道使用，在 1985 年由 Walike 和 Larrabee 赋予其几何分析理论并被推广使用[17]。音符皮瓣是经典的易位皮瓣，在临床上，对手需要应用菱形皮瓣修复的创面，可考虑使用该皮瓣，其优点是无须将圆形缺损死板地转变成方形或菱形，从而使皮瓣术后切口保持自然曲线，且供区

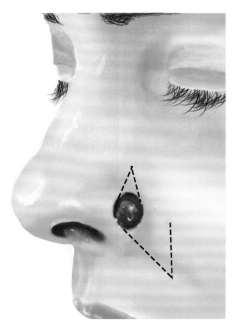

图 9.30　鼻唇沟皮瓣本质上属于颊部易位皮瓣,适用于与颊部相连的鼻侧壁或鼻翼小缺损的修复。进行皮瓣设计时,需同时切除鼻侧壁部分猫耳组织。

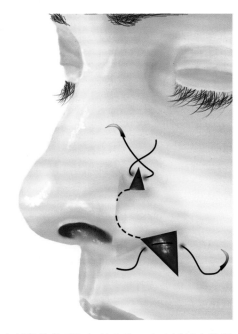

图 9.32　鼻侧壁和颊部的猫耳组织继发伤口在皮瓣插入缺损时即刻同时闭合。

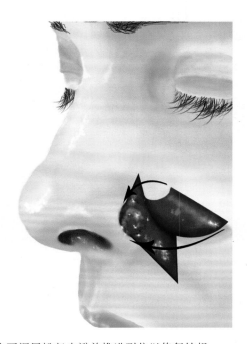

图 9.31　在皮下深层掀起皮瓣并推进到位以修复缺损。

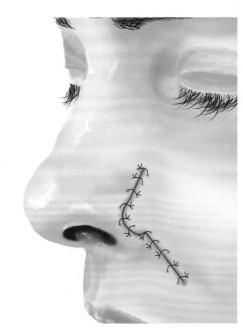

图 9.33　皮瓣植入术后可见颊鼻交界处和鼻翼沟的形态破坏。

切口隐藏在皮肤自然褶皱内。其优点在于可充分利用三角皮瓣转位来填充修复圆形缺损,最大限度的利用供瓣组织;而不足之处是三角形皮瓣面积明显小于圆形缺损,需缺损周边组织有一定松弛度才能闭合缺

损。皮瓣的设计如图所示,整个皮瓣设计及缺损类似于一个八分音符结构,皮瓣最大边长一般为缺损直径的 1.5 倍,皮瓣的“音符”部分位于缺损的确切直径处。深筋膜层次(而不是肌肉下)分离掀起皮瓣后,三

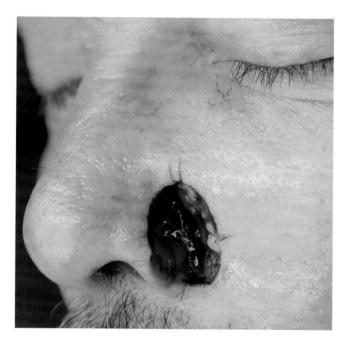

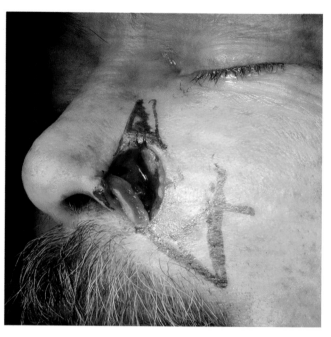

图 9.34　59 岁男性患者,面颊、鼻侧壁和鼻翼复合缺损。患者拒绝行额部皮瓣修复,因其夜间需佩戴无创呼吸机(CPAP)。

图 9.35　沿鼻翼缘植入非解剖型鼻翼软骨移植物,沿完整的鼻腔衬里固定。设计鼻唇沟皮瓣并拟切除鼻侧壁和颊部的猫耳组织。

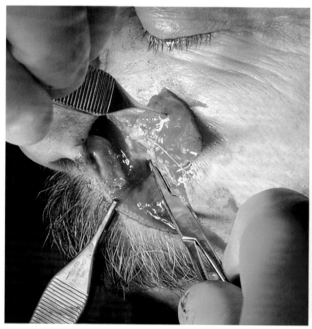

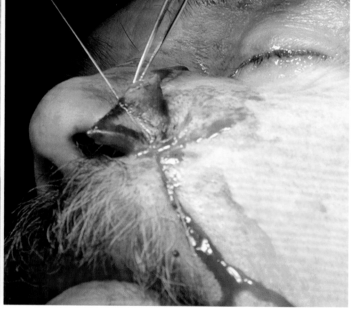

图 9.36　在皮下深层掀起皮瓣并推进到位,颊部伤口一期缝合,皮瓣覆盖于鼻翼缘。

角形皮瓣部分向下旋转覆盖圆形缺损处。有时需要将部分皮瓣进行去表皮处理,以减少轮廓异常,将皮瓣剩余部分植入覆盖创面,并利用缺损周边组织的松弛度,让供区直接缝合。该皮瓣的操作在短时间内并不

能轻易掌握,需要一个学习曲线周期,一旦掌握并灵活应用该皮瓣,对于圆形缺损修复非常有用(图 9.39 至图 9.43)。

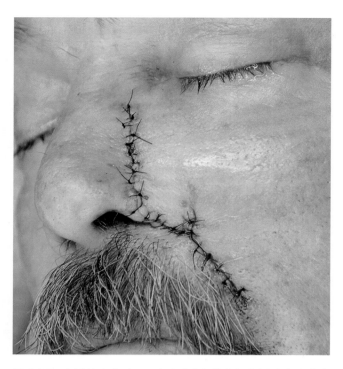

图 9.37　皮瓣植入术后,显示不可避免的鼻颊交界处自然曲度消失及鼻翼沟变平。

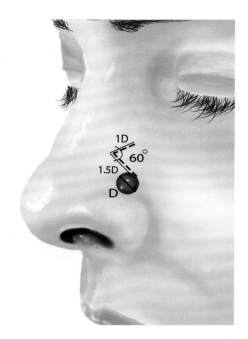

图 9.39　音符皮瓣是用于修复圆形缺损的较小的三角形皮瓣。需要考虑缺损部位的组织松弛度以及三角形皮瓣切口位置的选择。

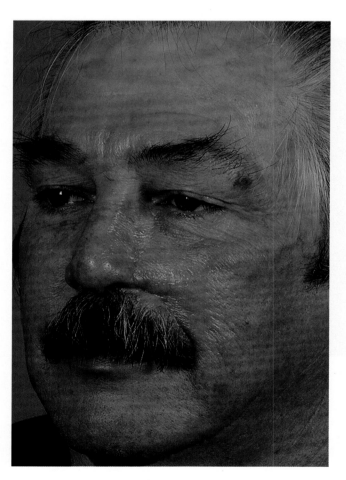

图 9.38　术后 4 个月的外观。

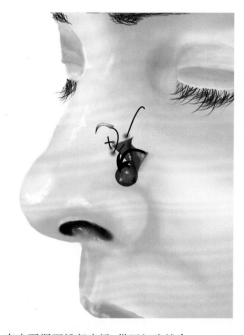

图 9.40　在皮下深面掀起皮瓣,供区初步缝合。

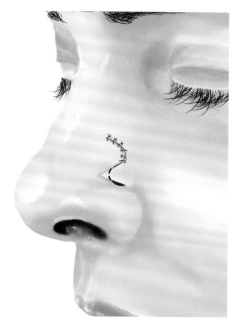 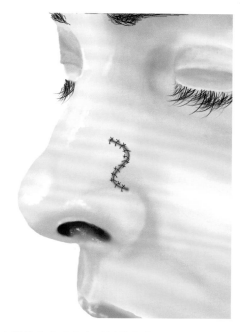

图 9.41 由于三角形皮瓣大小小于缺损区,因此需要进行补充性的皮瓣修剪。

图 9.42 皮瓣植入术后基本不用修整猫耳组织。

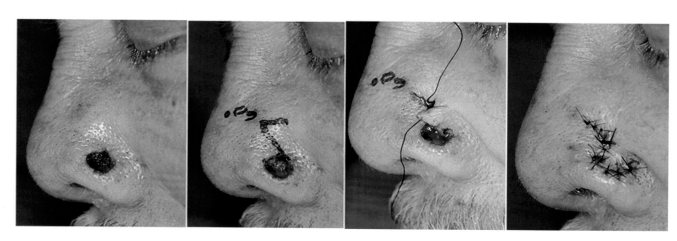

图 9.43 59 岁男性患者,Mohs 切除术后厚的左后外侧鼻翼缺损,设计音符皮瓣,并将皮瓣的长臂设置在鼻翼沟。

# 参考文献

[1] Sobanko JF. Optimizing design and execution of linear reconstructions on the face. Dermatol Surg. 2015; 41 Suppl 10:S216–S228

[2] Lo CH, Kimble FW. The ideal rotation flap: an experimental study. J Plast Reconstr Aesthet Surg. 2008; 61(7):754–759

[3] Boggio P, Annali G, Pertusi G, et al. "Opposite semilunar" variant of Burow triangle in rotation and advancement flaps. J Craniofac Surg. 2011; 22(6):2193–2194

[4] Carucci JA. Melolabial flap repair in nasal reconstruction. Dermatol Clin. 2005; 23(1):65–71, vi

[5] Yellin SA, Nugent A. Melolabial flaps for nasal reconstruction. Facial Plast Surg Clin North Am. 2011; 19(1):123–139

[6] Zoumalan RA, Hazan C, Levine VJ, Shah AR. Analysis of vector alignment with the Zitelli bilobed flap for nasal defect repair: a comparison of flap dynamics in human cadavers. Arch Facial Plast Surg. 2008; 10(3):181–185

[7] Zitelli JA. The bilobed flap for nasal reconstruction. Arch Dermatol. 1989; 125 (7):957–959

[8] Cho M, Kim DW. Modification of the Zitelli bilobed flap: a comparison of flap dynamics in human cadavers. Arch Facial Plast Surg. 2006; 8(6):404–409, discussion 410

[9] Cook JL. Reconstructive utility of the bilobed flap: lessons from flap successes and failures. Dermatol Surg. 2005; 31(8, Pt 2):1024–1033

[10] Cook JL. A review of the bilobed flap's design with particular emphasis on the minimization of alar displacement. Dermatol Surg. 2000; 26(4):354–362

[11] Rieger RA. A local flap for repair of the nasal tip. Plast Reconstr Surg. 1967; 40(2):147–149

[12] Rohrich RJ, Muzaffar AR, Adams WP, Jr, Hollier LH. The aesthetic unit dorsal nasal flap: rationale for avoiding a glabellar incision. Plast Reconstr Surg. 1999; 104(5):1289–1294

[13] Park BC, Gye JW, Hong SP, Kim MH. Modified three-point rotation-advancement flap for the repair of the melolabial groove and a peri-alar C-shaped defect. Dermatol Surg. 2013; 39(3, Pt 1):468–471

[14] Lindsey WH. Reliability of the melolabial flap for alar reconstruction. Arch Facial Plast Surg. 2001; 3(1):33–37

[15] Shipkov H, Stefanova P, Pazardzhikliev D, Djambazov K. Superiorly based nasolabial island flap: indications and advantages in upper lip reconstruction. J Craniofac Surg. 2014; 25(5):1928–1929

[16] Torroni A, Longo G, Marianetti TM, et al. The use of a superiorly based melolabial interpolated flap for reconstruction of anterior oronasal fistulas: an easy and practical solution. Ann Plast Surg. 2015; 75(2):163–169

[17] Walike JW, Larrabee WF, Jr. The 'note flap'. Arch Otolaryngol. 1985; 111(7):430–433

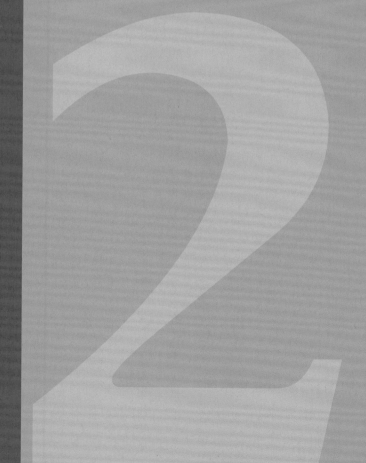

第 **2** 部分

# 特定解剖定位技术

# 第 **10** 章

# 头皮修复

*James F. Thornton* , *Jourdan A. Carboy*

摘要

本章讨论头皮缺损的修复策略。进行缺损鉴别时要特别注意头皮的骨膜是否完整，以及头皮缺损修复的最终目的，即是达到长毛发的头皮还是简单的软组织闭合。对这一特殊类型患者的大体治疗方法及其独特的危险性进行了探讨。本章讨论用于头皮缺损的多种处理技术，包括线性缝合、局部皮瓣、旋转皮瓣、简单的断层皮片移植、覆盖 Integra 敷料后的皮片移植、游离皮瓣移植，以及骨质钻孔后的断层皮片移植覆盖。

关键词：头皮；头颅；脱发；Integra；断层皮片移植；游离皮瓣

---

**总结**

- 头皮血供丰富，在门诊手术时应格外小心。
- 头皮几乎没有松弛度，尤其是在颅顶。
- 头皮缺损在闭合时将承受明显的张力。
- 对于裸露的颅骨，单纯的颅骨骨质钻孔和断层皮片移植将无法持久覆盖头皮。
- 修复后临时性脱发很常见，但很少发生永久性脱发。

---

## 10.1 缺损修复策略(图 10.1)

### 10.1.1 总体注意事项

尽管适当的头皮修复技术可以使头皮恢复后更美观，但在设计和操作过程中应格外小心。头皮血运丰富，有助于进行安全可靠的修复，而且感染风险较低。由于头皮丰富的血供，会明显增加 Mohs 切除术、术中修复以及术后出血的风险，需要谨慎小心地制订细致的护理和预防措施[1,2,3]。在进行修复手术前，患者可能在 Mohs 手术中已出血过多，因此对于患有心脏病的老年患者，应始终考虑有出现血红蛋白低下的可能性。如有必要，应进行密切的术前血流动力学监测和血红蛋白测定。此外，术前设计时应考虑到，在闭合头皮创面过程中头皮几乎没有松弛度，因此在决定设计方案时要非常精确，并且需要考虑到后续的操作步骤或保障措施。因此，在手术治疗中，即使被认为是很微小的头皮缺损，也要谨慎对待。通常这种缺损不需要全身麻醉，但与门诊手术相比，手术室提供了更高的安全性和可靠的生命监测。头皮本身可以承受伤口闭合时的较大张力，对于没有其他疾病的患者，建议使用皮肤钉直接闭合的伤口，伤口基本都能愈合。

通过考虑以患者的缺损情况为起点和最终治疗目的为终点，可以大大简化头皮重建和决策的总体理念。这仅仅包括缺损起点的骨膜完整与否，治疗终点为毛发覆盖的头皮或简单的软组织覆盖。举个例子，如果骨膜完好无损，且治疗终点无须毛发覆盖，则任何头皮缺损都可以简单地用断层皮片移植作为最终确定的覆盖方法。如果终点或起点与此不同，则处理方法的决定将涉及多个其他因素。对于目的是有毛发覆盖的头皮，选择范围包括直接缝合、局部皮瓣闭合或初始断层皮片移植结合后期的皮肤软组织扩张和秃发切除，或者先行皮肤软组织覆盖然后进行微毛囊毛发移植(图 10.2)。

## 10.2 常用的伤口修复方法

- 结合或不结合骨质钻孔的辅助伤口敷料

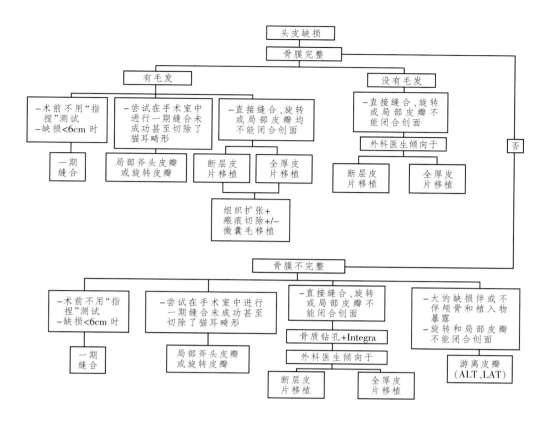

图 10.1　头皮修复方法。

(Integra 或 ACell)和植皮。

● 一期缝合。

● 特别对于长毛发的头皮,较大的头皮缺损可采用旋转皮瓣。

● 通过 Integra 植入或直接进行全厚或断层皮片覆盖。

● 对于没有完整的骨膜或颅骨等硬组织外露的大缺损,游离组织移植仍然是金标准。

### 10.2.1　骨外露和颅骨缺损

普遍认为骨外露和颅骨缺损可以通过简单的颅骨钻孔和断层皮片覆盖来处理,这并不完全正确。这种技术很难使伤口永久闭合,常发生慢性伤口裂开、持续的间歇性骨外露及严重并发症(如颅骨骨髓炎)[4]。随着双层真皮基质的问世,这些既往疑难创面的处理变得更加安全可控[5,6,7]。

### 10.2.2　直接缝合

通过直接缝合处理大多数头皮伤口。众所周知,术前的"指捏测试"不能直接确定是否能关闭创面。通常将缺损限制在 4cm 的范围内,这又受限于患者头皮松弛度,但请谨记,在患者清醒时简单地将没有弹性的头皮捏在一起并不是一个准确的评估[3,8]。在手术室

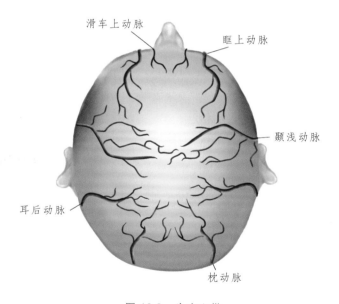

图 10.2　头皮血供。

切除猫耳组织之前,包括伤口的猫耳组织在内的残留的厚头皮组织会限制最终的伤口闭合(图 10.3)。

当不确定缺损是否可以直接缝合时,遵循的策略是保留局部皮瓣修复的备选项,在这种情况下,通过简单地切开斧头皮瓣的一个对侧臂,并尝试实现利用斧头皮瓣直接闭合头皮。如果头皮没有闭合并且留有

中央缺损，则只需旋转 V–Y 斧头皮瓣进行覆盖，尽管瘢痕的形状不如伤口直接缝合那样理想，也将起到软组织覆盖的作用。其他有助于伤口直接闭合的辅助手段包括皮下广泛游离和帽状腱膜瓣划痕术。用 15 号

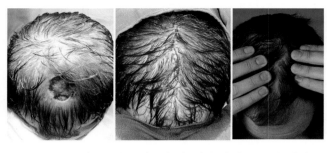

图 10.3　36 岁白人男性患者，头顶基底细胞癌 Mohs 切除术后有 4cm×3.5cm 的头皮缺损。锥形隆起切除后伤口一期缝合修复，术后 7 个月的外观。

刀片或精确的针样电凝在帽状腱膜上做小切口，小心切开而不损伤浅层的血管，这将提供组织推进的精确模型（图 10.4）[9,11]。使用这三种技术，大多数的小型头皮缺损（宽达 4cm）可以直接闭合。记住，如果伤口皮缘可以用标准的皮肤缝合器对拢的话，则切口终将会愈合（图 10.4 至图 10.6）。

### 旋转皮瓣

　　对于面积更大的颅骨外露的头皮缺损，或是以毛发生长的头皮修复为治疗目的者，在术前就应当明确。为了修复此类缺损，根据同侧血管设计并切取大型的旋转皮瓣，可以获得更大的旋转角度[3,11,12]。各种皮瓣描述使适当的皮瓣设计变得更加复杂，例如，皮质香蕉皮皮瓣、多个 Limberg 皮瓣、三菱形皮瓣、风车皮瓣和 V–Y 头皮成形术。但是，三个简单的规则可以

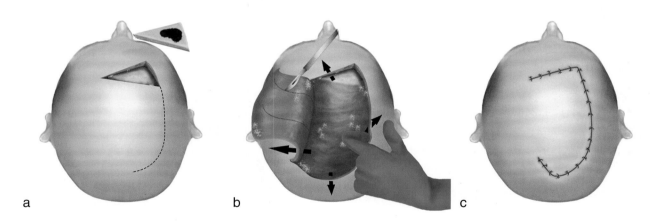

图 10.4　（a）切除楔形病变，有利于旋转闭合。（b）帽状腱膜瓣划痕及分离松解旋转皮瓣（箭头指示）以最大化推进。（c）术后伤口闭合。

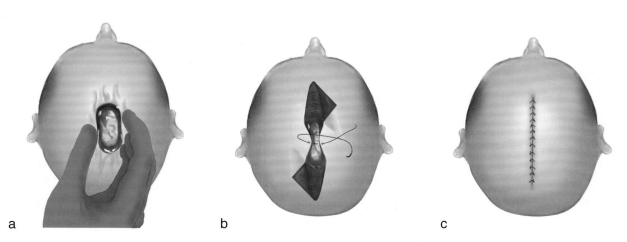

图 10.5　（a）术前"指捏试验"，通常不能准确判断头皮伤口是否可以直接闭合。（b）部分切除锥形隆起或猫耳组织，以评估伤口是否可以线性缝合。（c）线性缝合的最终外观。

解决大多数旋转皮瓣设计问题：①避开先前的切口，而不是与其交叉；②在皮瓣设计中需要考虑为头皮提供血液供应的四对血管（滑车上动脉、眶上动脉、颞浅动脉和枕动脉）；③大型极限皮瓣设计需采用"掀起并随切随行"进行设计。请谨记，作为法则，通常需要有比预期更大的旋转推进。手术中可能损伤大的血管且出血较多，通常需要在全身气管内麻醉下进行，并且需要使用止血技术（例如，头皮夹）和含有肾上腺素的广泛浸润的局麻药物。

最后，如果皮瓣设计失败，需要骨膜或硬脑膜覆盖，简单的断层皮片移植可以作为挽救措施（图 10.7和图 10.8）。

或者，在骨膜完好无损并且有最终覆盖毛发的需求下，可以先进行颜色不匹配的断层皮片移植，通过随后的皮肤软组织扩张，以及随后的无毛发的瘢痕切除和扩张有毛发皮瓣推进修复（图 10.9）。

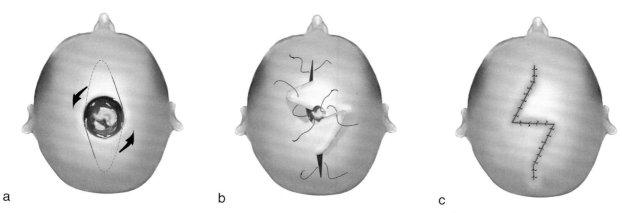

图 10.6　（a）当术中尝试一期缝合失败时，将局部切开并证明不能线性闭合后，可以将猫耳组织切除转换为"斧头瓣"设计。（b）然后将锥形隆起皮瓣向内旋转以覆盖缺陷。（c）最终的术后外观。

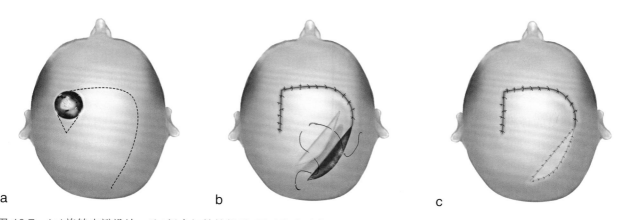

图 10.7　（a）旋转皮瓣设计。（b）闭合初始缺损后，可对张力过高而无法成功闭合的供区进行皮片移植。（c）最终的术后外观。

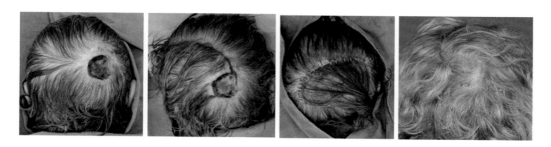

图 10.8　65 岁女性患者，枕后头皮基底细胞癌，行 Mohs 切除术后遗留 3cm×3cm 的缺损，旋转推进皮瓣闭合伤口。术后 7 个月的外观。

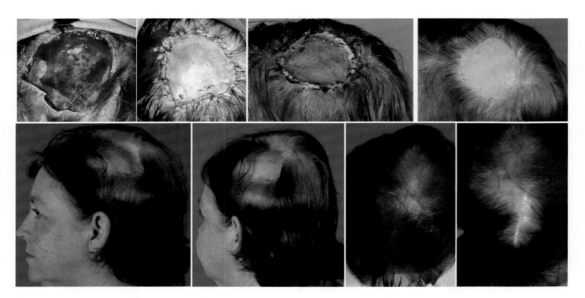

图 10.9　56 岁白人女性患者，多灶性鳞状细胞癌切除术后，其骨膜完整。伤口最初用颜色不匹配的 STSG 治疗，然后进行了 6 周的皮肤软组织扩张术，最后切除无毛发的瘢痕。

### 全厚皮片移植

若患者骨膜完整，没有毛发覆盖的要求，可以从锁骨上方颜色匹配的皮肤处切取小尺寸缺损的全厚皮片，也可以切取断层皮片。如果不需要颜色匹配，则可选取任何供皮区。对于全厚皮片，供皮区一期缝合困难通常是限制切取皮片大小的因素，可通过多个皮片拼接，并利用颈部皮肤对称性的松弛度，采取环绕颈部切口的方法来获取皮片（图 10.10）。

### 断层皮片移植（STSG）

对于有完整的骨膜，尽管 STSG 不支持毛发生长，但可提供持久的组织覆盖。

要记住的是，头皮本身就是颜色匹配的理想的皮片供区。可以使用 Zimmer 型取皮刀切取并剃除有头发的头皮。头皮供区很快愈合，并且颜色匹配较为理想。就美观方面而言，STSG 作用有限，它不能提高非网状皮片移植的接受率，并且也不能改善网状皮片愈合后的不良外观[16]。

### Integra 和 STSG

最后的病例是零星或间断性骨膜覆盖的大面积缺损。这些缺损在以前很难处理，需要非常大的旋转皮瓣或经常需要游离皮瓣覆盖修复。Integra 的使用完全改变了这些伤口的处理方式，现在能够使用工厂化的网状 Integra 双层伤口基质覆盖相当大（12~18cm）的缺损[7,17]。对于间断性的骨膜覆盖缺损，可直接放置 Integra 而无须进行骨准备，但对于零星的或无骨膜覆盖的缺损，可进行骨质钻孔[17]。安全的骨质钻孔技术是使用高速圆形切割钻头，并持续冲水。颅骨小区域钻孔形成深层点状出血（通常称为"辣椒粉"征，就像香料散落在裸露的骨头上一样，图 10.12）。当深度确定后，剩余的缺损采取同样的深度钻孔。必须注意老年患者，因为老年人骨松质可能很薄，初学者为了寻求活跃的出血点，可能导致外科医生突破颅骨内外板进入并深入硬脑膜（图 10.12）。然后，将 Integra 简单地用外科海绵垫钉在适当的位置，并且像 STSG 一样放置 5~6 天。然后，取下海绵垫，完整保留 Integra 的硅胶薄膜，患者可以洗澡，剩下的部分可以在 3~5 周愈合。患者应每周返门诊进行随访，因为通常情况下，在 Integra 下方会有渗出液生成，会与感染过程相混淆，但这种情况不多见。当 Integra 硅树脂覆盖薄膜剥离，可以移除该覆盖层，患者就可以准备进行 STSG。在初次放置后的 3~5 周进行后续操作，如果不需要颜色匹配的皮片，则可以简单地从身体的任何位置进切取网状断层皮片。如果需要颜色匹配，则可以从邻近的头皮上切取。这样可以提供理想的持久性伤口覆盖，并且可供多次取材。如果缺损足够小，并且剩余的头皮毛发生长茂密，则可以建议患者进行微囊毛发移植，以恢复毛发覆盖（图 10.11 至图 10.15）[4]。

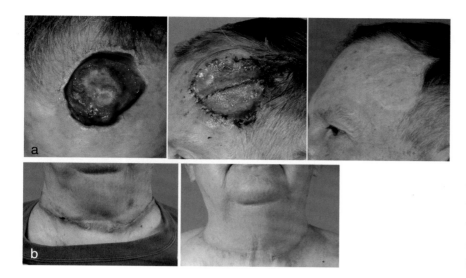

图 10.10 （a）73 岁男性患者，左上额部头皮基底细胞癌经 Mohs 切除 7cm×7cm 缺损后。用颜色匹配的全厚皮片移植处理伤口。术后 7 个月外观。（b）由于缺损较大，全厚皮片平分 2 份，分别从双侧颈部切取。术后 1 周和术后 2 个月的供皮区情况。

## 游离组织移植

对于没有完整的骨膜或颅骨、植入钛网等硬物外露的较大缺损，游离组织移植修复仍是金标准[3,8,12]。皮瓣的选择要依据外科医生的经验、所需的蒂长度和组织覆盖要求，其中股前外侧皮瓣（ALT）或背阔肌皮瓣为最常用的部位。皮瓣供区和切取考虑因素包括蒂部长度和患者定位。背阔肌和 ALT 皮瓣均可提供理想的头皮覆盖，在皮瓣切取后患者无须更换体位。关于受区血管，操作偏好是进行常规的颈部切口，并从颈外动脉的合适分支获得尺寸匹配的较大的流入动脉。次要流入动脉则选择来自与受区隔离的颞血管。同样，网状断层皮片从不用于头皮的游离皮瓣（图 10.16）。

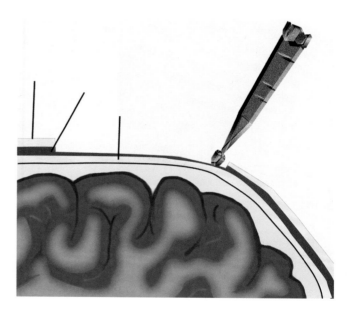

图 10.11 颅骨内外板及骨质磨除至板障层的深度。

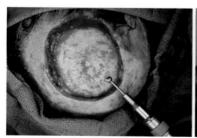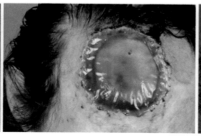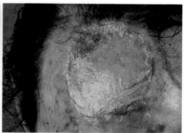

图 10.12 在植入 Integra 之前先行颅骨钻孔。STSG 的最终效果。

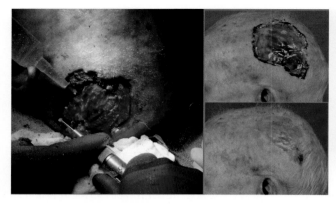

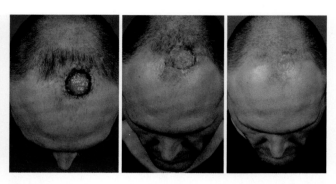

图 10.14　32 岁男性患者,头顶部的 0.5mm 厚的皮肤黑色素瘤行局部扩大切除。使用 Integra 及后续的 STSG 处理伤口。术后 4 个月的外观。

图 10.13　88 岁男性患者,头部后方头皮鳞状细胞癌,Mohs 切除术后骨暴露。最初,骨质钻孔至颅骨点状出血("辣椒粉"征),然后植入 Integra 真皮基质。1 个月后,患者再次接受手术,伤口覆盖断层皮片。术后 3 个月的外观。

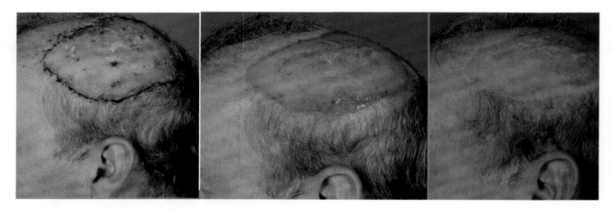

图 10.15　54 岁男性患者,多病灶的鳞状细胞癌经 Mohs 切除术后的变化。缺损用 Integra 和颜色匹配的 STSG 修复。术后 5 个月的外观。

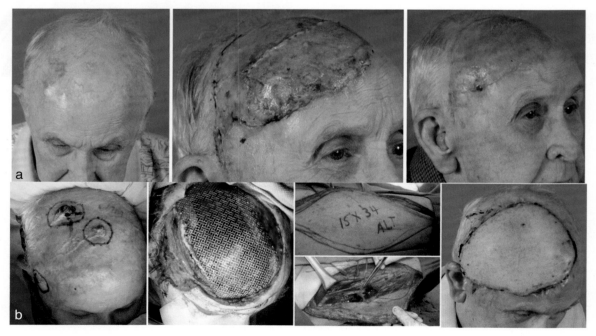

图 10.16　(a)82 岁男性白人患者,复发性血管肉瘤的病史,需要背阔肌瓣重建右侧头皮。最左侧图为术前癌灶。术后 2 个月和 4 个月的外观。(b)血管肉瘤复发并侵犯最初覆盖的游离皮瓣,需要广泛的骨切除和钛网重建,选择同侧股前外侧皮瓣覆盖创面。术后 1 个月的外观。

## 10.3 术后处理

- 所有头皮修复患者术后都用弹力网帽固定敷料，不用带子包扎固定。
- 对于带有缝合线或皮肤钉的线性闭合和皮瓣修复伤口，患者在术后第二天可以洗头。
- 对于 Integra 和移植皮片，包扎敷料应保持干燥，5 天后去除敷料。
- 去除包扎敷料后，对于有 Integra 敷料覆盖的患者，随着 Integra 融合超过 5 周后，可进行淋浴并恢复全部活动。

## 参考文献

[1] Whetzel TP, Mathes SJ. The arterial supply of the face lift flap. Plast Reconstr Surg. 1997; 100(2):480–486, discussion 487–488

[2] Tremolada C, Candiani P, Signorini M, Vigano M, Donati L. The surgical anatomy of the subcutaneous fascial system of the scalp. Ann Plast Surg. 1994; 32(1):8–14

[3] Temple CL, Ross DC. Scalp and forehead reconstruction. Clin Plast Surg. 2005; 32(3):377–390, vi–vii

[4] Pincus DJ, Armstrong MB, Thaller SR. Osteomyelitis of the craniofacial skeleton. Semin Plast Surg. 2009; 23(2):73–79

[5] Spector JA, Glat PM. Hair-bearing scalp reconstruction using a dermal regeneration template and micrograft hair transplantation. Ann Plast Surg. 2007; 59(1):63–66

[6] Singer M, Korsh J, Predun W, et al. A novel use of Integra™ bilayer matrix wound dressing on a pediatric scalp avulsion: a case report. Eplasty. 2015; 15:e8

[7] Konofaos P, Hickerson WL. Multilayer Integra dermal template for frontal bone contour deformity reconstruction: a novel technique. Plast Reconstr Surg. 2014; 133(2):239e–240e

[8] Earnest LM, Byrne PJ. Scalp reconstruction. Facial Plast Surg Clin North Am. 2005; 13(2):345–353, vii

[9] Edmond JA, Padilla JF, III. Preexpansion galeal scoring. Plast Reconstr Surg. 1994; 93(5):1087–1089

[10] Carstens MH, Greco RJ, Hurwitz DJ, Tolhurst DE. Clinical applications of the subgaleal fascia. Plast Reconstr Surg. 1991; 87(4):615–626

[11] Throckmorton GS, Williams FC, Potter JK, Finn R. The geometry of skin flap rotation. J Oral Maxillofac Surg. 2010; 68(10):2545–2548

[12] Ooi ASh, Kanapathy M, Ong YS, Tan KC, Tan BK. Optimising aesthetic reconstruction of scalp soft tissue by an algorithm based on defect size and location. Ann Acad Med Singapore. 2015; 44(11):535–541

[13] White N, Srivastava S. Tissue expanded scalp flaps in alopecia: advancement, rotation or transposition? J Plast Reconstr Aesthet Surg. 2009; 62(2):281–282

[14] O'Reilly AG, Schmitt WR, Roenigk RK, Moore EJ, Price DL. Closure of scalp and forehead defects using external tissue expander. Arch Facial Plast Surg. 2012; 14(6):419–422

[15] Gundeslioglu AO, Selimoglu MN, Doldurucu T, Bekerecioglu M. Reconstruction of large anterior scalp defects using advancement flaps. J Craniofac Surg. 2012; 23(6):1766–1769

[16] Puttirutvong P. Meshed skin graft versus split thickness skin graft in diabetic ulcer coverage. J Med Assoc Thai. 2004; 87(1):66–72

[17] Yeong EK, Huang HF, Chen YB, Chen MT. The use of artificial dermis for reconstruction of full thickness scalp burn involving the calvaria. Burns. 2006; 32(3):375–379

# 第 **11** 章

# 额部修复

*James F. Thornton , Jourdan A. Carboy*

**摘要**

　　本章探讨常见的额部皮肤软组织缺损鉴定及其修复方法。这需要认识到额部的独特特征、纵向或横向闭合的潜力,以及由缺损不适当的闭合而导致的长期畸形。对于有骨膜存在、可以一期直接缝合的伤口,本章还提出几种特别的修复策略。另外,涉及侧额部、侧眉部及眉中部的缺损修复方法,也将被着重介绍。文中还探讨了额部纵向和横向闭合切口术后瘢痕的护理。

**关键词**:额部;纵向缝合;横向缝合;皮片移植;侧眉部;眉部;O-T 缝合;磨皮术

> **总结**
>
> ● 额部解剖边界。
> ● 二期愈合良好。
> ● 中等张力下闭合切口。
> ● 无论横向或纵向缝合,同样愈合良好。

## 11.1　伤口修复策略

### 11.1.1　概论

　　额部没有明显的解剖特性,但却是面部重要的美学单位(图 11.1)。额部的解剖特点为其边界线、眉部及发际线,而维持上述结构的对称是尤为重要的[1]。额部的成功修复重建归功于其皮肤软组织血运丰富,以及固有的二期愈合良好的能力[1,2]。额部皮肤软组织能够在闭合时承受很大的张力,即使在垂直于传统松弛的皮肤张力线方向闭合时也能很好地愈合[1]。

　　处理不当导致发际线和(或)眉部变形,导致明显的面容畸形,很难甚至不可能进行二次手术矫正。当处理额部软组织缺损的患者时,明智的做法是至少要考虑不做手术的二期愈合的可能结果,可能会获得更好的美学效果。额旁正中皮瓣术后额部供区二期愈合良好,充分证明了这一点[3]。

## 11.2　常用的修复方法

　　● 应用或不应用辅助伤口愈合的生物敷料(例如,ACell 或 Integra)的二期愈合。

　　● 一期缝合,纵向或横向均可。

　　● 可直接移植全厚或断层皮片移植,或先行 Integra 覆盖。

　　● 对于涉及眉部的缺损,可直接缝合或采用 O-T 缝合。

　　● 颞部缺损较为常见,且应特殊处理,可利用颞部组织松弛的特点直接拉拢缝合,或利用简单的旋转推进皮瓣进行修复,可将切口隐藏在前发际线内。

### 11.2.1　二期愈合/脱细胞敷料

　　通常情况下,能通过二期愈合的缺损多可愈合良好。必要时通过恰当的瘢痕治疗方法,如磨皮术、脉冲染料激光或二期瘢痕修整术等,也可获得满意的美学效果[4]。额部有额骨的良好骨骼支撑,除了眉部正上方松动性较大的部位之外,二期愈合后瘢痕挛缩程度通常较轻[5]。二期愈合后需密切观察,若出现不可避免的眉部变形,应采取干预措施。脱细胞真皮产品(ACell 或 Integra 等)用在这一领域为一种有用的辅助手段,能够加速愈合时间并改善愈合效果(图 11.2 和图 11.3)[6]。

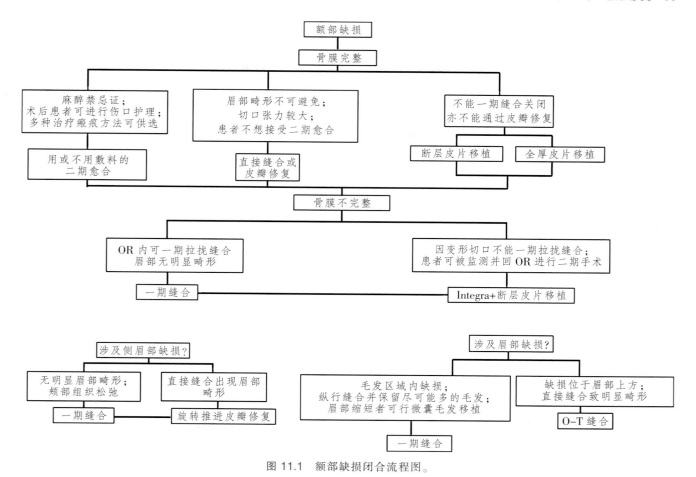

图 11.1　额部缺损闭合流程图。

图 11.2　65 岁男性患者,右侧颞部黑色素瘤局部扩大切除术后的变化。创面二期延迟愈合。Mohs 切除术后 4 个月的外观。

大面积伴的骨外缺损需要特殊处理。以往都需要进行大面积旋转推进皮瓣或游离皮瓣移植,然而术后最终外观不佳,往往需要外科修复手术干预治疗。创面二期愈合中,促进创面愈合产品(如 Integra)因其理想的双层网状结构特点,是一个更好的选择[6,7]。它类似于皮片移植方法,适用于 6cm 或以下的无颅骨钻孔的缺损,无须真空辅助的封闭装置。像全厚皮片移植一样包扎固定 1 周即可,1 周后将敷料移除,患者可以洗澡。观察发现,Integra 在 4~5 周发生血管长

入,而此时其可作为组织基底,选用锁骨上区域的颜色匹配的全厚皮片或断层皮片移植覆盖,进而闭合伤口[6]。为了达到良好的美学效果,重要的是获得颜色匹配的断层皮片,锁骨上区域是最佳的选择。目前的手术首选枕部头皮的一小部分作为供区,用 Zimmer 取皮刀或类似设备割取皮片,并用于最终伤口覆盖。在许多方面,头皮是理想的皮片供区。它愈合快,对于有毛发的患者,待毛发长出后,它将被毛发完全遮盖而没有明显的瘢痕(图 11.4 和图 11.5)。

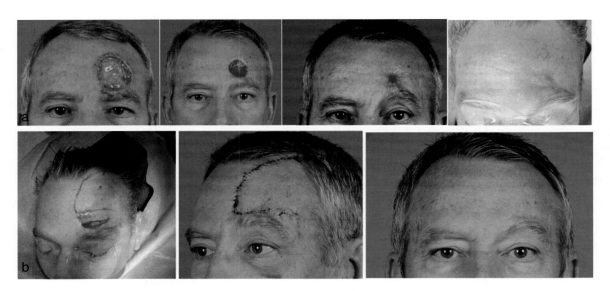

图 11.3　59 岁男性患者,黑色素瘤局部扩大切除术后的变化。切后通过二期延迟愈合。术后 3 个月最终效果。(b)黑色素瘤切除术后 3 个月,通过局部旋转皮瓣进行瘢痕修整。

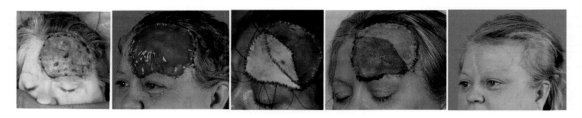

图 11.4　62 岁白人女性患者,额部皮肤多发鳞状细胞癌,Mohs 切除术后遗留散在骨外露。创面通过 Integra+额部全厚皮片移植+头皮内断层皮片移植。术后 8 个月的最终外观。

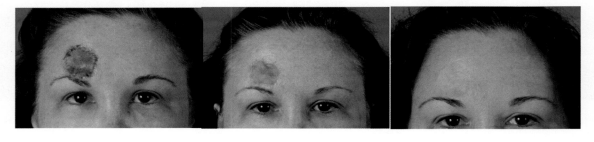

图 11.5　47 岁女性患者,原位黑色素瘤,行 Mohs 切除术后有 3cm×3cm 的缺损。选用颜色匹配的全厚皮片移植修复创面,术后 4 个月的最终外观。

## 11.2.2　直接缝合

对于可直接缝合的创面,需谨慎考虑切口瘢痕的位置,以免眉部或发际线变形[2,8,9]。额部切口在明显张力下,横向或纵向缝合依然可以愈合良好[2,8,9]。鉴于可吸收缝线易有缝线反应而后期排出,因此需要稀疏使用可吸收缝线,最好使用针距及边距较小的间断皮肤全层缝合,术后 2 周以上才间断拆除永久的缝线(图 11.6 和图 11.7)。

## 11.2.3　涉及眉部的缺损

当缺损涉及眉部时,应格外关注。当眉部明显缺损达到 30%~40%时,直接闭合时只要仔细注意其边界,纵向缝合将张力延伸至上睑也是合适的,类似于唇红缘的处理方法[1,5]。这样可以保持眉部的对称性，从而获得最佳的美学效果。当患者眉部缺损量较大时，可选用对侧眉部作为供区进行微型毛囊毛发移植，以增加患侧眉部的体积和长度[11,12]。可以把切口刚好设计在自然眉线上方，进行 O-T 缝合。沿着眉部缝合切口时，需考虑到眉部上方组织的体积和张力在闭合时可能存在显著差异，这需要进行 Burow 切除，并侧向放置，以匹配眉部和前额切口的弧长（图 11.8 至图 11.12）[13]。

## 11.3　术后处理

选用延迟愈合的方法时，没有骨外露的情况下建议选用 ACell，有骨外露的情况建议选用 Integra+断层或全厚皮片移植。术后建议配合瘢痕磨削、染料激光以改善瘢痕的外观并加速瘢痕褪红。

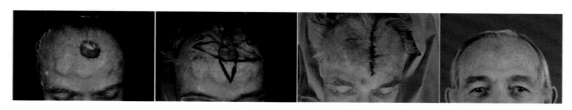

图 11.6　65 岁男性患者，原位黑色素瘤经 Mohs 切除术后的 3cm×2cm 缺损。猫耳组织修整后纵向缝合直接闭合创面。术后 5 个月的最终外观。

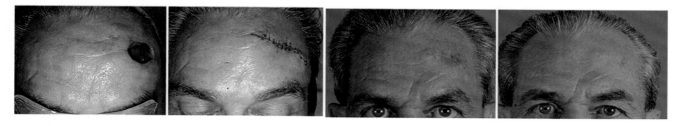

图 11.7　72 岁男性患者，左上额部基底细胞癌经 Mohs 切除术后的 4cm×4cm 缺损。猫耳组织修整后横向缝合直接闭合创面。术后 4 个月的最终外观。

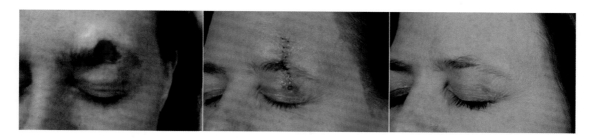

图 11.8　47 岁女性患者，额部基底细胞癌经 Mohs 切除术后的 1.5cm×1cm 缺损，缺损累及眉部。通过猫耳切除和眉部对齐直接闭合缺陷。术后 6 个月的外观。

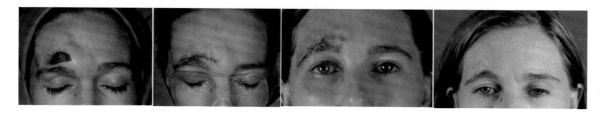

图 11.9　38 岁女性患者，缺损紧贴眉部上缘的基底细胞癌经 Mohs 切除术后的 2.5cm×1cm 缺损，缺损横向缝合一期闭合。术后 2 个月的外观，患者未要求解决眉部上抬问题。

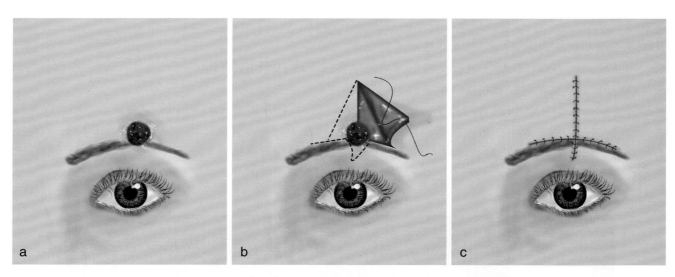

图 11.10    (a)初次 Mohs 切除术后缺损,破坏了额部-眉部连接处。(b)切除的缺损和切口线直接横向延长到眉部上方,必要时可以穿过眉部延伸到眼睑的切口去除多余猫耳组织。(c)术后最终外观保持眉部对齐。

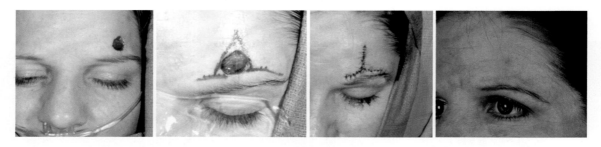

图 11.11    41 岁女性患者,紧贴左侧眉部上方的基底细胞癌经 Mohs 切除术后的 1.5cm×1cm 缺损。O-T 皮瓣转移修复创面。术后 1 个月的外观。依靠颞部组织松弛这一特点,颞部外侧缺损可通过线性缝合关闭伤口,或者通过简单的旋转推进皮瓣来进行修复,其外侧切口可隐藏在发际线内。

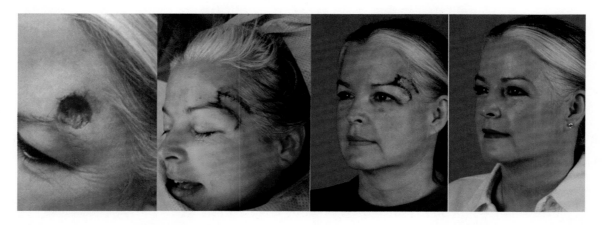

图 11.12    55 岁女性患者,右侧颞部基底细胞癌经 Mohs 切除术后的 2cm×2cm 缺损,旋转推进皮瓣修复创面。术后 20 个月的外观。

# 参考文献

[1] Quatrano NA, Dawli TB, Park AJ, Samie FH. Simplifying forehead reconstruction: a review of more than 200 cases. Facial Plast Surg. 2016; 32(3):309–314

[2] Angelos PC, Downs BW. Options for the management of forehead and scalp defects. Facial Plast Surg Clin North Am. 2009; 17(3):379–393

[3] Stigall LE, Bramlette TB, Zitelli JA, Brodland DG. The paramidline forehead flap: a clinical and microanatomic study. Dermatol Surg. 2016; 42(6):764–771

[4] Son D, Harijan A. Overview of surgical scar prevention and management. J Korean Med Sci. 2014; 29(6):751–757

[5] Warren SM, Zide BM. Reconstruction of temporal and suprabrow defects. Ann Plast Surg. 2010; 64(3):298–301

[6] Behar BJ, Abdollahi H, Ranganath B, Ashraf A, Glat PM. The use of a dermal substitute for simultaneous flap delay and donor site coverage in two cases. J Wound Care. 2014; 23(7):S15–S19

[7] Papa G, Spazzapan L, Pangos M, Delpin A, Arnez ZM. Compared to coverage by STSG grafts only reconstruction by the dermal substitute Integra® plus STSG increases TcPO2 values in diabetic feet at 3 and 6 months after reconstruction*. G Chir. 2014; 35(5–6):141–145

[8] Soliman S, Hatef DA, Hollier LH, Jr, Thornton JF. The rationale for direct linear closure of facial Mohs' defects. Plast Reconstr Surg. 2011; 127(1):142–149

[9] Sobanko JF. Optimizing design and execution of linear reconstructions on the face. Dermatol Surg. 2015; 41 Suppl 10:S216–S228

[10] Shin TM, Bordeaux JS. How suture technique affects the cosmetic outcome of cutaneous repairs. J Drugs Dermatol. 2014; 13(8):967–969

[11] Gupta A. Microrefined microfollicular hair transplant: a new modification in hair transplant. Ann Plast Surg. 2014; 73(3):257–265

[12] Gozu A, Ozsoy Z, Solmaz M. Microfollicular hair transplantation may be a simple solution to camouflage self-inflicted wound scars on dorsal forearm. Ann Plast Surg. 2006; 56(2):224–226

[13] Quatrano NA, Samie FH. Modification of Burow's advancement flap: avoiding the secondary triangle. JAMA Facial Plast Surg. 2014; 16(5):364–366

[14] Kim H, Son D, Choi TH, et al. Evaluation of an amniotic membrane-collagen dermal substitute in the management of full-thickness skin defects in a pig. Arch Plast Surg. 2013; 40(1):11–18

# 第 12 章

# 鼻与单纯性鼻缺损导论

*James F. Thornton*, *Jourdan A. Carboy*

**摘要**

本章讨论鼻修复的复杂性,包括对鼻缺损的分析和对患者的处理。一般将鼻分为上 2/3 和下 1/3,同时根据鼻亚单位理念及其在修复中的合理应用,对不同的缺损部位进行个性化处理。三种修复单纯性鼻缺损的常用方法:二期愈合、全厚皮片移植及局部皮瓣转移修复。局部皮瓣包括双叶皮瓣、音符皮瓣、鼻背皮瓣、V-Y 推进皮瓣、鼻唇沟皮瓣及直接缝合。本章将介绍各种方法的适应证及临床典型病例。

**关键词**:鼻修复;亚单位;鼻亚单位;局部皮瓣;音符皮瓣;双叶皮瓣;鼻背皮瓣;V-Y 推进皮瓣;鼻唇沟皮瓣;直接缝合

---

### 总结

- 鼻修复是面部修复中极富挑战性的手术。
- 对鼻上 2/3 缺损和下 1/3 缺损的修复应当区别处理。
- 修复鼻下 1/3 缺损的困难来源于该部位解剖上各个亚单位的凹凸不平的轮廓衔接,且皮肤相对缺乏移动性。
- 修复时须同时考虑衬里、支撑和被盖组织。
- 选择不当和操作失误将会导致难以逆转的畸形。

---

## 12.1 鼻修复的基本原则

鼻是面部最突出的部分,有着复杂的曲线和外形,不同部位皮肤的厚薄与组成不一样,上 2/3 皮肤较薄而下 1/3 皮肤较厚且富含皮脂腺[1]。这些外部特征及鼻功能的需求使修复具有极大的挑战性。目前绝大部分鼻软组织缺损由非黑色素瘤皮肤癌的切除导致。鼻作为面部最突出的部分最易遭受阳光照射,从而引起紫外线损伤及皮肤癌[2]。鼻部是头颈部皮肤癌的好发部位,每年确诊的非黑色素瘤皮肤癌接近 25 万。现代鼻部皮肤癌处理标准是由外科医生进行 Mohs 肿瘤切除及修复。Mohs 肿瘤切除法的好处是复发率低且最大限度地保存原有的组织[3]。不同于面部其他部分,成功的鼻修复对皮肤覆盖、衬里结构及支撑组织都有独特要求。Burget 和 Menick 医生是当代鼻修复的先驱,他们穷尽一生致力于精细化鼻修复,在实践中提出的几个理念对有志于从事鼻修复的医生至关重要。其中最重要也是最令人困惑的是,到底是行亚单位修复还是行鼻缺损修复。应该理解鼻由九个亚单位构成,这些亚单位是按照鼻自然凹凸部分光反射的交界来划分的[4]。支持将缺损按整个亚单位修复或者只是修复缺损的部分亚单位是基于实际手术操作和最终结果考虑的。鼻下 1/3 亚单位包括成对的鼻翼、软三角及单个的鼻尖、鼻小柱[4]。将 50% 或更少面积缺损转变成全亚单位缺损能够使手术切口沿着皱褶线走行,有证据表明,经常修复整个鼻尖或鼻翼亚单位的医生习惯性将缺损转变成全亚单位缺损。修复整个亚单位手术操作简单、可重复而且术后有较好的美学效果。反对者观念各不相同,重要的一点是切除了"正常组织",从而需要更大的供区及增加了并发症发生率[5]。还有必须要理解的是,亚单位修复从来不适用于鼻上 2/3,即鼻背及侧鼻,请记住这些部位相对平坦且缺乏特征。将瘢痕放在这些部位的交界没有内在的优势,事实上大部分这些部位缺损能够采用全厚皮片移植修复。重要的是,应该了解与掌握亚单位修复和单纯部分缺损修复两种方法,灵活运用。不理解背后的原理和基础,一味生搬硬套某种方法而不在进行精准的个性评估之后采用恰如其分的技术应用,将会导致手术方法的选择不当并产生不良后果。此外,初学者往往面对数百种不同几何形状的局部皮瓣而感到无所适从,实际上优秀的鼻修复专家,一般也就熟练应用几种技术就能够达到近乎正常解剖的修复,而且供区并发症发病率也很低。本章旨在让读者真正地了解最基本的鼻修复技术并精通一些技术,而不是泛泛地了解大批技术。其实,绝大部分鼻缺损都可通过全厚皮片移植或旁正中额部皮瓣修复。

### 12.1.1　区域考虑因素:鼻上 2/3 与鼻下 1/3

鼻上 2/3 的孤立性缺损修复较简单。这个部位相对来说缺乏特征,皮肤更薄,老年患者皮肤松弛,常可应用简单的技术修复。首先可利用颊部皮肤松弛行垂直缝合或鼻尖下垂行水平缝合。无软骨外露的较大缺损可采用颜色匹配的全厚皮片移植。全厚皮片移植可单纯修复缺损,无须考虑亚单位,因为瘢痕位于鼻上 2/3,应用常规的亚单位修复没有内在的优势。至于应用局部皮瓣修复上 2/3 缺损,双叶皮瓣相对精细的直接缝合没有明显的美学优势。精心设计的旗形皮瓣可利用松弛的面颊皮肤从而将瘢痕放置在不显眼的位置。对于较深的侧鼻缺损,可设计一臂在鼻面交界处的 V-Y 推进皮瓣。鼻面部缺损合并鼻软骨或骨外露的情况很常见,可应用颊部推进皮瓣和皮下翻转组织瓣处理,皮下翻转组织瓣能够覆盖暴露的骨和软骨,随后可行全厚皮片移植。

最后,鼻背或侧鼻较大的缺损,有软骨或骨暴露或可引起明显畸形者,可应用额部皮瓣修复。

下 1/3 鼻修复比上 2/3 要困难很多。因鼻下 1/3

皮肤较厚,富含皮脂腺且不易推动。该区域在解剖上的凹凸部分相互交错。此外,鼻翼应避免鼻翼缘的退缩。鼻翼缘退缩及不对称常见于局部皮瓣设计失误,极难纠正。因此,需要非常精确地去设计、选择修复方法及手术操作。采用全厚皮片移植,虽然方法简单,但毫无疑问可导致长期畸形。此外,一期鼻唇沟皮瓣对鼻翼后方的小(1.2cm 或更小)缺损比较有用[6],这是利用颊部皮肤松弛及拟行猫耳切除设计的一个单纯易位皮瓣。颊部皮肤移位猫耳组织切除皮瓣转移至缺损后,细心对合鼻面交界。需要记住的是,皮瓣会影响鼻面连接并使鼻翼弧度减少,常需二期矫正手术。

## 12.2　单纯鼻缺损修复的常用技巧

- 二期愈合或应用辅助伤口愈合材料。
- 采用颜色匹配的全厚皮片移植。
- 应用局部皮瓣对鼻部皮肤进行重置。

### 12.2.1　二期愈合

第一类通过二期愈合或辅助应用促进伤口愈合的材料,如细胞外基质(ECM),在鼻修复中虽然效用有限但使用率在不断提高。尽管身体越来越依赖伤口愈合材料,不需手术修复就能自然愈合,而且通常会产生同等或更好的美学效果,但目前这些材料在鼻修复中的作用非常有限。功能上要求修复精确的气流模式及对鼻翼退缩的难以容忍使伤口自然愈合应用有限。内眦和侧鼻缺损深层有骨支撑可防止晚期挛缩,自然愈合能发挥较好的作用。但鼻下 1/3 皮肤较厚,特别是对于大面积侧鼻缺损,目前几乎总是要通过手术才能达到比较好的美学效果(图 12.1)。

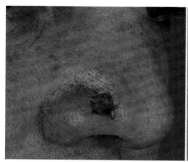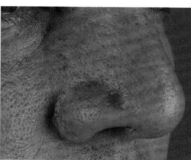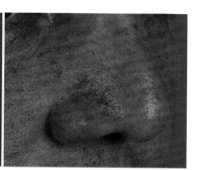

图 12.1　Mohs 切除术后的缺损,修复后 3 周和 2 个月的效果。

## 12.2.2    全厚皮片移植

第二个常用技巧是全厚皮片移植。将鼻在解剖上分成上 2/3 和下 1/3 有助于操作处理。上 2/3 大部分缺损可通过非亚单位方法处理，即通过全厚皮片移植单纯行缺损修复[7]。为了后期皮肤颜色一致，全厚皮片需取自锁骨上。供区选择几乎完全取决于缺损的面积及深度。小的缺损可取自前额、耳前或耳后，大的缺损则取自锁骨上颈部[8,9]。鼻上 2/3 缺损不适宜进行全厚皮片移植，因存在软骨外露，或缺损较深行单纯植皮后将引起畸形。此外，鼻面结合部缺损软骨外露需特别处理。对于软骨外露的全层缺损，可以让它自然生长，在基地生长肉芽组织后期可植皮，或者应用细胞外基质类似物，包含软组织垫能支持全厚皮片移植。此外还有一种情况，特别是年轻的患者，巨大的上 2/3 缺损需要额部皮瓣填充修复或重塑外形，但相对少见。

全厚皮片移植修复下 1/3 缺损一直是整形外科的一个问题。传统整形外科教材常认为下 1/3 植皮为不可选择的手术，后期美学效果较差。尽管皮肤科医生成功地应用全厚皮片移植修复下 1/3 缺损，但这一理论仍然存在。其实，通过对患者及移植物进行仔细地选择，全厚皮片移植有时会有更好的美学效果[10]。需要了解下 1/3 的特征，下方为鼻翼缘，外侧为鼻唇沟，而鼻翼沟为其与上 2/3 的分界，这些边缘不能有任何扭曲。如前所述，选择正确的供区至关重要。选择全厚皮片修复的指征包括缺损的位置，其中包括直径 1.5cm 以下的下 1/3 缺损，整个鼻背或侧鼻，这些缺损仅深及真皮，皮下组织或软骨膜完整无损[10]（图 12.2）。

## 12.2.3    单纯的一期缝合或应用局部皮瓣

第三种常用技巧是局部组织重置或应用局部皮瓣。许多专著和作者都对局部皮瓣修复鼻缺损做过很好的介绍。该法可即刻闭合创面，额外组织牺牲最小，结果最可预期。可提供颜色匹配的皮肤，有自己的血供，不依赖受区血供生长。如若设计精巧，可获得非常好的美容效果，将瘢痕隐藏在自然皱纹内。用于鼻修复的鼻部皮瓣实际上达到数百种，但如前所述，严谨的鼻修复医生并不过度依赖局部皮瓣，它们的应用也是相对有限。这是因为局部皮瓣的固有特性，只有在合适情况下才是最理想的重建方式，使用时应反复权衡利弊。

## 12.3    7 个可选用的局部皮瓣

1. 如果不引起鼻尖鼻翼变形可直接缝合。

2. 旗形皮瓣对鼻背缺损最为有用，能够利用邻近面颊部皮肤的松动性。

3. 音符皮瓣，对鼻背及侧鼻缺损最为有用，能够利用周围皮肤松弛性。

4. 双叶皮瓣，能将松弛部位组织转至紧致部位（例如，上 2/3 到下 1/3）。

5. 鼻背皮瓣。

6. V-Y 推进皮瓣，适用于小面积的翼尖远端缺损伴有较深的侧鼻缺损。

7. 鼻唇沟皮瓣，适用于鼻翼后方的小缺损。

### 12.3.1    直接缝合

伤口直接线性缝合作为鼻缺损修复的一种适合方法经常受到忽略[8,11]。由于下 1/3 皮肤相对不够松弛，以及存在亚单位变形的风险，下 1/3 皮肤直接缝合指征明显比上 2/3 少[8,11]。可以行垂直或水平缝合，水平缝合通常限于鼻尖上返折点，主要利用老年性鼻尖下垂。鼻尖和鼻翼的小缺损可小心地直接缝合，需要仔细对合鼻翼缘。直接缝合是矫正鼻翼缘切迹的有效方法（图 12.3）。

### 12.3.2    音符皮瓣

Walike 和 Larrabee 在 1985 年描述的音符皮瓣是另外一种旋转皮瓣[12]。形如其名，皮瓣看起来像第八音符，缺损即音符头。对鼻上 2/3 应用音符皮瓣有很好的指征，因为皮肤具有松弛性。但在鼻下 1/3 应用时，应格外小心，因为闭合伤口和皮瓣嵌入时产生的张力都可能导致一侧鼻翼扭曲，不可避免地会产生不理想的美容效果。此外，在设计皮瓣和具体操作时需要准确判断以确保成功。由于音符皮瓣需要受区皮肤松弛，其在下 1/3 的应用有限（图 12.4）。

### 12.3.3    双叶皮瓣

不像旗形皮瓣及音符皮瓣仅皮瓣一叶转移至缺损，且最后嵌入时依赖周围组织松弛，双叶皮瓣使用两叶不同的皮瓣旋转及植入。其目的是从松弛区或过度松弛区招募颜色匹配组织至紧致区。皮瓣最初设计

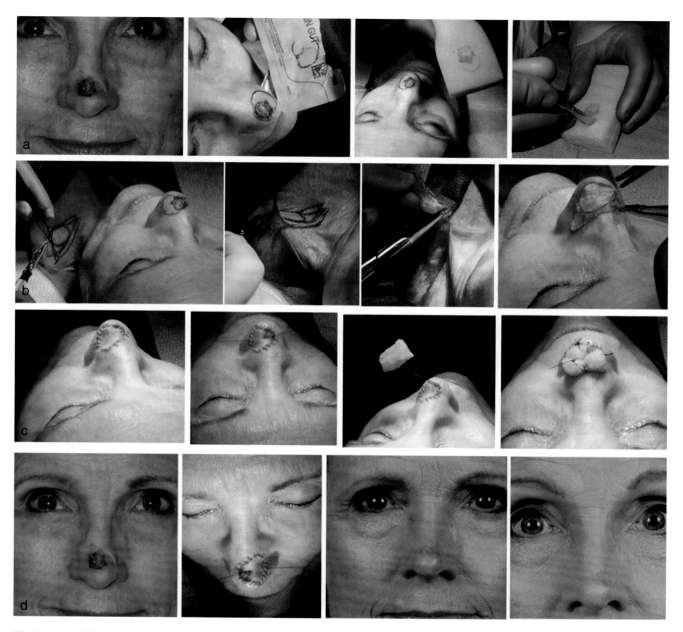

图 12.2　(a)原植皮修复的基底细胞癌复发，Mohs 切除后新的缺损。设计的箔纸板及植皮打包用的海绵。(b)在颈部供区标记皮片大小，掀起皮肤并削薄至真皮深层，全程注意无创操作，废弃不用的边缘可夹持。(c)用连续快速可吸收肠溶线将皮片缝至受区。海绵涂上抗生素软膏，用 3-0 普里林和 5-0 丝线缝合打包。(d)69 岁女性患者，鼻尖基底细胞癌经 Mohs 术后的切除 2cm 缺损。从锁骨上切取全厚皮片移植修复。术后 1 个月及 2 个月复查。

归功于 Esser，而现代的版本是由 Zitelli 设计的，并于 1989 年发表[13]。Zitelli 的改良包括限制每叶皮瓣的旋转弧度，从而减轻整个皮瓣的张力和旋转扭矩[14]。皮肤科医生 Joel Cook 可能写了最多的双叶皮瓣的用法以及该皮瓣的缺点，严谨的医生都能理解他的操作技巧、对皮瓣的评价及关注[15-17]。双叶皮瓣有很多优点，最明显的一点就是使用颜色与厚度匹配的皮肤来修

复缺损。皮瓣两叶的面积及第一叶、第二叶植入缺损的灵活性使医生能很好地把控伤口闭合时的张力及伤口的次级运动。然而，有优点也就有缺点，皮瓣设计的核心波及邻近正常的鼻亚单位。不少医生认为伤及多个亚单位的皮瓣设计难以接受，而且皮瓣设计的固有特性必然会产生垂直瘢痕。无论医生怎么去定位两叶，总是有两条瘢痕，必然会有瘢痕垂直于松弛的

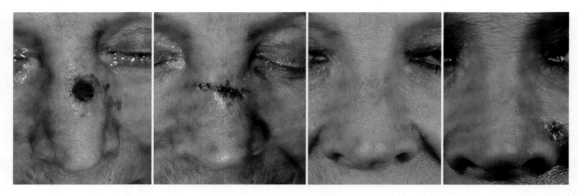

图 12.3　72 岁女性患者，基底细胞癌 Mohs 切除术后的 1cm×1cm 缺损。水平直接缝合修复缺损。术后 1 个月及 3 年的结果。

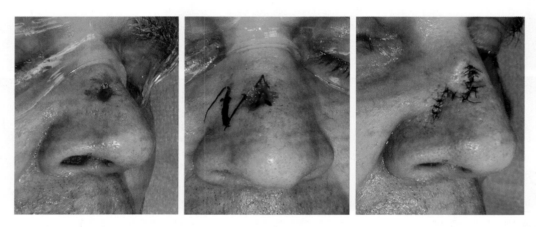

图 12.4　68 岁男性患者，基底细胞癌，行 Mohs 切除术后。音符皮瓣单纯行缺损修复。由于音符皮瓣需要受区皮肤松弛，它更适合修复上 2/3 的缺损。

皮肤张力线。此外，第二叶瓣叶面积受到限制是因为供区需要直接缝合。整个皮瓣需要事前构思及精细地画好，因为手术中不允许"随心所欲"地切。肌肉下解剖还是皮下解剖各有拥护者与反对者，但最好是因病例而异（图 12.5 和图 12.6）。

### 12.3.4　鼻背皮瓣

鼻背皮瓣效果良好，对于一些下 1/3 的鼻背缺损是最佳选择。它由 Rieger 于 1967 年首先报道[18]。Rohrich 等于 1988 年做了详尽的改良[19]。他们对皮瓣的用途及临床应用有着非常完整的描述，皮瓣应用时需遵循以下 4 点：①缺损位于鼻背的下半部分；②直径在 2cm 以内；③距鼻翼缘至少 1cm；④不低于鼻尖表现点。皮瓣本身设计时应遵循鼻背线[19]。Rohrich 废弃了 Reiger 延伸到前额的切口，但这一做法并不被广泛接受，因为大多数作者认为皮瓣旋转推进成分完全来自松弛的前额皮肤。皮瓣具体操作时包括肌下广泛

剥离，基本上相当于鼻的脱套，将较厚的眉间皮肤转移至皮肤较薄的鼻部，特别是内眦节段。这通常需要削薄皮瓣使厚度一致。如果皮瓣设计不当，可发生不可逆的鼻翼退缩，因此，当皮瓣植入缺损时务必小心，以确保双侧退缩一致。另外设计时需考虑的是，鼻软组织有足够厚度，鼻体积也必须足够大，能支撑皮瓣，在皮瓣植入缺损时不致发生鼻翼退缩[20]。没有临床参数来确定软组织是否足够，必须通过经验判断哪种鼻的体积足够大，鼻背皮瓣才能成功用于缺损修复（图 12.7）。

### 12.3.5　V–Y 推进皮瓣

小部分患者部分鼻翼缺损伴有鼻尖远端缺损时可用 V–Y 推进皮瓣修复。皮瓣一臂隐藏在鼻翼沟内，残余的亚单位皮肤往前推进。该皮瓣主要应用于皮脂腺旺盛的患者及小的缺损。手术后亚单位内常发生中等程度夹捏畸形，但一般不明显（图 12.8 和图 12.9）。

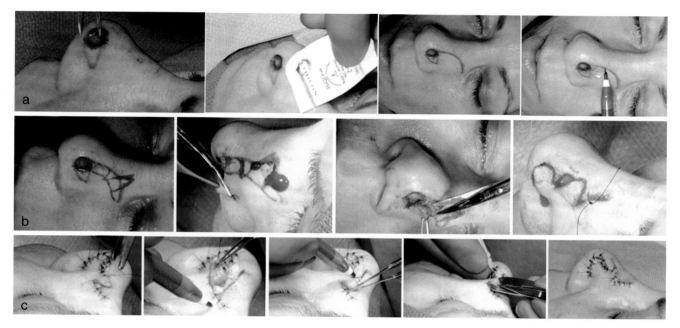

图 12.5　(a)画出皮瓣旋转弧,用缝线纸箔标记出皮瓣大小,画出皮瓣第一瓣叶轮廓。(b)皮瓣第一第二叶设计后,于皮下深层掀起皮瓣,第一瓣叶旋转到位,第二叶供区关闭。(c)皮瓣陆续植入到缺损,第一叶皮瓣最后植入及第二叶皮瓣修剪合适后植入。

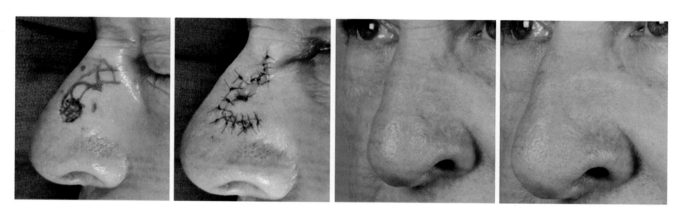

图 12.6　71 岁男性患者,基底细胞癌,行 Mohs 切除术后。双叶易位皮瓣修复缺损。术后 2 个月和 10 个月的结果。

## 12.3.6　鼻唇沟皮瓣

　　上方蒂鼻唇沟皮瓣用于修复鼻翼后方的小缺损[6,21]。该皮瓣其实是颊部转位皮瓣,计划在上方行猫耳切除。该皮瓣可靠、操作简单且供区容易修复。但需要明白这个皮瓣也有内在的缺点,因为修复时除了损坏鼻翼沟外它还横过鼻翼皱褶,所以会模糊或者消除颊鼻连接[22]。虽然这些畸形在皮瓣掀起及嵌入时仔细防范可以减轻,但难以预测且很难纠正。图 12.10 显示了一个适合单纯鼻唇沟移位皮瓣修复的缺损。术中掀起、削薄及嵌入皮瓣,鼻侧壁计划内的猫耳组织切除及缝合。仔细地将皮瓣嵌入缺损合适位置并关闭颊

部供区。即使术后伤口愈合良好,也可见鼻翼沟消失和鼻面沟变得模糊。后期需行矫正手术深化或重塑鼻翼沟及颊鼻连接(图 12.10)。

## 12.3.7　术后处理

- 硝酸甘油软膏常规在手术结束后单次用于局部以改善皮瓣静脉回流。
- 手术后 24 小时内,对伤口应用不带黏性的碘仿纱或纤维胶原敷料。
- 允许患者术后第 2 晚洗澡。
- 术后第 5 天拆线。

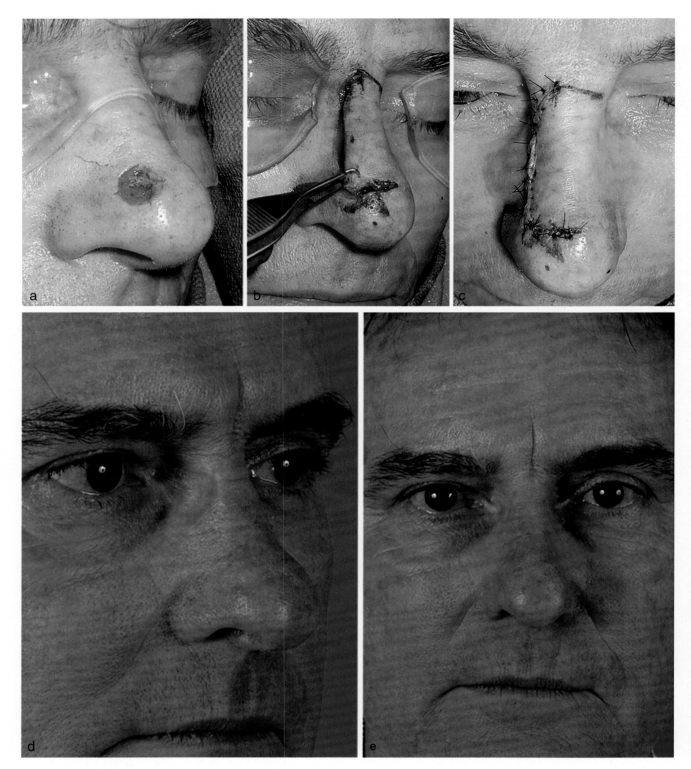

图 12.7 (a~c)48 岁男性患者,鼻背基底细胞癌经 Mohs 切除术后的 2cm×1cm 缺损。鼻背皮瓣修复缺损。(d,e)术后 3 个月复查结果。

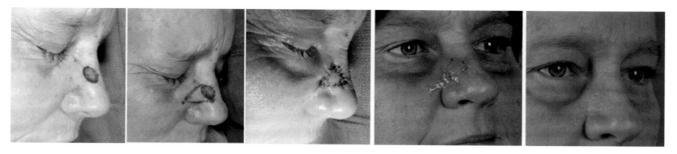

图 12.8　50 岁女性患者,右侧鼻原位鳞状细胞癌经 Mohs 切除术后的 2cm×1cm 缺损。V-Y 推进皮瓣修复缺损。术后 1 周及 4 个月的结果。

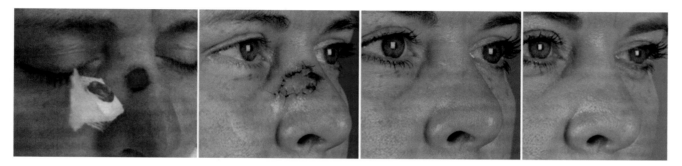

图 12.9　44 岁女性患者,右侧鼻基底细胞癌经 Mohs 切除术后的 1cm×1cm 缺损,行 V-Y 推进皮瓣修复缺损。术后 1 周、2 个月和 5 个月的结果。

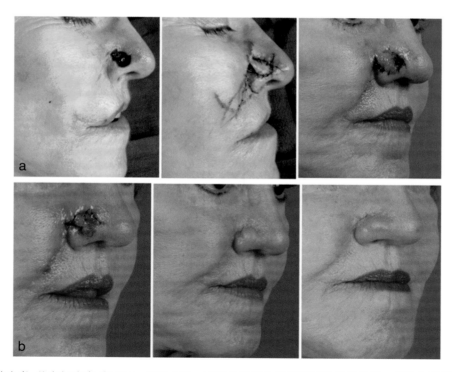

图 12.10　73 岁女性患者,基底细胞癌,行 Mohs 切除术后。应用鼻唇沟皮瓣和耳甲腔软骨移植一期修复缺损。(a)从左到右皮瓣转移后即刻及术后 5 天的结果。(b)从左到右术后 5 天、2 个月和 9 个月的结果。

# 参考文献

[1] Bloom JD, Antunes MB, Becker DG. Anatomy, physiology, and general concepts in nasal reconstruction. Facial Plast Surg Clin North Am. 2011; 19 (1):1–11

[2] Kolk A, Wolff KD, Smeets R, Kesting M, Hein R, Eckert AW. Melanotic and non-melanotic malignancies of the face and external ear - a review of current treatment concepts and future options. Cancer Treat Rev. 2014; 40(7):819–837

[3] Rogers CR, Bentz ML. An evidence-based approach to the treatment of non-melanoma facial skin malignancies. Plast Reconstr Surg. 2011; 127(2):940–948

[4] Burget GC, Menick FJ. The subunit principle in nasal reconstruction. Plast Reconstr Surg. 1985; 76(2):239–247

[5] Rohrich RJ, Griffin JR, Ansari M, Beran SJ, Potter JK. Nasal reconstruction-beyond aesthetic subunits: a 15-year review of 1334 cases. Plast Reconstr Surg. 2004; 114(6):1405–1416, discussion 1417–1419

[6] Yellin SA, Nugent A. Melolabial flaps for nasal reconstruction. Facial Plast Surg Clin North Am. 2011; 19(1):123–139

[7] Weathers WM, Bhadkamkar M, Wolfswinkel EM, Thornton JF. Full-thickness skin grafting in nasal reconstruction. Semin Plast Surg. 2013; 27(2):90–95

[8] Ibrahim AM, Rabie AN, Borud L, Tobias AM, Lee BT, Lin SJ. Common patterns of reconstruction for Mohs defects in the head and neck. J Craniofac Surg. 2014; 25(1):87–92

[9] Dimitropoulos V, Bichakjian CK, Johnson TM. Forehead donor site full-thickness skin graft. Dermatol Surg. 2005; 31(3):324–326

[10] McCluskey PD, Constantine FC, Thornton JF. Lower third nasal reconstruction: when is skin grafting an appropriate option? Plast Reconstr Surg. 2009; 124 (3):826–835

[11] Mamelak AJ, Wang SQ, Goldberg LH. Linear closure for nasal defects after Mohs micrographic surgery. J Drugs Dermatol. 2009; 8(1):23–28

[12] Walike JW, Larrabee WF, Jr. The 'note flap'. Arch Otolaryngol. 1985; 111(7):430–433

[13] Zitelli JA. The bilobed flap for nasal reconstruction. Arch Dermatol. 1989; 125 (7):957–959

[14] Cho M, Kim DW. Modification of the Zitelli bilobed flap: a comparison of flap dynamics in human cadavers. Arch Facial Plast Surg. 2006; 8(6):404–409, discussion 410

[15] Ricks M, Cook J. Extranasal applications of the bilobed flap. Dermatol Surg. 2005; 31(8, Pt 1):941–948

[16] Cook JL. Reconstructive utility of the bilobed flap: lessons from flap successes and failures. Dermatol Surg. 2005; 31(8, Pt 2):1024–1033

[17] Cook JL. A review of the bilobed flap's design with particular emphasis on the minimization of alar displacement. Dermatol Surg. 2000; 26(4):354–362

[18] Rieger RA. A local flap for repair of the nasal tip. Plast Reconstr Surg. 1967; 40(2):147–149

[19] Rohrich RJ, Muzaffar AR, Adams WP, Jr, Hollier LH. The aesthetic unit dorsal nasal flap: rationale for avoiding a glabellar incision. Plast Reconstr Surg. 1999; 104(5):1289–1294

[20] Redondo P. Elongated dorsal nasal flap with superiorly based nasolabial flap for large nasal tip defects: 1-stage reconstruction. Dermatol Surg. 2014; 40 (8):912–915

[21] Carucci JA. Melolabial flap repair in nasal reconstruction. Dermatol Clin. 2005; 23(1):65–71, vi

[22] Lindsey WH. Reliability of the melolabial flap for alar reconstruction. Arch Facial Plast Surg. 2001; 3(1):33–37

第 **13** 章

# 复杂鼻缺损

*James F. Thornton*，*Jourdan A. Carboy*，*Nicholas T. Haddock*

**摘要**

　　本章讨论复杂鼻缺损的修复，内容包括：鼻缺损的类型及相应修复方法。主要讨论适合鼻缺损修复的两种组织皮瓣：鼻唇沟皮瓣及额部旁正中皮瓣。单纯鼻衬里的修复也在这里一并讨论。

关键词：复杂鼻缺损；鼻唇沟皮瓣；额部旁正中皮瓣；额部皮瓣；断蒂及修整；模板

---

**总结**

- 复杂鼻缺损修复最常用的两个皮瓣：鼻唇沟皮瓣及额部皮瓣。
- 只有额部皮瓣才能提供血运丰富，同时胜任鼻衬里缺损的修复。
- 通常，两种皮瓣都需进行两次或更多次的分期手术。

---

## 13.1　复杂鼻缺损的分类及修复的基本原则

　　复杂鼻缺损分类：面积较大的单纯皮肤软组织缺损、涉及多个鼻亚单位的软组织缺损、合并有软骨或鼻衬里的复合缺损。

　　下面介绍第四类鼻缺损常用的修复方法：鼻唇沟皮瓣及额部皮瓣。两种皮瓣都可提供大量可靠的、血运丰富且色泽相近的组织。一般来讲，两种皮瓣修复方法都需要进行两次或多次手术修整。虽然鼻唇沟皮瓣手术应用方便，但有其固有缺陷，主要表现在若皮瓣设计过大，边缘血运堪忧，且供区往往遗留无法修复的轮廓畸形，额部皮瓣则无此类缺陷。此外，额部皮瓣还可以修复衬里缺损，提供任何大小的组织量，而鼻唇沟皮瓣设计大小受限，用于鼻衬里缺损的修复则不可靠[1]。

### 13.1.1　鼻唇沟皮瓣

　　鼻唇沟皮瓣是利用鼻唇沟处相对松弛的皮肤软组织来进行设计。也就是说，该皮瓣手术应用的前提是患者鼻唇沟有富余的皮肤组织，所以对于面部皮肤紧致、鼻唇沟皱褶不明显的患者不适合选择鼻唇沟皮瓣[2]。鼻唇沟皮瓣的蒂部，设计成上、下血管蒂均可，以上部为蒂更为适合，因为上部为蒂的鼻唇沟皮瓣血液供应来源于内眦动脉，内眦动脉为面动脉的延续并与眼动脉的鼻背支相交通，保证皮瓣有丰富的血供[3]。鼻唇沟皮瓣多用于单纯鼻翼缺损的修复，但临床应用表明，鼻唇沟皮瓣修复鼻翼、鼻尖、鼻侧、鼻背缺损等都能取得相当满意的临床效果[4]。

　　当然，医生们也意识到鼻唇沟皮瓣远期的美学瑕疵，那就是面颊立体轮廓消失及面颊部不对称，且畸形难以后期矫正。尽管如此，对于不愿意接受额部皮瓣手术的患者，或者鼻部缺损不大，不足以应用额部皮瓣时，鼻唇沟皮瓣还是一个就近选择的好的替代方法[5]。鼻唇沟皮瓣适合于小面积鼻缺损修复，其次是鼻翼缺损的修复，以及鼻部缺损患者因额部皮瓣禁忌、个人选择上不愿、美学上不能接受额部皮瓣的情况下采用。需要指出的是，鼻唇沟皮瓣和前额皮瓣各有适应证，临床中不要混淆。鼻唇沟皮瓣在皮肤提供量、组织提供量，以及皮肤质地、手术的可靠性、近期及远期的美学效果等多方面，均不及额部皮瓣，两种皮瓣不可相互替代。此外，尽管有学者报道应用鼻唇沟皮瓣修复鼻衬里，作者的临床经验是，鼻唇沟皮瓣并不适合用于鼻衬里缺损的修复。另外，综合考虑到鼻唇沟皮瓣无法进行皮下蒂的岛状皮瓣转移，以及术后颊部外观受损、术后鼻部外形欠佳，临床上鼻唇沟皮瓣应用受限[6]。而且，鼻唇沟皮瓣是插入皮瓣，需要手术医生在皮瓣断蒂以及修整时，对皮瓣进行不断地调整，才达到理想的鼻缺损的修复[5]。

在这里所说讨论的鼻唇沟皮瓣，是以内眦动脉穿支血管为血供、上部为蒂的插入皮瓣。这是一种任意瓣，不是轴型皮瓣，皮瓣切取的前提是面颊部有足够量的皮肤组织。切取皮瓣时，自皮瓣的远端(皮瓣下端)掀起，沿鼻唇沟皱褶，远端可达鼻唇沟与同侧口角联合处。如果精细缝合，颊部瘢痕会隐藏得很好。虽然只是一个任意皮瓣，但血运丰富，皮瓣可以分离掀起，而且可切取相当长，能超过任意皮瓣正常的 3:1 比例(长宽比例)。皮瓣设计得当，则很容易转移到鼻尖。对于不适合使用额部皮瓣的鼻尖缺损，采用鼻唇沟皮瓣修复可获得满意效果，手术成功率高[5]。鼻唇沟皮瓣可在静脉强化麻醉或仅在局部麻醉下完成。皮瓣经锐性切开，蒂部钝性分离后掀起，并向内侧旋转后覆盖创面。除鼻翼缺损外，皮瓣插入时需要保持适当的张力。在整个皮瓣外涂硝酸甘油药膏，并用胶原纤维敷料包

裹以保持术后皮瓣内环境的稳定[7]。术后第 3 天，患者沐浴时能轻易将覆料拆除。此后，不用包扎，用抗生素软膏涂抹即可。术后至少 3 周方可断蒂。在断蒂时，皮瓣蒂部残余不要缝回原处，直接将蒂部切除，形成直切口后予以闭合。鼻唇沟处供区的瘢痕及鼻部皮瓣移植的瘢痕在皮瓣断蒂时即可进行修整[8]。皮瓣断蒂后，鼻部缺损处皮瓣体积会增加 60% 以上。鼻唇沟皮瓣可以应用于鼻翼完全缺损的修复、鼻侧壁缺损修复及鼻背缺损的修复。修复鼻侧壁、鼻背缺损时，皮瓣应尽量削薄，皮瓣转移时需要在轻微的张力下缝合。修复鼻尖缺损时，将皮瓣修薄，容量上与实际鼻尖轮廓相匹配。不要尝试单纯采用鼻唇沟皮瓣对鼻尖缺损进行亚单位的重建，这不仅会导致供区外观不佳，而且手术效果也不理想，此时应结合软骨移植。软骨移植常在鼻翼轮廓修复上使用，通常取耳甲腔软骨，用于鼻翼 7mm 范围内的鼻翼软骨缺损的修复。特别指出的是，涉及软三角处的缺损，是一种常见的缺损，修复时保持鼻翼软三角的稳定是至关重要的。进行孤立的软三角缺损修复时，优先采用鼻唇沟皮瓣修复，应用耳软骨维持轮廓。考虑到缺损小且难以修复的缘故，软骨应尽可能削薄，并予以缝合固定至缺损处，常常操作困难(图 13.1)。

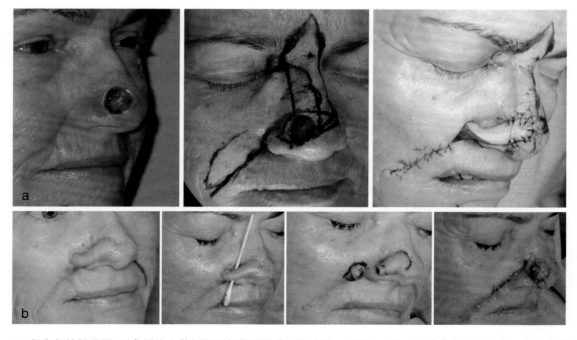

图 13.1 (a)据鼻部缺损范围，于鼻唇沟上外侧的面颊部设计并切取皮瓣。经逆向 Gilles 试验确定皮瓣长度。皮瓣由外向内分离掀起，皮瓣远端先行锐性分离，靠近血管穿支时行钝性分离，皮瓣在轻微的张力下转移植入至缺损处。(b)术后 3 周皮瓣行断蒂，此时软组织水肿已消退。颊部皮瓣蒂部梭形切除后弃去，切口直接闭合。皮瓣在鼻部缺损处转移植入的部分，其体积至少增加 60%，转移皮瓣以保持轻微张力。

## 13.1.2　额部皮瓣

前面鼻缺损修复的讨论部分仅涉及鼻软组织缺损的覆盖。成功的鼻修复有三大基本要素，即被盖物、鼻衬里和支架搭建，此前讨论的鼻缺损修复都建立在假设有足够的鼻衬里和完整的软骨支架的基础上。对于涉及被盖、衬里和软骨三种要素的全层缺损，唯一可靠的修复方法就是额部旁正中皮瓣修复，必要时结合软骨移植。而且，利用额部旁正中皮瓣作为皮肤被盖修复缺损，其效果很好，所携带的组织量大，组织血运丰富，且有理想的色泽。不可否认，术后短期内会出现明显的畸形，术后皮瓣需要大量的护理工作。还有一个不被患者接受的理由是，在额部皮瓣手术后的一段时间内，患者配戴眼镜不方便，这也是可以理解的。

正如本节关于鼻修复的开始部分所简述的那样，目前进行鼻修复的真正大师之所以成名，不是因为掌握大量鼻缺损修复的方法，事实上，可供他们选择的鼻缺损修复的手术方法相当有限，所有高难度的鼻缺损都是应用额部旁正中皮瓣进行修复。任何一个整形外科医生，若期望获得世界级的良好的修复效果，都会好好利用前额皮瓣来进行修复。

前额皮瓣的蒂部设计多种多样。包括上下皮瓣、同侧或对侧轴型皮瓣、"达拉斯设计"或对侧旁正中皮瓣、前额正中皮瓣，以及横行或斜行额部皮瓣。在对400多例额部皮瓣修复病例的综述中，阐述了多种前额皮瓣设计方法，作者从中总结出该皮瓣使用的几个实用原则，作为皮瓣设计的指导。

- 确保有一个完整的动脉血管蒂的轴型皮瓣可大大提高皮瓣血运的可靠性，皮瓣转移范围更大。

- 将皮瓣设计在缺损的同侧，保护对侧的轴型血管，以备不时之需，设计和切取另一侧血管为蒂的额部皮瓣。术前利用多普勒标记出动脉走行，将皮瓣蒂部设计得尽可能地窄，术后将最大限度减少额部皮瓣供区的瘢痕，且皮瓣更容易旋转转移。

- 早期行骨膜下剥离，有助于骨膜血供长入皮瓣，而且皮瓣更容易分离至眉骨水平，术后供区情况令人满意。

- 皮瓣转移至受区前，要特别注意将皮瓣蒂部封闭缝合。

额部皮瓣手术最好在全身麻醉下进行，患者舒适且方便术中评估皮瓣状况。能够安全实施全身麻醉的

患者才适合进行前额皮瓣修复手术。术前仔细检查前额情况，是否有手术切口或手术瘢痕，并评估前额的垂直高度，以及前额可供利用的皮肤组织量是否与缺损的面积相匹配。术中患者取仰卧位，手术床旋转在180°位置，保持患者头高位以减少静脉出血。因眼部在手术区域内，需涂抹眼药膏保护眼球。颈部也要做手术消毒准备，以备必要时作为全厚皮片取皮的供区。

尽管前额旁正中皮瓣的血管蒂位置恒定可靠，有固定的解剖标志(距中线 1.7cm)，但临床实际中，最好在眉水平用多普勒超声探测出该血管的穿出位置，并予以标记，然后以此血管蒂为中心，用卡尺测量并设计轴型皮瓣的宽度。这样就可以更安全地分离皮瓣，分离皮瓣过程中可使用电刀进行电凝止血。手术前以健侧鼻为模板、在皮瓣表面标记好鼻缺损的所有亚单位图案，以上工作决定于是否进行鼻亚单位(首选)修复，还是仅对缺损进行覆盖，术前需要做出评估。然后，根据缺损的三维表面积，应用箔纸或厚的布条非常精确地制作一个图案，并将其转换成立体的箔纸模型。酒瓶木塞盖外的软箔包装纸适合用来制作模型，因为这样所设计的皮瓣能接近于鼻部的正常侧。另外有报道，用热塑板或神经外科使用的骨蜡来制作一个精准的鼻模型。将精准设计和制作好的模型转移到鼻对侧或翻转至对侧有助于确定准确的尺寸，然后再转印至额部。

通常情况下，皮瓣蒂部的宽度设计为 1.5cm，对于长期吸烟的患者，蒂部设计适当加宽。皮瓣设计边界要避免越过发际线[9]。对所有患者来说，皮瓣中带有毛发的皮肤会是一种明显的畸形，而且不论怎么解释，患者都会认为这是"术者的失误"。额部皮瓣需要精准的皮瓣模型设计与切取，对于前额短小、需要切取的组织量大的患者，术前需要进行组织扩张[10]。皮瓣经过精准设计，切取前再次检查一遍所设计的皮瓣。整个鼻部，包括缺损区，注射含肾上腺素的利多卡因溶液。经 Mohs 外科手术处理后的伤口边缘，向外周锐性切除至新鲜、健康且渗血活跃的边缘[11]。此时，除需要切取的皮瓣之外，整个前额也需注射经过稀释的、含肾上腺素的利多卡因溶液。沿皮瓣轮廓用尖刀将皮瓣仔细切开，然后在皮瓣远端作一个小小的辅助切口，利于组织分离时的钳捏提起，同时做猫耳组织切除。通过这样的处理，可以在皮瓣掀起后减少或消除皮瓣切取时对供区的损伤。最初，皮瓣自皮下深层分离，以

保证皮瓣厚度与供区组织厚度匹配,之后皮瓣向额下部分离,在眉毛上方约 1.5cm 处,过渡到在骨膜下层次下进行分离。Reece 等认为这样的皮瓣切取方法可使皮瓣内包含更多的穿支血管,丰富了皮瓣血供[12]。皮瓣旋转点位于眉下,如有需要,可将皮瓣锐性分离至眉下水平。皮瓣携带的骨膜限制皮瓣延伸,如果需延长皮瓣长度,可以在放大镜下进行骨膜下划痕,需注意避免损伤蒂部血管。在皮瓣转角处以博威电刀进行充分的电凝止血,这很重要,因为术后这些位置无张力,往往容易出血。皮瓣充分游离后,使之旋转转移后能达到受区,要避免皮瓣组织过多及冗余,可以用新的 10 号刀片修薄皮瓣,使皮瓣厚度适中。

考虑到皮瓣远端 1/4 在之后的二期手术时不需要再分离掀起,这部分需要尽量削薄,以便与受区缺损更好地匹配。皮瓣厚度取决于最终需求,决定是否需要进行二期、三期的修整手术,还要对患者血运情况作额外的评估,如对吸烟患者,除皮瓣远端 1/4 可修薄外,其他都不要进行削薄。术前设计合理,皮瓣分离、掀起、转移都相对轻松。最后将皮瓣与鼻翼缘做嵌入缝合,用 5-0 的黑色尼龙线可以完成非常有效的缝合。在皮瓣进行转移之前,要充分考虑到前额伤口封闭问题,并完成精细逢合。前额伤口缝合往往会被忽视,手术结束前匆匆予以缝合,则可能达不到远期的美学效果。要知道,前额皮瓣手术经过精准设计及术中精细处理后,远期鼻部的畸形几乎看不出来,而且额部仅有的畸形问题——瘢痕,几乎不可见。因此,应当特别注意额部伤口的精细缝合及蒂部的修整。但并不是特意要闭合额部的所有伤口,这样会让蒂部过紧。在近皮瓣根部保留 1.5cm 范围不缝合,其余额部伤口用 3-0 可吸收微乔线缝合皮下,用 5-0 尼龙线缝合皮肤伤口。通常,按照最初所设计的皮瓣大小,额部就不能完全闭合伤口,残留的额部伤口可以旷置或用细胞外基质覆盖促进伤口愈合。不要试图去闭合额部所有的伤口。手术医生不能因为力求完全闭合额部伤口,而限制了用于鼻修复的皮瓣大小。额部伤口不需要完全缝合,留待二期手术时再处理残存的伤口,这样将会获得非常好的愈合效果。

皮瓣手术后,平时护理工作重点转移至注意术后伤口敷料情况。术中皮瓣蒂部任何活动性出血,都要在皮瓣包扎之前处理好,可用电凝止血或用外科夹止血。Mohs 术后缺损的最尾部,都应仔细电凝止血,因

为这部分不能完全被额部皮瓣所覆盖,常易出血,导致术后形成血肿,影响皮瓣与缺损之间的愈合。在对皮瓣所有的出血点进行电凝止血后,皮瓣自身会收缩而达到止血作用。修剪成 H 形的氧化纤维素敷料用于覆盖皮瓣,但不要包裹皮瓣,因为当术后渗血至纤维素敷料上时,会形成血痂,会禁锢皮瓣,导致皮瓣缺血[7]。额部皮瓣在分离、转移后有时会出现瘀血,这种情况看起来似乎令人担心,但一定要对皮瓣的稳定性有信心,因为这种皮瓣的修复成功率很高。术后常规在额部皮瓣远端用硝酸甘油处理,用抗生素软膏涂抹在皮瓣切口处及皮瓣蒂部,再用外科敷料覆盖整个伤口[13]。术后在手术室观察 5~10 分钟,确保患者没有活动性出血,因为如果有出血,在手术室更方便处理(图 13.2)。

### 皮瓣断蒂及修整

什么时候进行皮瓣断蒂与修整,让患者及早恢复常态生活,这个时间的选择非常重要。选择合适的时间(而不是过早)进行皮瓣断蒂,术者必须做到心中有数。术后 14 天将皮瓣断蒂过早,即使血供足以让皮瓣存活,但此时皮瓣肿胀,过早断蒂和修整只会加重这种肿胀,以致很少能获得理想的术后效果。在犹他西南医学中心,倾向于至少术后 4 周才进行皮瓣断蒂手术。皮瓣断蒂术选择在静脉镇静麻醉下进行。在皮瓣蒂部及周围皮肤和前额均注射含肾上腺素的利多卡因溶液。皮瓣断蒂后,于皮瓣掀起修整前观察皮瓣蒂部切口出血情况来评估皮瓣的血运情况。如果皮瓣血运合适,将皮瓣掀起 60%~80% 的面积,并根据对侧正常的美学形态进行修整塑形,通过贯穿缝合固定塑形,特别注意要形成与健侧对应的鼻翼弧度。

完成鼻部皮瓣的掀起与塑形后,集中精力处理额部的伤口。术后患者抱怨最多的两个问题是,额部的蒂部过厚,以及鼻部皮瓣带有毛发。后者可通过术前精准的皮瓣设计来避免,不将带有毛发的皮肤转移至鼻部。避免蒂部过厚就困难了。在皮瓣转移时,如果蒂部足够窄,且额部皮肤松弛,蒂部可予以简单的完全切除,形成直线伤口并予以完全闭合。要注意的是,有的患者额部皮肤很厚,术后会形成不自然的凸起,而且这种情况很容易被看出来。另一个选择是,将皮瓣蒂部残端制作一个倒 V 瓣,将额部切口完全闭合。注意尽量减小纵向长度,因为这可能形成相当难看的术

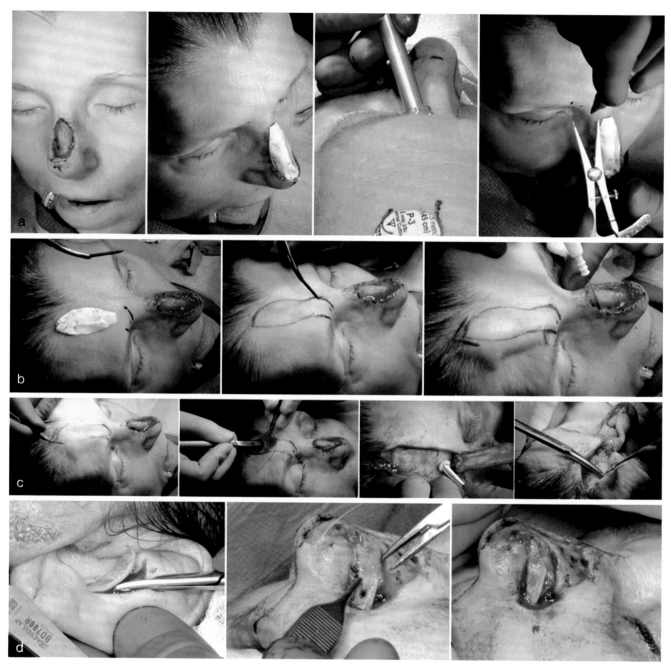

图 13.2　(a)制作箔纸模型,注意鼻背的弧度。在眉内下方用多普勒超声确定滑车上动脉的穿出点。用卡尺测量蒂部,使动脉位于蒂部的中线。(b)设计皮瓣边界,做出标记,让皮瓣与蒂部相连,缺损处边缘用博威电刀进行电凝止血,消除出血隐患。(c)皮瓣范围标记,沿皮瓣边缘切开,自上而下分离皮瓣。皮瓣在皮下深层进行分离,在眉上 1~2cm 处转向骨膜下层分离,如果需要可以连同骨膜分离至眉下。供区边缘做适当分离。(d)从耳前切口切取耳甲腔软骨。切取的耳软骨形成支架用 4-0 微乔可吸收缝线固定。(待续)

后瘢痕。蒂部切除后,用钝性骨膜剥离子自切口下,将整个额头皮肤与骨膜间的粘连完全剥离,以改善最终的轮廓。常规用电刀擦板对额部的瘢痕进行磨削治疗[14](图 13.3 和图 13.4)。

## 13.2　特殊情况:三期额部皮瓣手术

对于涉及多个亚单位的鼻部缺损,需要软骨移植

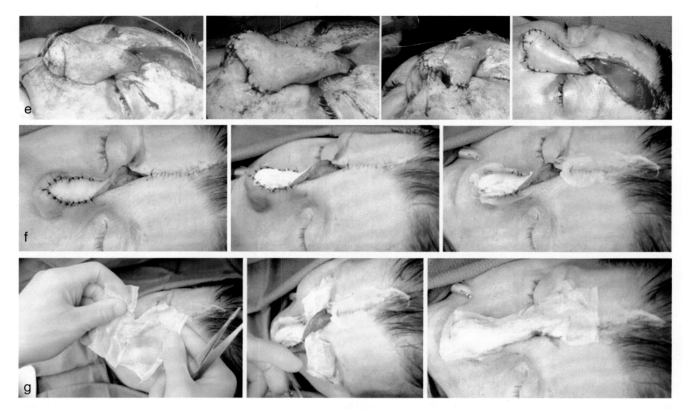

图 13.2（续）　(e)皮瓣完全分离后转移至受区，用 5-0 黑色尼龙线缝合。伤口因为无张力而不能直接闭合的，可二期进行缝合。(f)术后特别注意敷料包扎情况，对任何活动性出血点都要进行电凝止血。皮瓣皮肤涂抹硝酸甘油，切口涂抹抗生素软膏。(g)皮瓣从后向前用氧化纤维素敷料覆盖，敷料修剪成 H 形，避免环形包裹以防对皮瓣轴形成压力，其余伤口用涂有抗生素软膏的氧化纤维素敷料覆盖。

或有嗜烟史的这类患者，需要行三期额部皮瓣手术修复。Menick 将额部皮瓣手术分成三期。第一期：利用模板根据缺损大小精确设计皮瓣，切取皮瓣，转移修复缺损，保留额肌完整，防止后期挛缩畸形[15]。

第二期：按照第一期皮瓣的层次，皮瓣再次分离后予以修整，并塑形以达到鼻部理想的外形轮廓，但不断蒂。每期手术之间的时间间隔为 3~4 周，手术期总耗时 6~8 周。就安全性和可靠性来讲，"三期"手术优于传统"两期"手术方案，尤其对于累及多个鼻亚单位缺损的修复，可获得更好的手术预期效果[15]。

此外，如果患者按计划的两期手术方案，行一期手术修复后出现明显的皮瓣水肿，此时进行皮瓣断蒂和修整，水肿情况只会恶化。因此，将原计划的手术方案转换为三期额部皮瓣手术方案。在第二期完成皮瓣的掀起和修整，施行第三期手术前将皮瓣尽可能地修薄和塑形。

## 13.2.1　特殊情况：鼻衬里与软骨支架

对于需要进行衬里修复的鼻部缺损，绝大多数可以用额部旁正中皮瓣来进行修复[11,16,17]。以往修复衬里的方法很多，这也反映了鼻衬里的重要性以及再现文献描述结果的难度。多种方法可以应用，第一种方法是，前额皮瓣转移前先进行皮瓣预构，形成衬里。第二种方法是，以鼻中隔黏膜铰链瓣或者黏液软骨膜铰链瓣作为鼻缺损的衬里[18]。第三种方法是，额部皮瓣分期手术，在第三期手术时将皮瓣修整后插入形成衬里。第四种方法是，游离桡侧前臂皮瓣作为合并鼻衬里缺损的修复。目前修复衬里的方法是，应用折叠的额部旁正中皮瓣修复，这可以修复大部分的衬里缺损，以及双侧鼻翼、鼻尖衬里的缺损的修复。后来采用游离皮瓣移植，即游离桡侧前壁皮瓣修复鼻衬里的缺损修复。两者比较起来，游离桡侧前臂皮瓣手术快于

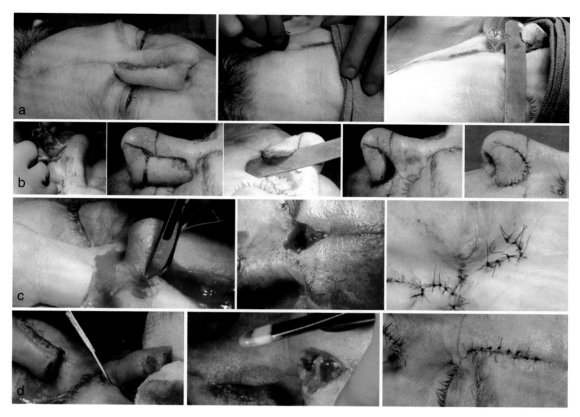

图 13.3 （a）皮瓣至少在 1 个月以后进行断蒂。皮瓣断蒂时，通过对皮瓣蒂部残端出血情况，来评估皮瓣的血运。前额供区伤口用电刀擦板进行磨削。（b）将皮瓣掀起 50%~80% 的体积并修薄后进行转移。（c）额部蒂的残端予以切除，修整后设计倒 V 瓣进行转移。（d）或将残留的蒂部完全切除，伤口线状闭合。

额部皮瓣手术的切取[11,16,17]。

　　Menick 认为，事实上大部分鼻衬里修复只需1.2~1.5cm 直径大小的组织瓣，使用折叠额部皮瓣是修复鼻衬里缺损非常成功的方法[11]。与设计表面缺损类似，衬里设计时应用锡箔纸片精确设计出模板大小，同时鼻翼缘的轮廓也要事先仔细设计好，并且在皮瓣切取转移时用手术刀片刻划标记。皮瓣转移时，修复衬里的皮瓣尽量修薄以便翻转折叠。衬里皮瓣翻转折叠后，用 5/0 铬肠线将衬里与残余的黏膜缝合，或用 3/0 双针普理灵线缝合。分三期完成皮瓣手术，在进行第二期手术时，沿着鼻翼缘将皮瓣分离，衬里的组织瓣尽量修薄，在第三期手术前完成皮瓣剩余部分的修整。临床应用证明，额部旁正中皮瓣用来修复鼻衬里的缺损很可靠，而且可以减少利用鼻中隔黏膜瓣。

## 软骨移植

　　临床中不论是孤立的鼻翼缺损，还是孤立的鼻尖缺损，都需要行软骨移植，大部分可以使用耳甲腔软骨移植来完成。可以切取整个耳甲腔软骨，术后不会导致明显的外耳供区的畸形。耳甲腔耳软骨切取时，同时可以进行修薄和塑形，但对于年纪较长的患者，注意操作要轻柔，因其耳软骨弹性较差，容易碎裂。缺损范围达对侧鼻翼或涉及鼻尖或鼻背的修复，需要移植更多的软骨，选择肋软骨移植较为合适，建议在全麻下进行。

　　最近，有报道使用尸体异体软骨，这种软骨来源充足，有各种形状及大小供选择，其优势是避免取患者自体软骨而导致供区畸形[19]（图 13.5）。

## 后期修整

　　额部皮瓣转移修复鼻部术后局部生长毛发，其处理相当棘手。术中皮瓣切取时，用电刀烧灼毛发根部的毛囊，但是很少能够达到毛发永远脱失的效果。术后进行激光脱毛或使用凡妮卡霜，都难以永久地去除毛发，且价格高昂。因此，术中切取额部皮瓣时，要避免将大量的毛囊单位（不超过 5 个毛囊单位）转移至

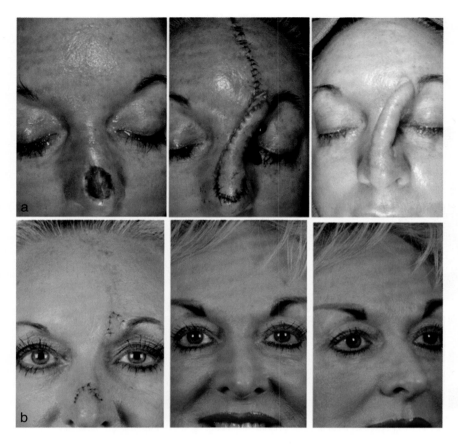

图 13.4　52 岁女性患者,原位黑色素瘤,Mohs 手术后,鼻尖和鼻背正中形成 2cm×2cm 缺损,用额部旁正中皮瓣修复缺损。(a)从左至右,Mohs 手术后缺损即刻,前额皮瓣术后 1 个月。(b)从左至右,断蒂修整术后 1 周及 6 年的外观。

鼻部。

　　皮瓣断蒂及蒂部修整 3 个月后,都需要进行鼻部的皮瓣再修整。这期的手术主要是改善鼻部及额部的外形轮廓。通常需要处理的是鼻部外形,可以从鼻翼缘重新切开皮瓣,修整过厚的组织,予以贯穿缝合包扎固定,使之与健侧的轮廓接近对称。额部可以进行皮肤磨削术,修薄皮瓣蒂部,还可以注射脂肪来改善局部瘢痕的外观[14,21,22]。重要的是,必须在皮瓣水肿完全消退后才能进行修整手术,这可能会延迟到术后 3~12 个月。

### 13.2.2　术后处理

　　如果能够保证术中严密止血,术后患者能够按时复诊及伤口换药,额部皮瓣手术完全可以在门诊完成。

　　早期随访,初期在门诊及时进行伤口换药,对于老年患者很有用。一般安排术后的第一天进行,或者术后第三天安排家庭护理,完成伤口换药。

　　第一次换药完成后,患者可以用温水洗浴,允许冲洗皮瓣表面,对于未进行换药的患者,洗澡之前,可以在皮瓣表面外涂油性药膏。术后 5~6 天拆除缝合线。

　　很多需要行额部皮瓣手术的患者,在日常生活中也需要戴眼镜,但术后戴眼镜时会有困难。已行皮瓣手术的患者,可以配戴平时所用的眼镜,小心地将眼镜戴在皮瓣上,注意防止取下眼镜时损伤皮瓣。

　　额部皮瓣的断蒂和修整,至少于术后 4 周才能进行。按术前规划进行两期手术,二期行断蒂术。根据需要,两期手术可以转换成三期手术。

## 13.3　游离组织移植

### 13.3.1　潜在方法

- 筋膜皮瓣(桡侧前臂皮瓣)。
- 复合组织皮瓣(耳轮脚皮瓣)。

### 13.3.2　手术技术

　　应用游离组织瓣进行鼻部修复重建,一般要进行分期手术。对于大范围的全层缺损伤口,游离组织瓣可以提供充足的、有良好血运的组织,可以尽可能减少后期发生继发挛缩,这是游离皮瓣修复方法存在的

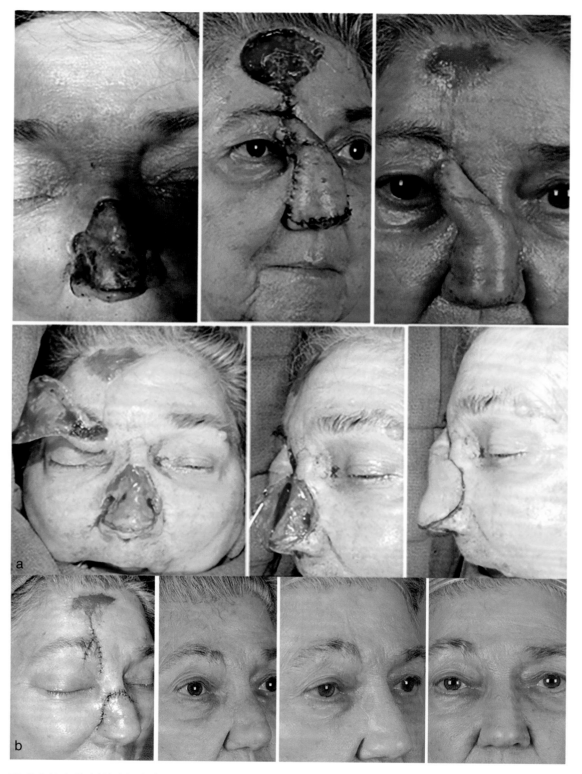

图 13.5 78 岁女性患者,因基底细胞癌行 Mohs 切除术,切除双侧鼻,包括部分鼻翼、全鼻尖、鼻背和鼻侧壁的大部分皮肤。缺损用额部旁正中皮瓣修复,初期双侧鼻翼植入软骨支架,手术分三期完成。(a)第一列:Mohs 切除术后缺损,前额皮瓣术后 1 周和 1 个月后。第二列:3 周后,皮瓣掀起,依据鼻的轮廓修薄皮瓣。二期手术后 1 个月,行皮瓣断蒂和修整手术。(b)皮瓣断蒂修整术后即刻及术后 7 个月的外观。

意义之所在。

### 游离桡侧前臂皮瓣

用于鼻部修复重建的重要皮瓣是桡侧前臂皮瓣（请见第9章）。桡侧前臂皮瓣的皮肤和筋膜的厚度相对薄。可以通过适当削薄筋膜减少皮瓣的组织量。该皮瓣的血管蒂够长，可以轻易到达颞浅血管或面部血管。对于小的缺损（较大的鼻翼缺损或半鼻缺损），可通过前臂伤口边缘的游离，供区切口可直接被缝合。应用桡侧前臂皮瓣进行鼻部修复重建，基本上仅涉及两种技术方法（鼻衬里和表面覆盖物）。

### 前臂皮瓣修复作为鼻衬里

衬里是鼻部全层缺损中非常重要的部分之一。用于修复的组织血运欠佳导致后期的挛缩和组织萎缩，即使在手术后早期看上去效果非常好。对于较大面积的缺损或考虑到局部皮瓣血运不佳，桡侧前臂皮瓣是理想的选择。这种皮瓣转移后，可在其表面暂时行皮片移植封闭伤口（图13.6和图13.7）。这常规是一期手术完成，之后分期进行手术，通常包括衬里皮瓣修整、软骨支架的植入，额部皮瓣移植改善植皮后色泽不佳。桡侧前臂皮瓣可以防止后期修复的衬里发生挛缩。

### 前臂皮瓣修复皮肤缺损

单纯考虑皮肤色泽与鼻部相匹配，锁骨上窝是理想的皮瓣供区。但前臂皮瓣是用来修复大面积皮肤缺损常用的方法。对较大的缺损且前额皮瓣不可用时，桡侧前臂可切取的组织量充足，并获得较好的美学效果。使用这种方法，皮瓣既可以折叠来修复衬里，又可作为皮肤覆盖物。皮瓣折叠后易于植入软骨支架，但会增加皮瓣的局部臃肿（图13.8至图13.10）。

### 游离耳轮脚皮瓣

游离耳轮脚皮瓣可提供鼻衬里、软骨支架及皮肤，是复合组织瓣。解剖结构上，耳轮脚与鼻翼相似，可以很好地进行全亚单位的修复重建[24,25]。该皮瓣以颞浅血管为蒂进行切取，需要进行静脉血管移植延长

蒂部，再与受区血管吻合[25]。皮瓣嵌插至鼻腔修复全层，如果需要，蒂部可以带多些皮肤，这些多余的皮肤是暂时用于覆盖。这个区域的组织后期会被去除，修整去除多余的皮肤以获得最终的鼻翼轮廓（图13.11至图13.16）。

## 13.4  存在问题和并发症

游离组织移植最大的问题是一旦出现血管危象，可能前功尽弃。这项手术需要具有显微外科技术的医生来完成，因其定期进行显微外科手术训练，可确保手术到达预期，并避免出现血管危象。

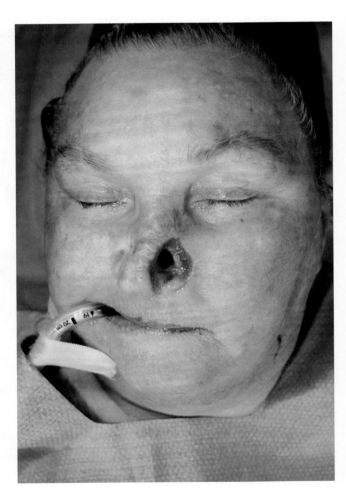

图 13.6  嗜烟患者的鼻翼伤口全层缺损。

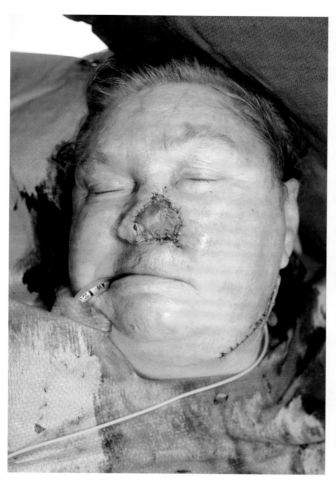

图 13.7 一期修复手术,用桡侧前臂皮瓣作衬里,表面植皮。

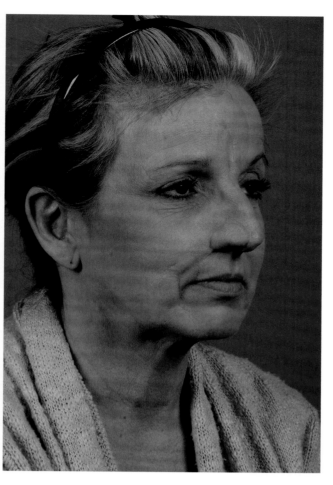

图 13.9 薄的游离桡侧前臂皮瓣及同时移植软骨,修复鼻翼。

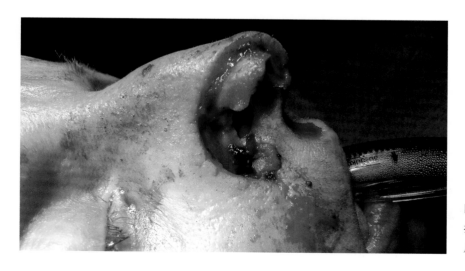

图 13.8 Mohs 切除术后形成巨大鼻翼缺损,随后以额部皮瓣修复。此皮瓣在出院后受伤坏死,患者表示需要再次手术修复。

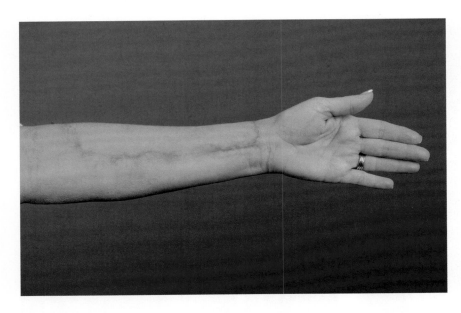

图 13.10　前臂桡侧皮瓣供区一期闭合后随访外观。

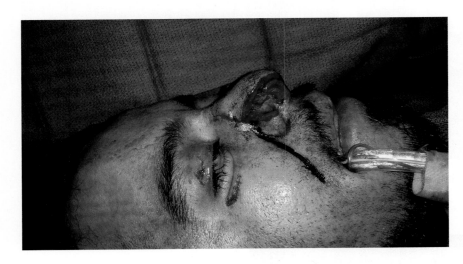

图 13.11　外伤性鼻翼全层缺损。

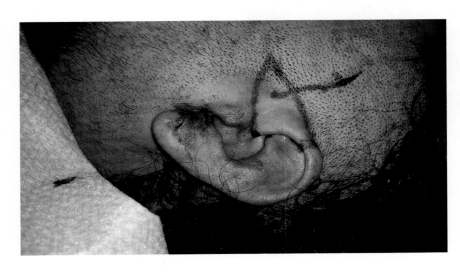

图 13.12　术前标记游离耳轮脚皮瓣及其血管蒂为颞浅血管。

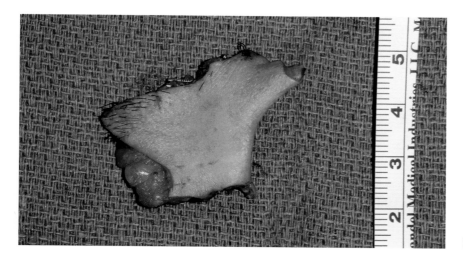

图 13.13　游离耳轮脚皮瓣切取后即刻。

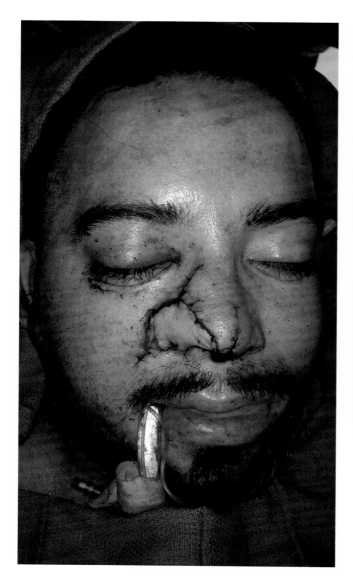

图 13.14　游离耳轮脚皮瓣游离移植至鼻部修复缺损，经静脉移植后与对侧颞浅血管进行血管吻合，术后即刻。

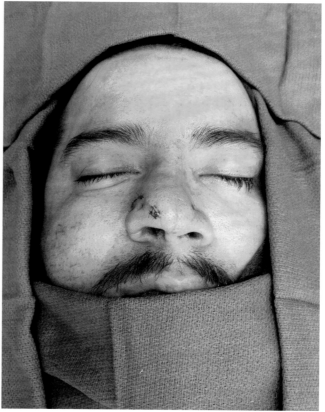

图 13.15　游离耳轮脚皮瓣修复鼻缺损后二期修整即刻（正面观）。

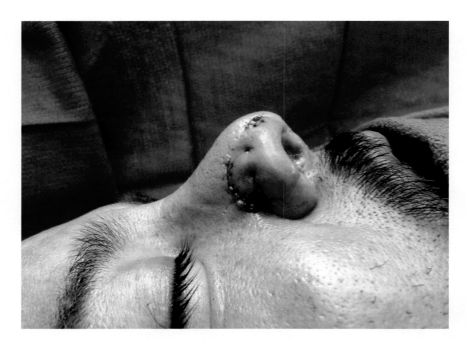

图 13.16　游离耳轮脚皮瓣修复鼻缺损后二期修整术后即刻(侧面观)。

# 参考文献

[1] Thornton JF, Griffin JR, Constantine FC. Nasal reconstruction: an overview and nuances. Semin Plast Surg. 2008; 22(4):257–268

[2] Bi H, Xing X, Li J. Nasolabial-alar crease: a natural line to facilitate transposition of the nasolabial flap for lower nasal reconstruction. Ann Plast Surg. 2014; 73(5):520–524

[3] Shipkov H, Stefanova P, Pazardzhikliev D, Djambazov K. Superiorly based nasolabial island flap: indications and advantages in upper lip reconstruction. J Craniofac Surg. 2014; 25(5):1928–1929

[4] Weathers WM, Wolfswinkel EM, Nguyen H, Thornton JF. Expanded uses for the nasolabial flap. Semin Plast Surg. 2013; 27(2):104–109

[5] Bayer J, Duskova M, Horyna P, Haas M, Schwarzmannová K. The interpolation nasolabial flap: the advantageous solution for nasal tip reconstruction in elderly and polymorbid patients. Acta Chir Plast. 2013; 55(2):44–48

[6] Yoon TH, Yun IS, Rha DK, Lee WJ. Reconstruction of various perinasal defects using facial artery perforator-based nasolabial island flaps. Arch Plast Surg. 2013; 40(6):754–760

[7] Sabel M, Stummer W. The use of local agents: Surgicel and Surgifoam. Eur Spine J. 2004; 13 Suppl 1:S97–S101

[8] Lighthall JG, Fedok FG. Treating scars of the chin and perioral region. Facial Plast Surg Clin North Am. 2017; 25(1):55–71

[9] Jellinek NJ, Nguyen TH, Albertini JG. Paramedian forehead flap: advances, procedural nuances, and variations in technique. Dermatol Surg. 2014; 40 Suppl 9:S30–S42

[10] Stigall LE, Bramlette TB, Zitelli JA, Brodland DG. The paramidline forehead flap: a clinical and microanatomic study. Dermatol Surg. 2016; 42(6):764–771

[11] Menick FJ. Forehead flap: master techniques in otolaryngology-head and neck surgery. Facial Plast Surg. 2014; 30(2):131–144

[12] Reece EM, Schaverien M, Rohrich RJ. The paramedian forehead flap: a dynamic anatomical vascular study verifying safety and clinical implications. Plast Reconstr Surg. 2008; 121(6):1956–1963

[13] Erba M, Jungreis CA, Horton JA. Nitropaste for prevention and relief of vascular spasm. AJNR Am J Neuroradiol. 1989; 10(1):155–156

[14] Thomas JR, Somenek M. Scar revision review. Arch Facial Plast Surg. 2012; 14(3):162–174

[15] Menick FJ. Nasal reconstruction with a forehead flap. Clin Plast Surg. 2009; 36(3):443–459

[16] Bashir MM, Khan BA, Abbas M, Khan FA. Outcome of modified turn in flaps for the lining with primary cartilage support in nasal reconstruction. J Craniofac Surg. 2013; 24(2):454–457

[17] Moyer JS. Reconstruction of extensive nasal defects with staged bilateral paramedian forehead flaps. Ann Plast Surg. 2010; 65(2):188–192

[18] Quetz J, Ambrosch P. Total nasal reconstruction: a 6-year experience with the three-stage forehead flap combined with the septal pivot flap. Facial Plast Surg. 2011; 27(3):266–275

[19] Burke AJ, Wang TD, Cook TA. Irradiated homograft rib cartilage in facial reconstruction. Arch Facial Plast Surg. 2004; 6(5):334–341

[20] Gupta G. Diode laser: permanent hair "reduction" not "removal". Int J Trichology. 2014; 6(1):34

[21] Gutiérrez Santamaría J, Masiá Gridilla J, Pamias Romero J, Giralt López-de-Sagredo J, Bescós Atín MS. Fat grafting is a feasible technique for the sequelae of head and neck cancer treatment. J Craniomaxillofac Surg. 2017; 45(1):93–98

[22] Klinger M, Caviggioli F, Klinger FM, et al. Autologous fat graft in scar treatment. J Craniofac Surg. 2013; 24(5):1610–1615

[23] Walton RL, Burget GC, Beahm EK. Microsurgical reconstruction of the nasal lining. Plast Reconstr Surg. 2005; 115(7):1813–1829

[24] Shenaq SM, Dinh TA, Spira M. Nasal alar reconstruction with an ear helix free flap. J Reconstr Microsurg. 1989; 5(1):63–67

[25] Zhang YX, Yang J, Wang D, et al. Extended applications of vascularized preauricular and helical rim flaps in reconstruction of nasal defects. Plast Reconstr Surg. 2008; 121(5):1589–1597

**摘要**

本章将要讨论基于鼻部亚单位上的鼻修复再造技术。鼻部总共包括9个亚单位，其修复涉及多种外科技术手段（图 14.2）。

关键词：鼻部缺损；鼻部亚单位；鼻侧壁；全厚皮片移植；鼻唇沟皮瓣；鼻翼；完全缺损

> **总结**
>
> - 在制订基于解剖亚单位的修复计划前，需要准确判定缺损的性质。
> - 实际上，一些基本的技术可以处理大多数缺损。
> - 复杂的缺损常需用旁正中额部皮瓣来进行修复。

## 14.1 修复策略（图 14.1）

### 14.1.1 鼻侧壁

鼻侧壁组织缺损常因皮肤癌引起，通常可以直线切口进行简单的直接闭合。但较大的缺损可能需要利用非亚单位的、颜色匹配的全厚皮片移植或鼻唇沟皮瓣转移来修复（图 14.3 至图 14.5）。

**鼻背**

鼻背头侧软组织缺损也可以通过简单的纵行缝合来处理，通常需要充分松解。对于皮肤较薄的非亚单位皮肤缺损患者，全厚皮片移植效果相对理想。对于软骨外露或有明显轮廓畸形的缺损，鼻唇沟皮瓣或前额皮瓣则作为首选[1]（图 14.6 至图 14.9）。

**面颊和鼻侧壁**

这类复合缺损很常见，通过简单的松解面颊部皮肤来关闭面颊和鼻部的缺陷往往会破坏面颊–鼻部之间的连接，效果欠佳。正确的方法是分别处理这两个解剖部位的缺损。首先应对面颊部缺损进行关闭，通常不用对深部软组织进行游离。然后，在对侧组织正常基础上修复颊鼻结合部，对于相对较浅的鼻侧壁部位缺损，通常采用颜色匹配的全厚皮片移植修复。这些皮肤往往可以从颊部推进皮瓣在推进过程中修剪下的皮肤组织上获得。较深的鼻侧壁缺损伴骨或软骨外露者，可采用翻转组织瓣结合全厚皮片移植修复，或同时使用额部皮瓣来修复[2]（图 14.10 至图 14.12）。

**鼻尖缺损**

鼻尖缺损很常见，尽管有几十种局部皮瓣可以选择，但主要还是使用二步法的鼻唇沟皮瓣或额部皮瓣的插入修复，效果相对较好。有些患者拒绝使用额部皮瓣，或者因为麻醉等原因，使用鼻唇沟皮瓣也是个良好的选择[3]。虽然鼻唇沟皮瓣可以有效地覆盖到鼻尖，但由于需要分离至眼口轮匝肌水平，愈合后可能会表现出牵拉畸形。鼻唇沟皮瓣对那些拒绝接受额部皮瓣手术、不愿意忍受额部皮瓣麻醉的患者是个很好的选择。额部皮瓣需要打断患者呼吸，且需要常规使用持续正压通气，而鼻唇沟皮瓣仅需要持续正压通气面罩即可完成手术。前额皮瓣因为是垂直方向上的转移，比鼻唇沟皮瓣更利于转移，且额部皮瓣血运丰富，同时也提供了更充分的软组织（图 14.13 至图 14.16）。

**鼻翼缺损**

鼻翼缺损有许多修复方法。整个鼻翼亚单位的缺

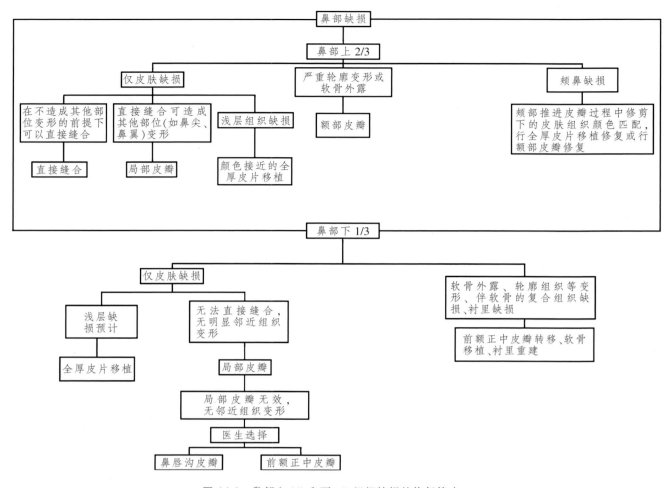

图 14.1　鼻部上 2/3 和下 1/3 组织缺损的修复策略。

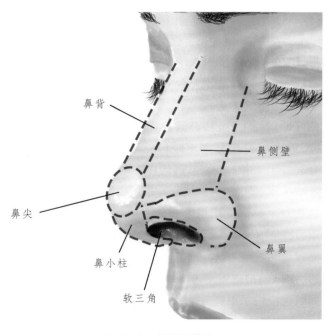

图 14.2　鼻部亚单位。

损首选鼻唇沟皮瓣转移进行修复。如果存在鼻衬里的缺损,则选择额部皮瓣来进行修复。如果不考虑立体修复,单纯考虑缺损平面修复,部分鼻翼亚单位的缺损可以用鼻唇沟皮瓣及颊鼻沟皮瓣来进行修复。某些特殊病例,也可以考虑使用局部皮瓣或全厚皮片游离移植来进行修复。

鼻唇沟插入皮瓣是针对鼻翼缺损的平面修复模式,能够接近完美地修复缺损组织的体积及外形轮廓的缺损(图 14.17 至图 14.22)。

## 软三角

软三角缺损在临床上很常见,但其治疗的重要性常常被低估。如果修复不好,可能导致翼尖角的变形塌陷。软三角毗邻的解剖亚单位较多,如果用局部皮瓣势必会造成多个亚单位的畸形等。一些稳妥的修复方法包括全厚皮片移植修复,复合移植物移植修复,使用鼻

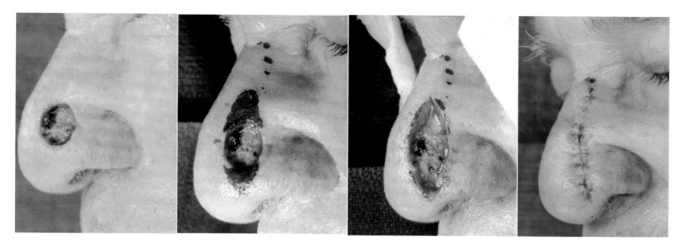

图 14.3　60 岁男性患者,左鼻侧基底细胞癌,行 Mohs 切除术后的表现。纵向切除,一期缝合闭合切口。术后 5 个月的外观。患者本身皮肤比较松弛,松解周围组织后可以进行直接缝合。切口下端延伸到了鼻翼亚单位。

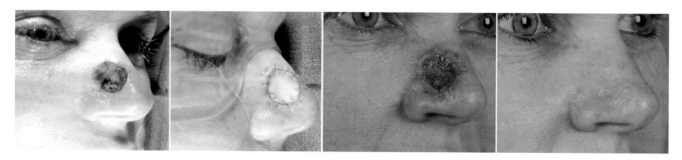

图 14.4　49 岁女性患者,右鼻侧基底细胞癌经 Mohs 切除 1cm×2cm 缺损术后。仅用颜色匹配的耳前全厚皮片移植修复。术后 1 周及 6 个月的外观。

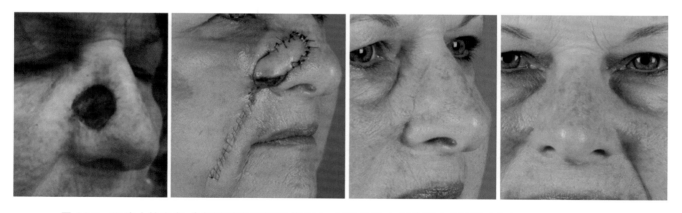

图 14.5　63 岁女性患者,鼻侧壁基底细胞癌,行 Mohs 切除术后,仅用鼻唇沟皮瓣转移修复。术后 1 年的外观。

唇沟皮瓣和前额皮瓣来修复[4](图 14.23 和图 14.24)。

### 完全缺损

　　这是最具挑战性的鼻部缺损修复,可靠的鼻衬里缺损的重建是这些病例中最重要和最困难的一个方面[5]。如果鼻衬里结构不充分,整个皮瓣,包括软骨移

植物,将面临较大的风险。前额正中皮瓣常作为常规的修复手段。一侧的鼻翼完全缺损或一侧鼻翼合并鼻尖的完全缺损,通常可以用软骨移植以及折叠的前额皮瓣作为衬里来处理,而双侧鼻翼及鼻尖完全缺损则利用游离的前臂皮瓣重建鼻衬里更加安全[6,7](图 14.25 至图 14.27)。

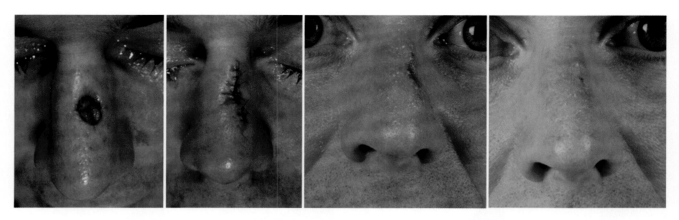

图 14.6　49 岁男性患者,鼻背基底细胞癌切除术后,切口直接纵行缝合。术后 1 周和 1 个月的外观。

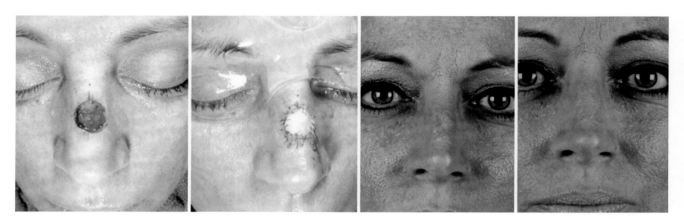

图 14.7　45 岁女性患者,鼻背基底细胞癌,行 Mohs 切除术后遗留 1cm×2cm 的缺损,仅用颜色匹配的耳前全厚皮片移植修复。从左至右为术后 2 个月和 4 个月的外观。

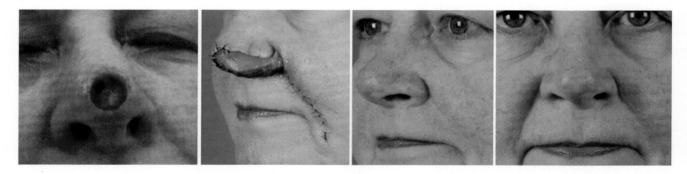

图 14.8　66 岁女性患者,鼻尖基底细胞癌,行 Mohs 切除术后,仅用鼻唇沟皮瓣修复。术后 7 个月的外观。

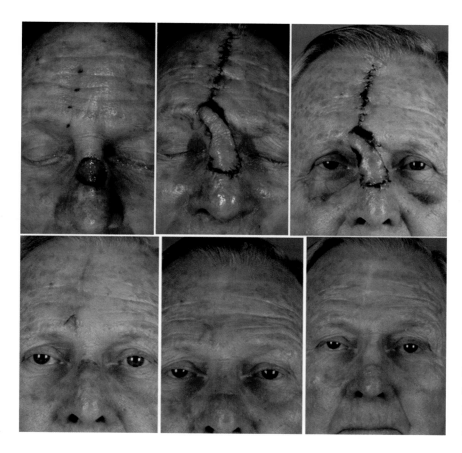

图 14.9　77 岁男性患者，鼻背皮肤鳞状细胞癌，行 Mohs 切除术后，遗留 3cm×2cm 的缺损，仅用带蒂额部皮瓣修复。术后 5 周、5 个月和 2 年的外观。

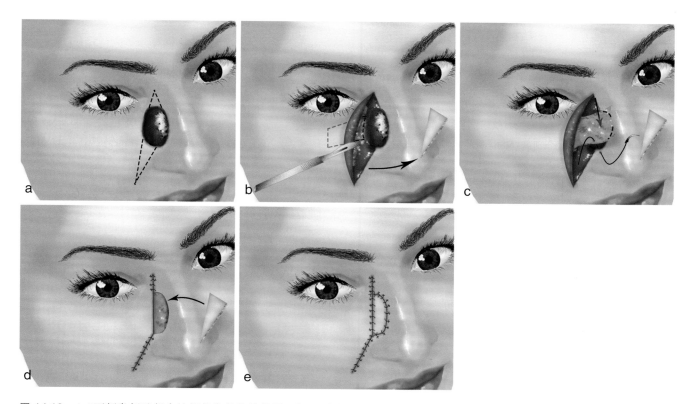

图 14.10　(a)面颊鼻侧壁复合缺损伴鼻骨软骨外露。采用面颊推进皮瓣修复。(b)设计面颊部皮瓣下方软组织翻转覆盖鼻侧壁骨外露处。同时将面颊部推进皮瓣修剪下的猫耳皮肤组织保留以进行全厚皮片移植。(c)翻转的软组织瓣覆盖缺损处骨外露。(d)颊部皮瓣推进。(e)猫耳皮肤修剪成全厚皮片以移植修复鼻侧壁。

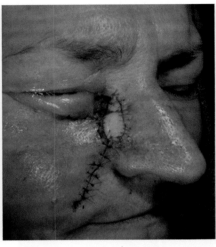
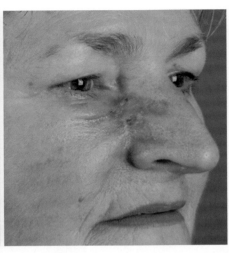

图 14.11　63 岁女性患者,因鳞状细胞癌累及颊部内侧、下眼睑及鼻侧壁,Mohs 切除术后遗留 3cm×2cm 缺损,全厚皮片通过延长轴向切口获得。应用颊部推进皮瓣结合软组织瓣翻转至鼻侧壁,以及鼻侧壁全厚皮片移植来修复缺损。术后 1 个月的外观。

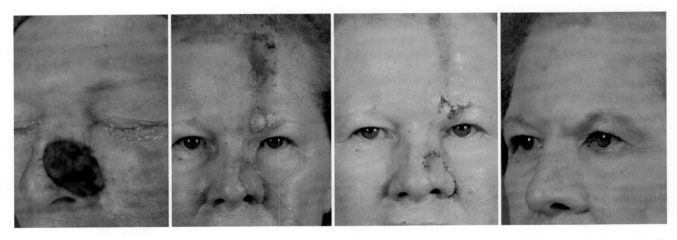

图 14.12　73 岁女性患者,因左面颊、鼻侧壁及鼻翼基底细胞癌,Mohs 切除术后遗留 5cm×3cm 的缺损,采用额部皮瓣和面颊部推进皮瓣修复。从左至右分别为:Mohs 切除术后缺损即刻、额部皮瓣断蒂、植入术后 1 个月,皮瓣修整术后 1 周。术后 1 年的外观。

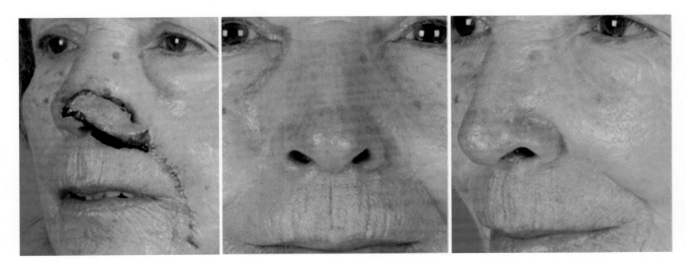

图 14.13　78 岁女性患者,鼻尖基底细胞癌,行 Mohs 切除术后,遗留 2cm×2cm 的缺损,鼻唇沟皮瓣修复。术后 4 个月的外观。

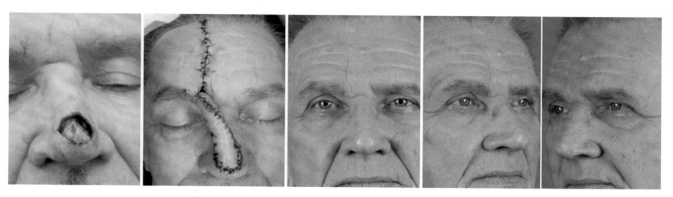

图 14.14　62 岁男性患者,鼻尖基底细胞癌经 Mohs 切除术后遗留 2cm×2cm 的缺损,仅用额部皮瓣修复。术后 1 年的外观。

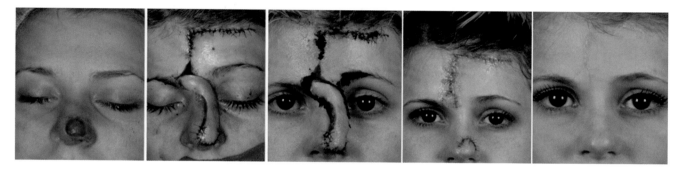

图 14.15　24 岁女性患者,鳞状细胞癌经 Mohs 切除术后。由于发际线较低,使用"Parkland"法设计的前额皮瓣修复。术后 1 年的外观。

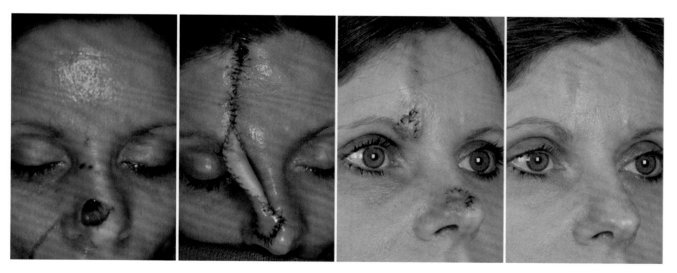

图 14.16　50 岁女性患者,鼻尖右上方基底细胞癌经 Mohs 切除术后,遗留 1cm×2cm 的缺损,仅用额部皮瓣修复。照片从左至右为术后即刻,皮瓣断蒂及植入术后 1 周和术后 6 个月的外观。

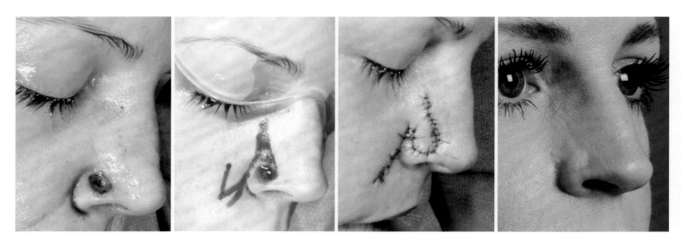

图 14.17　36 岁女性患者,右鼻翼沟基底细胞癌经 Mohs 切除术后的 1cm×1cm 缺损,予一期鼻唇沟皮瓣修复。术后 4 年的外观。

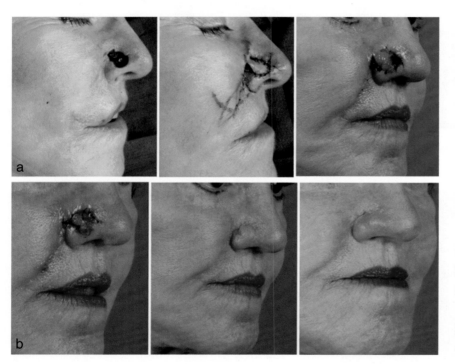

图 14.18　73 岁女性患者,基底细胞癌经 Mohs 切除术后。采用鼻唇沟皮瓣和和非功能区耳甲腔软骨移植一期修复缺损。(a)从左到右为缺损大小、皮瓣转移后即刻和术后 5 天。(b)术后 5 天、2 个月和 9 个月的外观。

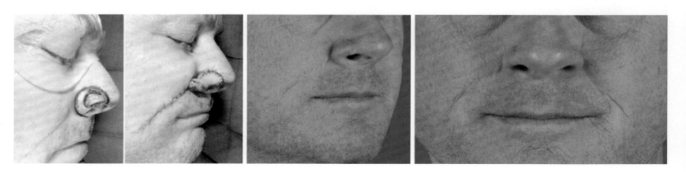

图 14.19　54 岁男性患者,右鼻翼基底细胞癌经 Mohs 切除术后遗留 2cm×1cm 的缺损,采用鼻唇沟皮瓣和非功能区耳甲腔软骨片进行二期移植修复。图示为初期皮瓣植入术后即刻及术后 1 年的外观。

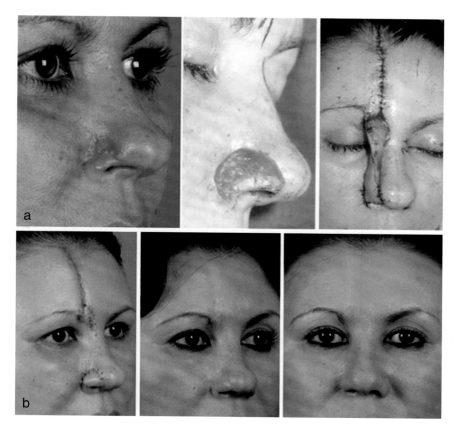

图 14.20　(a)53 岁女性患者,鼻唇沟注射填充后出现右鼻翼组织坏死,以及细小分支动脉供血不足导致的瘢痕化,导致右侧鼻孔狭窄,通气困难。切除鼻翼区瘢痕组织,由此产生的缺损用耳甲腔软骨移植及额部皮瓣转位覆盖。(b)照片为皮瓣断蒂修整术后即刻、术后 1 个月、术后 2 年的外观。

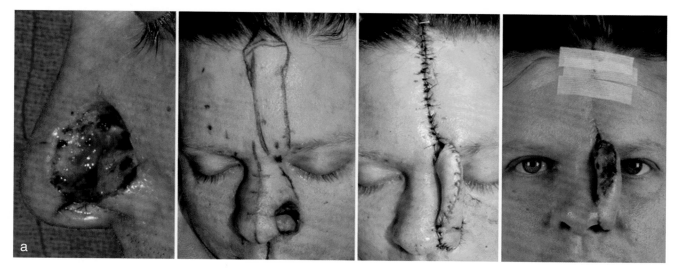

图 14.21　(a)44 岁男性患者,左鼻侧壁、部分鼻尖及鼻翼原位黑色素瘤经 Mohs 切除术后,额部皮瓣结合耳甲腔软骨移植修复。从左至右为术前缺损,设计额部带鼻部亚单位标记的皮瓣,术后即刻及术后 2 周的外观。(待续)

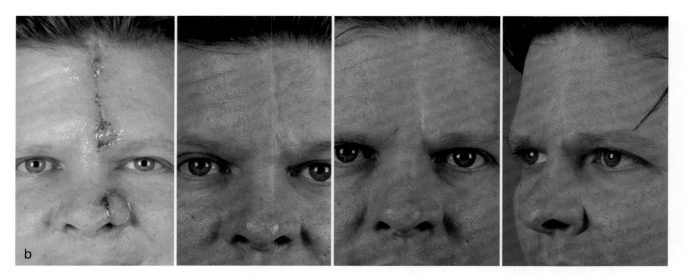

图 14.21（续）　（b）从左至右为皮瓣断蒂修整术后 1 周、10 个月、术后 2 年正面及 3/4 侧面的外观。

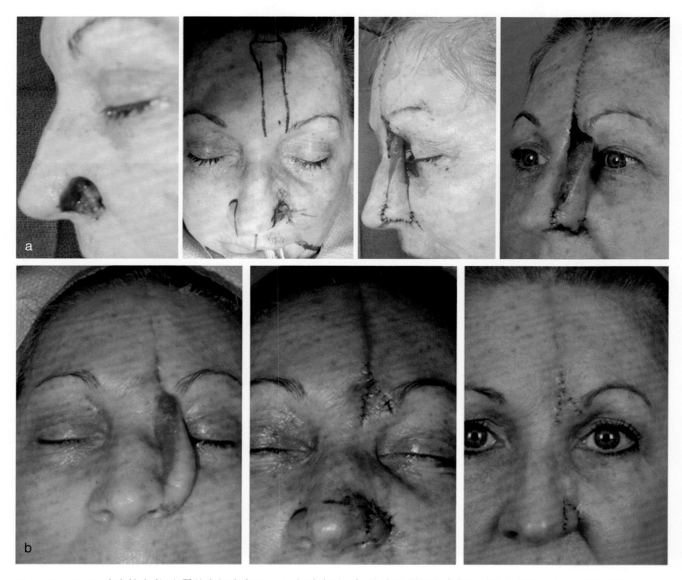

图 14.22　（a）59 岁女性患者，左翼基底细胞癌经 Mohs 切除术后，采用额部皮瓣进行鼻部亚单位的修复。（b）一期皮瓣手术后，二期皮瓣断蒂修整术后即刻、术后 1 周的外观。

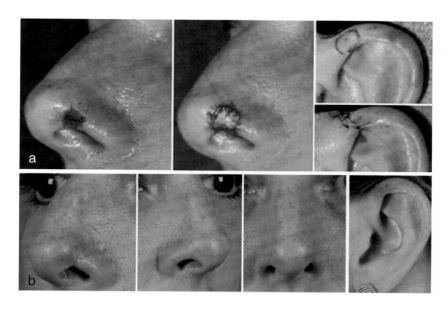

图 14.23 (a)40 岁女性患者，左鼻翼基底细胞癌经 Mohs 切除术后的 1cm×1cm 缺损，用左侧耳轮脚处皮肤软骨复合移植修复。(b)术后 3 个月的外观。

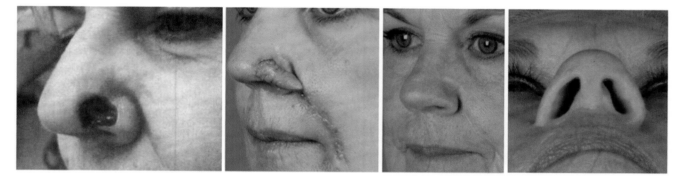

图 14.24 62 岁女性患者，左翼基底细胞癌经 Mohs 切除术后，鼻唇沟皮瓣修复缺损。术后 5 个月的外观。

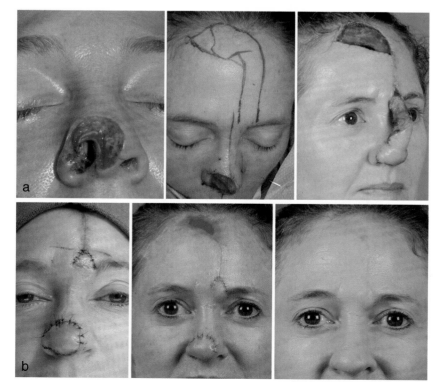

图 14.25 (a)42 岁女性患者，右侧鼻尖、鼻背及部分鼻翼基底鳞状细胞癌经 Mohs 切除术后遗留 2cm×2cm 的缺损，耳甲腔软骨移植及额部皮瓣转移修复缺损，分两期翻转做衬里，额部供区自行愈合。从左至右为术前缺损、皮瓣标记、额部皮瓣转移后 1 周的外观。(b) 从左到右为皮瓣断蒂及修整术后即刻、术后 1 周和术后 1 年的外观。

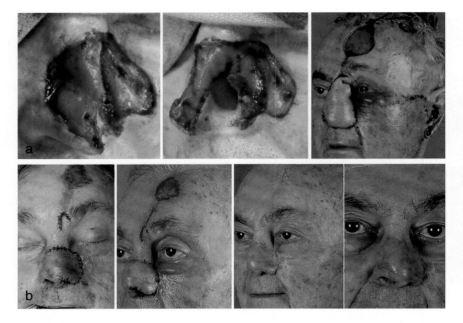

图 14.26　(a)81 岁男性患者,鼻部多发复发性基底细胞癌病例,经 Mohs 切除术后遗留 8cm×6cm 的缺损, 累及左侧鼻侧壁、左鼻翼、鼻翼软骨、鼻背、部分右鼻侧壁及左颧部。采用带蒂额部皮瓣转移、耳甲腔软骨移植和 16cm 宽的面颈部推进皮瓣。从左至右为 Mohs 术后正位图、侧位图,额部皮瓣掀起和转位及面颈部皮瓣推进术后 1 个月及 1 周的外观。(b)从左至右为二期额部皮瓣断蒂及修整术后即刻、术后 1 周和术后 3 个月的外观。

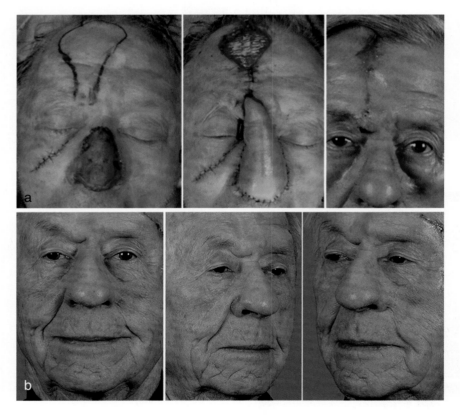

图 14.27　(a)76 岁男性患者,鼻背、双侧鼻侧壁、鼻尖及双侧鼻翼的鳞状细胞癌经 Mohs 切除后缺损,采用额部皮瓣进行以亚单位为基础的鼻再造。额头皮瓣供区旷置二期愈合。(b)术后 1 年的外观。

# 参考文献

[1] Ibrahim AM, Rabie AN, Borud L, Tobias AM, Lee BT, Lin SJ. Common patterns of reconstruction for Mohs defects in the head and neck. J Craniofac Surg. 2014; 25(1):87–92

[2] van der Eerden P, Simmons M, Vuyk H. Reconstruction of nasal sidewall defects after excision of nonmelanoma skin cancer: analysis of uncovered subcutaneous hinge flaps allowed to heal by secondary intention. Arch Facial Plast Surg. 2008; 10(2):131–136

[3] Weathers WM, Wolfswinkel EM, Nguyen H, Thornton JF. Expanded uses for the nasolabial flap. Semin Plast Surg. 2013; 27(2):104–109

[4] Constantine FC, Lee MR, Sinno S, Thornton JF. Reconstruction of the nasal soft triangle subunit. Plast Reconstr Surg. 2013; 131(5):1045–1050

[5] Menick FJ. Forehead flap: master techniques in otolaryngology-head and neck surgery. Facial Plast Surg. 2014; 30(2):131–144

[6] Pabla R, Gilhooly M, Visavadia B. Total nasal reconstruction using composite radial forearm free flap and forehead flap as a one-stage procedure with minor revision. Br J Oral Maxillofac Surg. 2013; 51(7):662–664

[7] Su W, Zhao D. Free radial forearm flap for reconstruction of head and neck soft tissue defects after tumor resection. Zhong Nan Da Xue Xue Bao Yi Xue Ban. 2015; 40(10):1121–1125

# 第 **15** 章

# 眼睑修复

*Ronald Mancini*

摘要

　　本章讨论 Mohs 切除术后眼周修复的各种技术。就该区域的解剖结构并根据缺损大小、位置和深度选择合适的方法修复伤口缺损。

关键词：眼睑修复；内眦；外眦；眦韧带；外侧睑板带；睑板前层；睑板后层；泪器；泪小管；Hughes 睑板结膜瓣

> **总结**
>
> - 正常的眼睑结构和功能对眼部保护至关重要。
> - 在眼周区域融合了多个美学亚单元。
> - 复杂的解剖结构可分为两个部分亚单位：前层和后层，必须在修复时单独处理。
> - 内眦区的缺损通常累及泪器，如果存在，必须进行评估和重建。

## 15.1 解剖学事项

　　上下眼睑复杂的解剖结构可以简化为睑板前、后层的重建。前层由皮肤和眼轮匝肌组成，后层由睑板和结膜组成。这两层结构具有非常特殊的作用，当存在眼睑全层缺损时，必须分别对其单独重建(图 15.1)。非全层缺损通常只累及前层，而关键的后层组织则通常保持完整。内眦处存在泪器，包括泪点和上下泪小管(图 15.2)。这些结构的完整性对正常泪液流出和有无溢泪至关重要。内眦和外眦是上睑和下睑的水平稳定结构，当它们的完整性受到侵犯时，眼睑的功能就会受到损害，从而导致睑-球贴合的缺失(图 15.3)。

## 15.2 伤口修复策略

　　基于解剖学部位的特殊性考虑，可以将眼睑缺损的闭合方法分为多个亚组(图 15.4)。牵涉到眼角的缺损可能累及该区域的特殊结构。内眦的缺损可能涉及泪器，特别是泪点和泪小管；共同累及内眦和外眦部位的缺损会影响到为上、下眼睑提供锚定和水平支撑的眦韧带。不累及内外眦的上、下眼睑缺损可大致分为非全层缺损(累及前层结构)或全层缺损(累及前、后层结构)。

## 15.3 累及眼角的缺损(图 15.5)

### 15.3.1 内眦处缺损

　　涉及内眦部位的缺损很可能影响泪器。任何靠近上、下睑内侧的可疑缺损或内眦部位深层缺损，均应检查泪器是否受损，并应尽可能行一期修复 (图 15.6a)。用 Bowman 泪道探针探查上、下泪点及泪小管，可发现泪小管隐匿性损伤(图 15.6b)，通常可通过硅胶支撑管植入进行一期修复(图 15.6c,d)。泪小管跨过内眦韧带，内眦韧带为眼睑提供锚定和水平支撑。二者合并损伤可表现为睑分离，需要进行修复以保证眼睑功能正常。应做泪小管周围缝合以确保内眦韧带的重建(图 15.7)。

　　在泪器受累被排除或修复后，修复内眦缺损有多种方法可供选择。

　　内眦二期愈合效果很好，而且这种方法通常适用于内眦凹陷自然深度的小缺陷(直径通常为 5mm 或更小)。推进皮瓣和全厚皮片移植可以部分消除这种

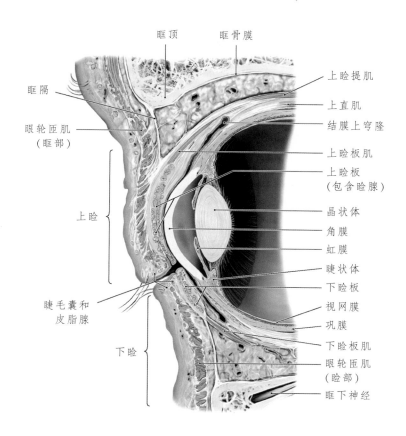

图 15.1　上、下眼睑[1]。[From THIEME Atlas of Anatomy, Head, Neck, and Neuroanatomy, (c) Thieme 2016, illustration by Karl Wesker.]

自然凹陷,导致不良的美学效果。该区域较大的缺损可采用多种重建方案。需要注意的是,内眦由多个美学单元结合。鼻腔外侧壁较厚的皮肤应采用类似较厚的组织进行重建,该区域受累的眼睑皮肤最好采用较薄眼睑皮肤或适当的替代物,如耳后皮肤进行重建。

累及内眦处鼻背组织的缺损采用局部相似组织的推进瓣进行修复效果良好。双叶皮瓣是一个可以重建该区域中等大小缺损的选择,可以将眉间和鼻背厚度相似的组织推进至缺损部位(图 15.8)。根据要处理的缺损确定皮瓣第一叶的大小,当其与缺损成 90°夹角时,供区缝合后瘢痕将落入相应的垂直眉间纹中。在可以保证皮瓣完整性的情况下,为了让皮瓣厚度更好的与受区匹配,可对皮瓣进行适当修薄(图 15.8b)。皮瓣第二叶的大小比第一叶的宽度小 50%,并且与第一叶呈 90°。这可以使切口瘢痕接近或落在水平的眉间皱褶内。应在皮下脂肪层分离皮瓣,可防止皮瓣过薄而坏死,还可避免伤及该区域的较深结构,尤其是皱眉肌和降眉肌。

较大且位置较低的内眦缺损可通过颊部推进皮瓣修复,采用鼻侧切口加眶缘韧带凹陷处的切口,可

为内眦重建动员足够厚度的皮肤(图 15.9a)。同样应在皮下脂肪层分离皮瓣,以保证皮瓣血运及保护深层面部表情肌肉(图 15.10b)。正如前面所提到的,内眦的深处最好让其二期愈合,这通常会获得很好的最终美学效果(图 15.9c~e)。

如果缺损巨大,无法行推进皮瓣修复或不适宜行较大皮瓣修复(如吸烟者)时,全厚皮片移植或真皮基质替代物(如 Integra)联合断层皮片或全厚皮片移植是很好的选择(图 15.10)。

## 15.3.2　外眦处缺损

外眦内有稳定上下眼睑的外眦韧带(图 15.3)。外眦的缺损可累及外眦韧带,并破坏眼睑的稳定性。涉及上睑或下睑外眦韧带的小缺损可通过在剩余眼睑上形成外侧睑板带来修复,前提是上睑具有足够的活动性,可使外侧睑板小带附着在眶外侧缘内侧的骨膜上。一般来说,对于小于或等于水平眼睑长度 1/4 的缺损,这是可以实现的(图 15.11)。图 15.12 展示了该技术在约 1/4 的眼睑缺损累及睑板和外眦患者中的应用。

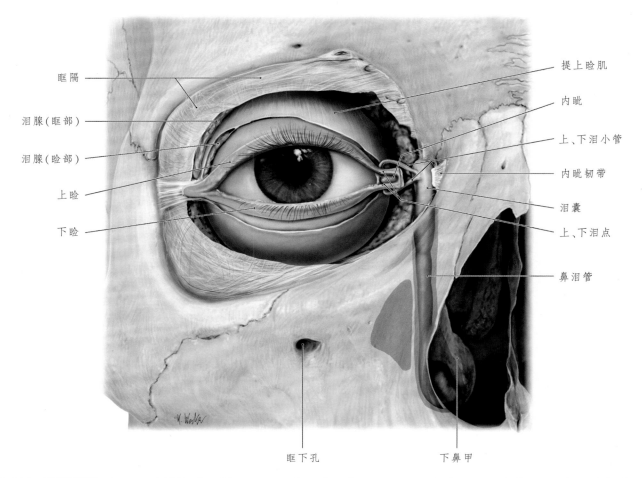

图 15.2　泪器解剖[1]。[From THIEME Atlas of Anatomy, Head, Neck, and Neuroanatomy, (c) Thieme 2016, illustration by Karl Wesker.]

当累及外眦韧带且眼睑全层缺损超过眼睑长度的 1/4 时,由于不能充分向外侧调动眼睑,使其附着在外眦处,因此不适合上述手术。可于外侧眶缘形成不同长度（通常用于眼睑水平长度一半以下的缺损）的骨膜瓣,重建上、下外眦韧带,并可作为该缺损区域的睑板后组织替代物(图 15.13)。在此基础上,可用局部推进皮瓣甚至是全厚皮片移植重建睑板前层缺损。

## 15.4　不累及眼角的缺损(图 15.14)

### 15.4.1　上、下眼睑:非全层缺损

非全层缺损,包括上、下眼睑的前层(皮肤和轮匝肌),可以通过多种方式闭合,包括全厚皮片移植或局部推进皮瓣。

如果存在合适供区可提供相似的组织,则上眼睑和下眼睑的全厚皮片移植可愈合良好并获得较好的美学效果。眼睑全厚皮片移植的理想供区是眼睑本身。上睑皮肤松弛的老年患者存在良好的皮片移植组织来源。重建时,如果眼睑皮肤不可用或组织量不足,适当修薄的耳后皮肤可以作为一个良好的供皮来源。虽然不是最合适的供皮区,但无充足的眼睑或耳后皮肤,锁骨上、耳前或其他无毛区皮肤都可以提供充分的供皮区。需要强调的是,要充分修薄这种较厚部位的皮肤,并确保供区没有毛发。

通过将一部分非全层缺损变为全层缺损,特别是在已经存在水平松弛和极易发生外翻的下眼睑缺损中,常常可以尽可能地减小移植物大小。这对于睑板完整性部分缺损的情况尤其适用(图 15.15)。对患者来说,在眼周区域固定全厚皮片是非常困难和不舒服

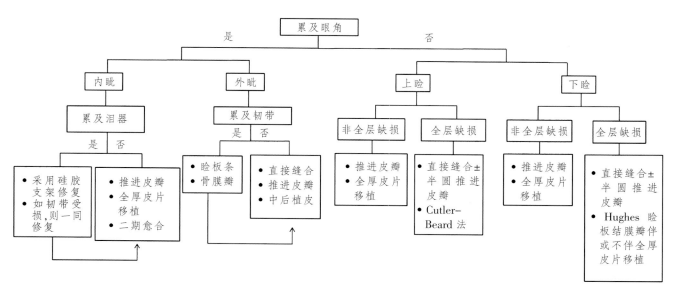

图 15.3　眦韧带解剖[1]。[From THIEME Atlas of Anatomy, Head, Neck, and Neuroanatomy, (c) Thieme 2016, illustration by Karl Wesker.]

图中标注：

眶隔

眶上动脉
眶上神经　　鼻背动、静脉　　降眉间肌　　降眉肌

眶下动脉
眶下神经　　面动、静脉　　内眦动、静脉　　内眦韧带

图 15.4　眼睑缺损的修复策略。

流程图：

累及眼角
- 是
  - 内眦
    - 累及泪器
      - 是
        - • 采用硅胶支架修复
        - • 如韧带受损，则一同修复
      - 否
        - • 推进皮瓣
        - • 全厚皮片移植
        - • 二期愈合
  - 外眦
    - 累及韧带
      - 是
        - • 睑板条
        - • 骨膜瓣
      - 否
        - • 直接缝合
        - • 推进皮瓣
        - • 中后植皮
- 否
  - 上睑
    - 非全层缺损
      - • 推进皮瓣
      - • 全厚皮片移植
    - 全层缺损
      - • 直接缝合±半圆推进皮瓣
      - • Cutler-Beard 法
  - 下睑
    - 非全层缺损
      - • 推进皮瓣
      - • 全厚皮片移植
    - 全层缺损
      - • 直接缝合±半圆推进皮瓣
      - • Hughes 睑板结膜瓣伴或不伴全厚皮片移植

的。在治疗的第一周内，使用氰基丙烯酸酯凝胶可以非常有效地固定皮片。通常情况下，小的皮片无需再行固定。

在眼周区域，多种皮瓣可用于非全层缺损的重建（图 15.17）。在这个区域，不管选择何种推进皮瓣，都必须遵循一个原则，即缺损闭合张力必须与眼睑边缘平行，垂直于眼睑边缘 90°的缺损闭合最容易实现这一原则。虽然以这种方式闭合不符合该区域松弛的皮肤张力线，但是这种闭合方式不会给眼睑造成垂直张力，从而导致外翻和（或）眼睑收缩，而后一点更为重要。O-T 成形术在该区域特别有用，可以在使张力平行于眼睑边缘的情况下闭合缺损（图 15.18）。

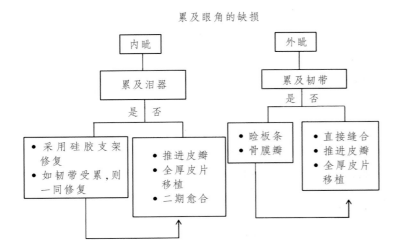

图 15.5 当缺损累及眼角时的修复策略。

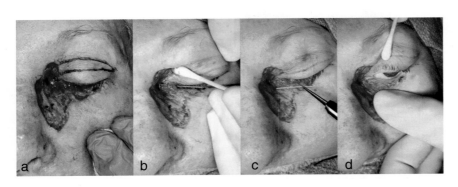

图 15.6 (a)当内眦大面积缺损时,要关注泪器有无损伤。(b)泪道探查证实下泪小管损伤。(c,d)放置硅胶支撑管以修复受损的泪小管。

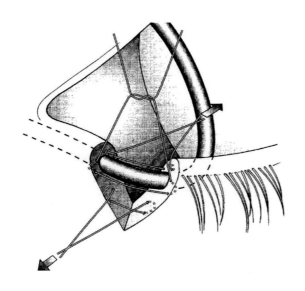

图 15.7 由于泪小管穿过内眦韧带,用 5-0 非粘性敷料缝合泪小管周围(包括泪小管的前后)可确保内眦韧带的重建[2]。(Used with permission from Chen WP. Ocuplastic Surgery: the Essentials, Thieme, New York, 2001.)

## 15.4.2 上、下眼睑全层缺损

上睑和下睑的全层缺损都需要重建睑板前、后层。眼睑松弛的程度从根本上决定了可以使用的闭合方法。一般来说,对于年轻患者,眼睑和外眦韧带松弛程度较小, 眼睑宽度 1/4 以内的缺损可以直接闭合;在外眦韧带松解后, 无论是否使用半圆形推进皮瓣,都可直接闭合眼睑宽度 1/3 的缺损;超过眼睑宽度 1/3 的缺损通常需要交睑皮瓣以便充分闭合。对于眼睑和外眦韧带明显松弛的老年患者,可以直接闭合不超过眼睑宽度 1/3 的缺损;在外眦韧带松解后,无论使用或不使用半圆形推进皮瓣,可以直接闭合不超过睑缘宽度一半的眼睑缺损;超过一半眼睑宽度的眼睑缺损通常需要交睑皮瓣以便充分闭合。术中可使用两个镊子来尝试进行组织拉拢, 根据患者个体化情况,判断拉拢后组织间的张力是否适当(图 15.21c)。当选

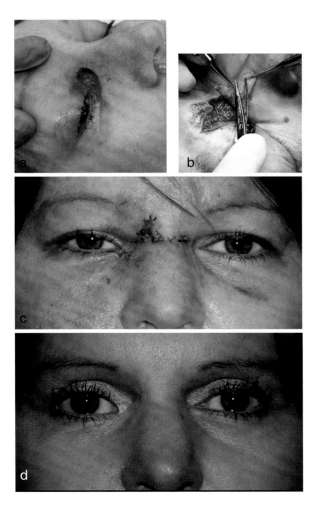

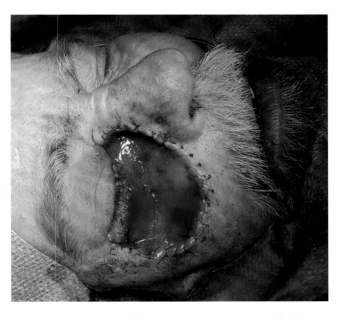

图 15.10　68 岁吸烟患者，面颊至面部表情肌有巨大的 Mohs 深度缺损。一旦该区域的巨大推进皮瓣坏死，将导致严重的组织缺失。Integra 可用于增加组织容量，并要求患者戒烟 1 个月，此时从锁骨上供皮区行全层取皮，进行全厚皮片移植。

图 15.8　(a)计划行双叶皮瓣修复内眦缺损。(b)保守地修薄皮瓣，避免过度变薄使皮瓣坏死。(c)术后 1 周，在垂直和水平眉间皱褶处切口愈合。(d)术后 2 年的外观。

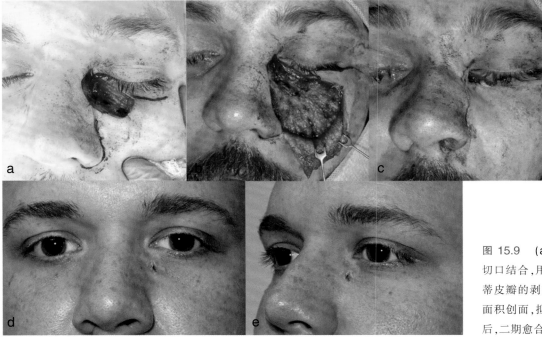

图 15.9　(a)鼻侧切口与泪沟的切口结合，用于下睑重建。(b)皮下蒂皮瓣的剥离。(c)内眦处遗留小面积创面，拟二期愈合。(d,e)6 周后，二期愈合区域几乎完全上皮化。

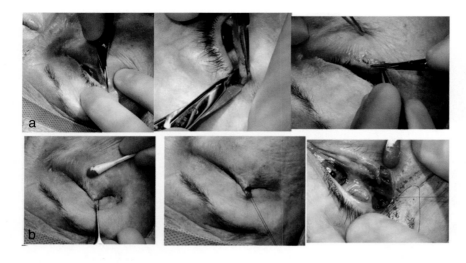

图 15.11 外侧睑板小带形成。(a)该手术包括在剩余的眼睑上通过去除眼睑边缘上皮并分离睑板前组织以暴露一条睑板,保守地分离一小部分睑板(2~3mm 即可)。(b)然后用水平褥式缝合线将睑板小带固定在外侧眶壁的内侧骨膜上,使眼睑具有水平稳定性并重建外眦韧带。

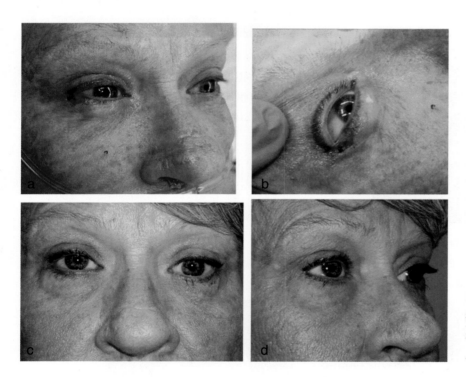

图 15.12 (a,b)58 岁女性患者,眼睑缺损约 1/4 眼睑宽度,累及外眦,及部分睑板。切除受累外眦和睑板后,行外侧睑板小带重建。(c,d)术后 6 个月的外观。

择直接闭合时,无论是否累及外眦,均需逐层闭合(图 15.19 至图 15.21)。

如果对于大的全层缺损不能选择直接闭合,则可以使用交睑皮瓣。对于大的下眼睑缺损,可以用 Hughes 睑板结膜瓣重建后层(图 15.22),然后用全厚皮片或局部推进皮瓣重建前层。

考虑到保证眼部表层健康对上眼睑的结构功能有着严格要求,上眼睑大面积缺损是一个重大的挑战。大的上眼睑缺损可以用 Cutler-Beard 皮瓣来修复,同时重建睑板前、后层组织(图 15.23)。

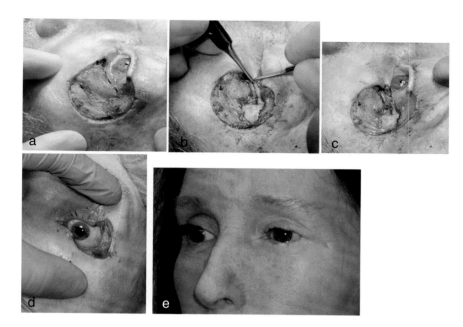

图 15.13　(a)巨大的外侧眼睑缺损,涉及上下睑外眦部分, 下睑厚度缺损约 50%,上睑厚度缺损 25%。(b,c)从眶外侧缘内侧骨膜分离一骨膜瓣,用于下眼睑睑板后组织和外眦韧带重建,同时通过局部邻近组织皮瓣或全厚度皮肤移植行前层重建。(d)52 岁女性患者,上、下眼睑及外眦大面积缺损。采用骨膜瓣重建上、下眼睑睑板后层组织及外眦, 睑板前层采用改良 Mustarde 皮瓣重建。(e)术后 2 年的效果。

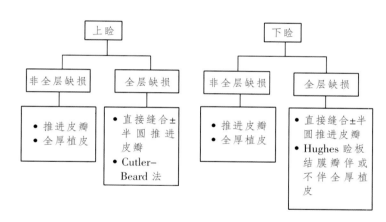

图 15.14　不累及眼角的缺损修复策略。

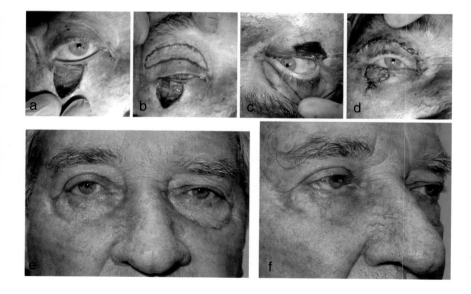

图 15.15　(a)70 岁男性患者,右下睑大面积非全层缺损。部分睑板受累,患者下睑退化松弛,存在外翻风险。(b~d)在下睑板行楔状切除, 切除这个相对薄弱的范围,还可以水平收紧眼睑防止外翻,并尽可能减小重建所需的全厚皮片大小。(e,f)患者重建后 3 个月的效果。

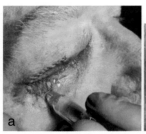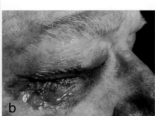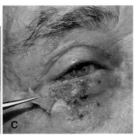

图 15.16　含或不含压力补片的氰基丙烯酸酯胶可用于固定眼周的小皮片，通常不需要再行缝合打包固定。(a,b)在正常组织上的移植物周围放置胶水，目的是固定周围的正常眼睑组织，以防止在愈合过程中移植物起皱。(c)术后 1 周，可随缝线一起除去胶水。

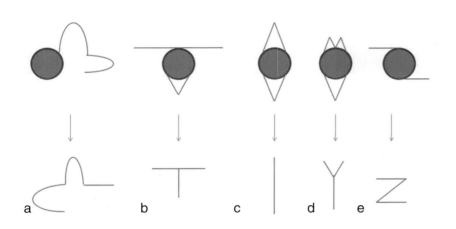

图 15.17　(a)在眼周区域，双叶皮瓣在内眦处特别有用(图 15.8)。(b)当缺损位于眼睑边缘附近时，可采用 O-T 成形术(图 15.18)。(c)在眼周区域可以使用梭形切除；但是，如上所述，方向应垂直于眼睑边缘，以防止垂直于眼睑边缘的张力和可能的外翻。(d)如果离眼睑边缘太近而不能用一个简单梭形切除来闭合的缺损，可以通过对靠近眼睑边缘的部分进行 M 形成形术来闭合，这实际上会减少一半椭圆的 50%。(e)O-Z 成形术为眼周非全层缺损闭合提供了另一个有用的方法。

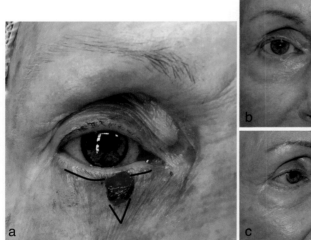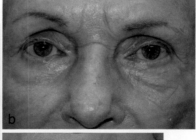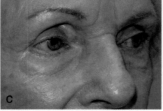

图 15.18　(a)65 岁女性患者，眼睑边缘非全层缺损。采用 O-T 成形术闭合伤口，张力线平行睑缘。(b,c)术后 6 个月的效果。

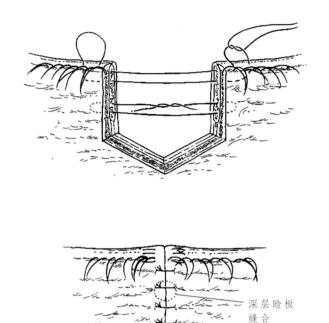

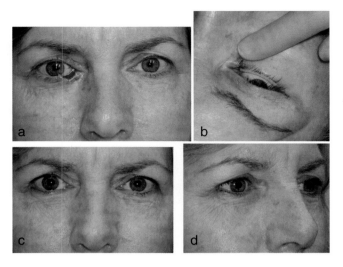

图 15.20　(a)48 岁女性患者,眼睑松弛度小,睑缘宽度 1/3 的全层眼睑缺损。(b)应用下眦切开术和下眦松解术在没有应用半圆形皮瓣的情况下即可充分动员组织,允许在张力不大的情况下进行全层闭合。(c,d)术后 2 年的效果。

图 15.19　全层缺损闭合。睑板缝合采用分层缝合继而行皮肤缝合。通过眼睑边缘的垂直褥式缝合使伤口外翻,可最大限度地减少愈合过程中形成眼睑凹痕的风险[2]。(Reused with permission from Chen WP. Ocuplastic Surgery: the Essentials. Thieme, New York, 2001.)

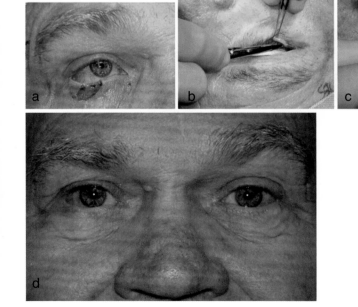

图 15.21　(a)65 岁男性患者,中度眼睑退化松弛,下眼睑缺损约 1/3。行下眦切开术、下眦松解术以及(b)半圆推进皮瓣,动员充足的组织行创面直接封闭。(c)在关闭前用镊子确认组织动员充足,张力不大。(d)手术后 30 个月的效果。

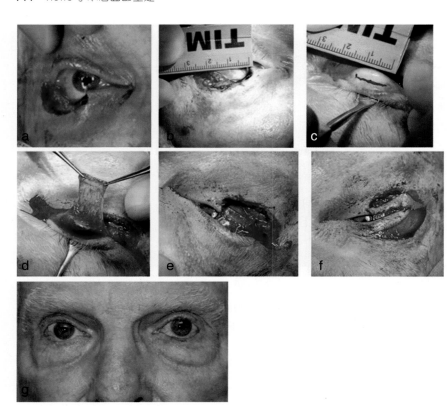

图 15.22　(a)70 岁男性患者，约 60% 的下睑全层缺损，通过应用上睑睑板结膜瓣重建睑板后组织，皮肤推进瓣修复睑板前组织。(b)手术从测量待修复的缺失大小开始。(c)在上睑内侧标记设计的睑板结膜瓣，需要注意的是要在远位留下适当的上睑睑板以防止上睑失稳，一般在远位留下宽 4~5mm 且贯穿整条上睑长度的睑板是比较合适的。(d,e)睑板分离后，分离结膜瓣至上穹隆以使该睑板结膜瓣可以充分动员并缝合至受区，从而形成新的睑板后组织。在该例患者中，睑板前组织的应用来源于上睑的(f)推进皮瓣重建。但是睑板结膜瓣也可以为全厚植皮提供血管化的受床。一般 2 周后行皮瓣断蒂。(g)术后 1 年的效果。

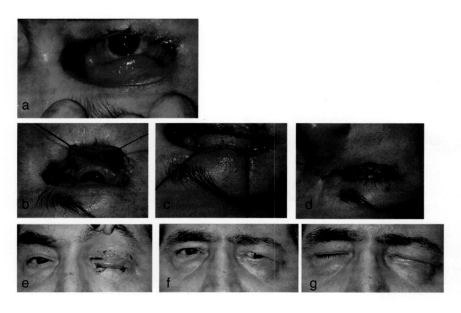

图 15.23　(a)用 Cutler-Beard 皮瓣重建上睑完全缺损。在下睑睫毛下方约 4mm 处形成一个下睑全长睑板切口。(b~d)然后将下睑全层从后方剥离至下穹隆，从前方剥离至上颊部，形成下睑桥接组织将其向上睑掀起和移动，并与剩余的上眼睑组织逐层缝合。(e)患者术后 1 周，下睑皮瓣及蒂部完整。皮瓣通常在 1 个月时断蒂，形成新的上睑和下睑，修整桥接处下部并缝合皮瓣切口，修整再造的眼睑。(f,g)患者术后 1 年，上下眼睑皮瓣存活，眼睑完全闭合。

## 参考文献

[1] Schuenke M, Schulte E, Schumacher U. Head, Neck, and Neuroanatomy (Thieme Atlas of Anatomy). New York: Thieme; 2016

[2] Chen WP. Oculoplastic Surgery: The Essentials. New York: Thieme; 2001

[3] Jackson CM, Nguyen M, Mancini R. Use of cyanoacrylate glue casting for stabilization of periocular skin grafts and flaps. Ophthal Plast Reconstr Surg. 2017; 33(3):218–220

第 **16** 章

# 面颊部重建

*James F. Thornton , Jourdan A. Carboy*

**摘要**

　　本章讨论了面颊部重建,包括面颊部三个解剖区域的识别,以及对应的三个解剖区域缺损修复的多种手术技术。技术方法讨论范围从简单的直接线性闭合创口到使用面颈部的推进皮瓣来进行修复,以及操作时避免下眼睑和口唇出现并发症的手术方法。

**关键词**:面颊部;眶下;耳前;颊下颌;一期闭合;推进皮瓣;颧部;鼻翼周围新月形推进皮瓣;面颈部推进皮瓣

---

**总结**

- 重建面颊部时需考虑面颊部的三个解剖区:眶下区、耳前区和颊下颌区(分别为 1 区、2 区和 3 区)。

- 直接闭合创面,即使对于较大的缺损,通常也能获得最理想的结果。

- 面颈部的推进皮瓣可在静脉镇静麻醉下进行,术后并发症发病率极低[1]。

- 适当的皮瓣设计,包括颊-眼睑交界处设计切口和垂直张力方向的皮瓣横向放置,通过改变张力方向的方法,可以避免下睑并发症的出现。

- 对于面颊部内侧区缺损,全厚皮片移植可能是更好的选择,但对于较大的中央部位缺损,应谨慎使用。

---

## 16.1 缺损修复策略(图 16.1 和图 16.2)

### 16.1.1 总体注意事项

　　在面颊部重建时,需要考虑到重要的功能部位,因此有必要对解剖区域进行划分和定义:1 区——从眼睑下方到颧弓部,以及前磨牙内侧的面颊区域;2 区——颞部/耳前区;3 区——颊下颌区,颧弓部以下到下颌边缘(图 16.1 和图 16.2)[2]。

　　1 区修复主要是保证下眼睑的结构与功能的完整性。修复后出现睑外翻则可视为手术失败。下睑外翻是手术最常见的并发症,采用适当的手术技巧完全可以避免睑外翻的发生。此外,1 区包含颧骨隆起或颧骨突出,由于该部位是凸面,从前平面到后平面组织松弛有限,这一区域修复较为困难,同时需要注意,它也是面颊上最引人注目的解剖位置。

　　2 区基本没有什么特殊的功能结构,是耳前的狭小区域,因此该区域对保持外耳直立及外耳道通畅和形状具有功能意义。2 区最具挑战性的是它是外耳附着区,尽管相对平坦且没有什么功能结构,但前后平面松弛相对较小,做修复手术时需要考虑到这一点[2,3]。同时,2 区有些靠后,在正面照中较为隐蔽,因此切口的选择相对自由,必要时创口可以选择二期愈合。

　　3 区有一个重要性的功能结构,即下唇,它必须保持在其在正确解剖位置上,以保证口唇功能。此外,3 区包括下颏的凸面,这个区域没有太多用于修复的

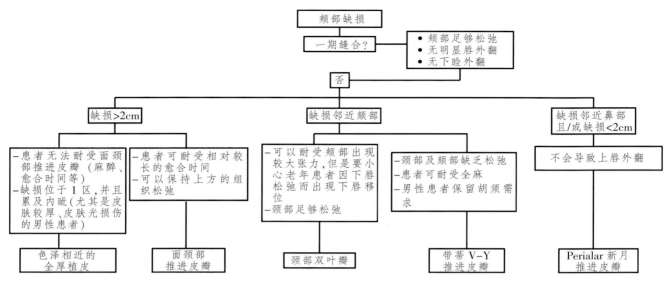

图 16.1　面颊缺损的修复策略。

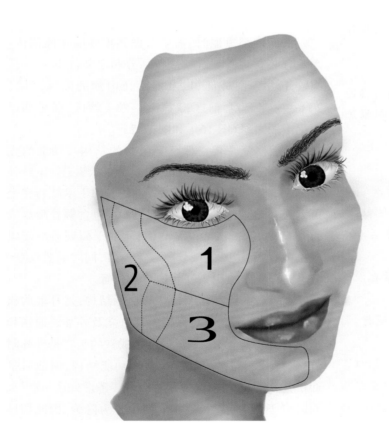

图 16.2　面颊部的三个解剖区域:1 区,眶下和前磨牙内侧区;2 区,颞/耳前区;3 区,中央面颊至下颌缘。

松弛皮肤。

## 16.1.2　常用的修复方法

　　• 利用面颊皮肤的松动度,在垂直方向进行一期线性闭合,以降低下眼睑外翻的风险。

　　• 下颊和面颊联合缺损(3 区)在保证无下唇外翻的情况下,可行一期闭合;然而,对于下面部明显松弛的老年患者,从颈部推进双叶皮瓣可获得更好的术后效果。

　　• V-Y 推进皮瓣通常用于修复颏部的外侧或内侧缺损及上唇缺损。对于男性患者而言,选择 V-Y 推进皮瓣修复该区域的小缺损,能够避免胡须缺损,是一个极好的手术方式。

- 理想情况下,上唇皮肤缺损可用鼻翼周围新月形推进皮瓣处理;但必须注意避免上唇外翻。

- 对于无法耐受面颈部推进皮瓣的患者,皮肤色泽匹配的全厚皮片移植也是一种安全可行的选择。

## 16.2　一期闭合

力争一期闭合是面颊重建手术方法的选择。在伤口两侧,选择大针粗线缝合一针来定位,然后伤口依次分层缝合,闭合伤口。即使是面颊上大的线性瘢痕也能恢复得非常好,这被认为是首选的重建方法[2]。颊部 1 区和 2 区靠近中部伤口的线性闭合方向为垂直方向,以防下睑外翻。产生的猫耳畸形或圆锥形隆起畸形可以通过适当延长切口至颊-眼睑交界处予以消除。这通常涉及下眼睑,但只要在缝合末尾,仔细修剪,去除多余的皮肤,即可获得极佳的手术结果。对于绝大多数缺损来说,如果可以一期闭合,且切口只有轻度张力,没有必要选择其他创伤更大的手术方式。术后需要积极的抗瘢痕治疗,包括早期使用硅胶薄膜贴片、辅以激光治疗和按需进行皮肤磨削术,这对于

获得理想的术后效果至关重要[4-6]。临床实例显示了线性闭合的短期和长期效果。这些女性患者在皮肤有张力,创面过大等非理想情况下进行伤口的线性闭合,术后结果表明,即使在中等张力下进行闭合,采用最少的术后辅助方法治疗瘢痕,其最终效果也优于任何其他手术方式。同时,应该避免面颊部进行局部皮瓣转移,因为即使是最适当的转移皮瓣,手术切口也会与理想松弛的皮肤张力线方向不同。皮瓣转位的原理是从相对松弛区域转移到皮肤紧张的区域,在面颊部,我们认为整个解剖亚单位具有基本相等的松弛度[7]。因此,面颊部转位皮瓣根本没有手术优势,此外,它们导致相对不佳的瘢痕愈合模式。临床病例显示精心设计的传统菱形皮瓣修复面颊缺损,术后效果仍不理想(图 16.3 至图 16.5)。

## 16.3　V-Y 推进皮瓣

V-Y 推进皮瓣已被公认用于面颊中央和侧面缺损的修复,它可以修复非常大且全层组织缺损的创面。V-Y 推进皮瓣的技术要点是:使用多普勒识别单条穿支血管,保留该单支血管,就意味可以进行大量

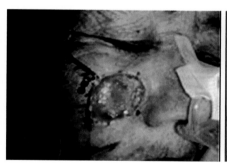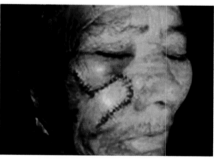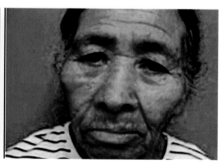

图 16.3　62 岁女性患者,采用精心设计和合理切取的菱形皮瓣修复面颊部缺损,但仍可见面颊部缺损应用几何皮瓣形成的面部外观畸形。

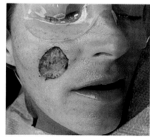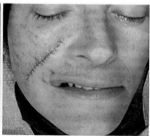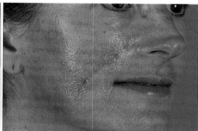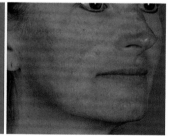

图 16.4　48 岁女性患者,右颧部基底细胞癌,Mohs 切除术后有 2cm×3cm 的缺损。通过一期缝合直接闭合伤口创面。从左到右为术后 1 个月和 3 个月外观效果。注意术后即刻观察到的唇部外翻在术后 3 周时消退。

的软组织推进[8]。病灶的扩大切除变为可能,如果皮瓣转移操作顺利,临床最终效果相当好。如临床需要,还可以将皮瓣再次向前推进(图 16.6)。

## 16.4　鼻翼周围新月形推进皮瓣

对于紧贴上唇的缺损,鼻翼周围新月形推进皮瓣是一种有效的选择。它是一种"反向面部提升皮瓣"。沿缺损上方和下方的鼻唇沟设计切口[1,9]。手术时,可以允许上唇有适度的张力,考虑到后期口轮匝肌的作用,这些张力将会得到缓解[1]。这种皮瓣提供了颜色匹配的皮肤软组织覆盖创面,且术后易于护理。此术式手术操作时,需要非常小心,以确保不会发生唇外翻畸形,如果出现唇外翻,术后很少能够自行缓解(图 16.7)。

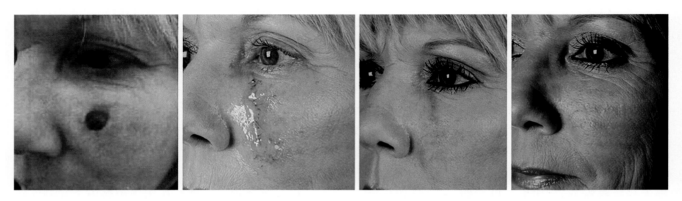

图 16.5　54 岁,女性患者,左侧颞部基底细胞癌,Mohs 切除术后有 1cm×1cm 的缺损。采用创面垂直方向锥形切除,一期直接闭合伤口,从左至右为术后 1 周、1 个月和 6 个月的外观。

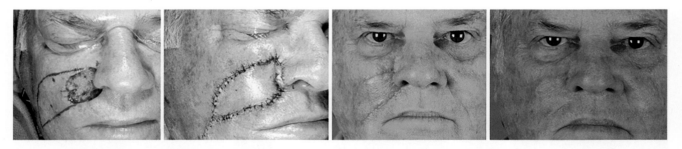

图 16.6　68 岁男性白人患者,右侧鼻颊部原位的黑色素瘤,Mohs 切除术后有 4cm×3cm 的缺损,创面用 V-Y 推进皮瓣及鼻翼基底创面行全厚皮片移植修复,从左至右显示了术中、术后 1 个月和 10 个月的外观。

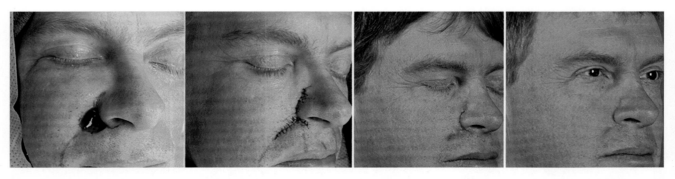

图 16.7　39 岁男性白人患者, 右颊部基底细胞癌,Mohs 切除术后有 2cm×2cm 的缺损。鼻唇沟处创面采用鼻翼周围推进皮瓣修复,从左至右为术中、术后 2 个月和 4 个月的外观。

## 16.5　面颈部推进皮瓣

对于大于 3cm 且不能一期修复的缺损,可设计面颈部推进皮瓣来修复。面颈部皮瓣实际上是非常简单的手术,可以在静脉镇静麻醉下安全完成。有多人对皮瓣的设计进行了多种描述,已造成部分的混淆(图 16.8)。其中包括 Esser 皮瓣、Mustarde 皮瓣、Blascowicz 皮瓣、Ferris-Smith 皮瓣、Converse 皮瓣、Stark 皮瓣和 Kaplan 皮瓣,以及 Juri 皮瓣等,如图 16.9所示。

这可能会给皮瓣的选择造成很大的混淆,为了利于手术选择及皮瓣的操作,更好的方法是将包括颈阔肌在内的皮瓣视为一个连续的整体,按"切割为用"原则,即具有相同手术切口设计但切口大小不同,皮瓣分类随之改变。另一个混淆点是分离平面:皮下、表浅肌肉筋膜系统(SMAS)层和肌肉下皮瓣剥离均被认为是理想的选择;但是,在得克萨斯大学西南医学中心超过 500 例连续面颊部修复的临床实践中,发现皮下分离的皮瓣转移,皮瓣部分坏死发生率仅为 3%[1]。面颈部推进皮瓣使用有以下几个原则:①静脉镇静剂麻醉适用于大多数患者;②在皮瓣分离前,可使用含肾上腺素的麻醉剂广泛地局部浸润注射;③可以进行

皮下分离,即使对于大皮瓣也是如此;④皮瓣的松弛在前后方向上可忽略不计,大多数皮瓣推进程度取决于颈部皮肤的松弛度;⑤不要在睫毛睑缘下做皮肤切口,最好在颊-眼睑交界处做一个切口;⑥不要尝试沿眶缘固定皮瓣,而是固定在内外眦的后方,皮瓣的张力应该在内、外侧眦端,保留充足的皮肤,放置在下眼睑下方并支撑下眼睑,防止后期出现睑外翻[10]。

这些皮瓣的操作如下:设计并绘制切口的最大范围,没有耳后附加切口,只有延伸到颈部的切口。切口从内侧开始,沿着颊-眼睑交界处,延伸到颞部发际线,然后紧邻耳前,沿耳前延伸至颈部。此时,在不用电灼的情况下锐性切开皮瓣分离至最大程度,并在原面颊缺损处设计锥形切除范围。将剥离的皮瓣尝试转移覆盖创面并暂时固定在下睑处,以确保下眼睑有充分的皮肤支撑,防止眼睑外翻。接着在面颊部进行锥形切除。然后将暂时固定皮瓣的缝线剪除,松开皮瓣,使用电凝在颊部止血。任何活动性出血的血管,均在皮瓣上再次使用电凝进行烧灼止血,然后在皮瓣交界处和任何既往活动性出血区域放置纤维状胶原。重新转移皮瓣,将皮瓣用缝线固定在外眦后方的深层骨膜上,甚至尽可能地在外眦后方向上、向前固定皮瓣,保证更多的皮肤转移到颊-眼睑交界处,使其无张力缝合。修剪皮瓣转移过程中因操作导致的任何可能坏死

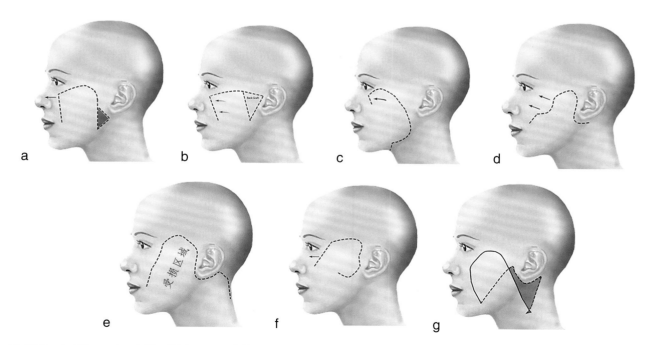

图 16.8　(a)Blascowicz 皮瓣。(b)Converse 皮瓣。(c)Esser 皮瓣。(d)Ferris-Smith 皮瓣。(e)Juri 皮瓣。(f)Mustarde 皮瓣。(g)Stark 和 Kaplan 皮瓣。

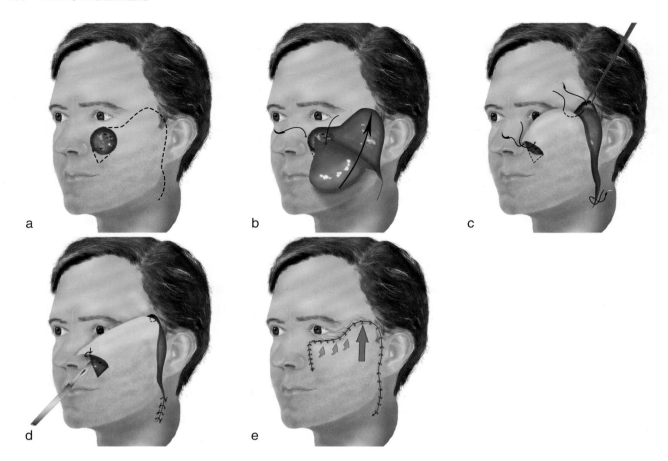

**图 16.9**    图示为将颈面部皮瓣用缝线固定于外眦后上方骨膜处重要性的示意图,可以保证更多的皮瓣组织推进至眶下区。

的皮肤,然后关闭延伸到前颊的切口,并进行剩余皮瓣转移调整(图 16.9b)。3-0Vicryl 缝线可吸收缝合线用于大部分转移皮瓣的固定缝合,可吸收单股缝合线缝合表层的皮肤,5-0 快速吸收肠线缝合下睑部切口,余下切口使用 5-0 或 6-0 的尼龙缝线缝合。术后提醒患者,眼睑会出现明显的术后肿胀。术后第 5 天拆线,并在术后早期行抗瘢痕护理。术中大多数皮瓣单次使用硝酸甘油药膏以增加静脉回流。插图案例表明,通过在颊-眼睑交界处设计手术切口在术后早期和晚期可维持极佳的最终美学效果。如果外眦后上方松弛,则不需要行眼睑紧固(图 16.9 至图 16.14)。

## 16.6    全厚皮片移植

内眦部 1 区及下睑缺损用全厚皮片移植较为理想。该区域皮肤松弛度小,很难直接线性缝合闭合创面,尤其是对于皮肤较厚,光老化严重,不容易用周围皮瓣转移的男性患者,行全厚皮片移植和适当的支撑

提供了优于任何其他手术方式的最终伤口外观[11](图 16.15 至图 16.18)。

对无法耐受颈面部推进皮瓣手术的患者,较大的面颊缺损可以通过全厚皮片移植进行修复。尽管全厚皮片移植通常被认为是颊部较差的重建方式,也不是我们的首选方式,但它往往能提供最好的创面闭合能力。最好使用颜色匹配的皮肤移植;通常非颜色匹配皮肤可以提供更加富余皮肤,但却以牺牲最终伤口外观为代价[11]。

## 16.7    术后处理

全厚皮片移植通常需要早期皮肤磨削,并可能于晚期(3 个月)进行脂肪移植,以改善外观畸形[12]。

在静脉镇静麻醉下完成的颈面部推进皮瓣可以不放置引流管,具有可预测的低术后血肿发生率[1]。

V-Y 推进皮瓣需要早期积极的抗瘢痕治疗,包括使用硅胶薄膜贴片,通常辅助脉冲染料激光,可以获得令人满意的切口瘢痕效果[5]。

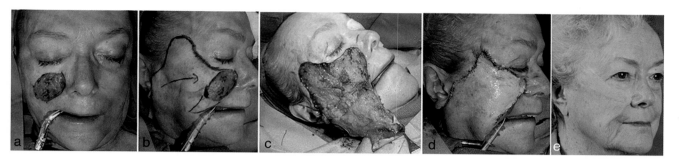

图 16.10　(a,b)在皮肤上设计最大范围的颈面部推进皮瓣，在面颊部勾画猫耳切除范围。(c)剥离皮瓣，从面颊切除猫耳畸形。(d)将皮瓣推进并覆盖缺损区。(e)术后 8 年的外观。

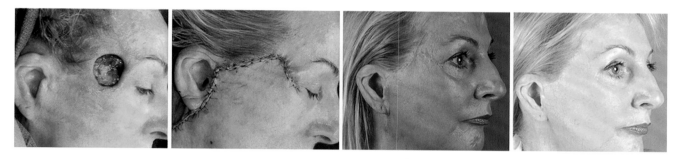

图 16.11　61 岁女性患者，右颞部鳞状细胞癌，Mohs 切除术后有 3cm×3cm 缺损。创面采用颈面部推进皮瓣修复。从左向右分别为术中、术后 2 个月和 10 个月的外观。

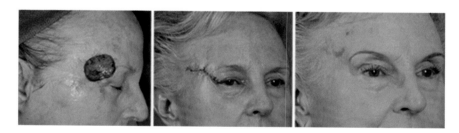

图 16.12　72 岁女性白人患者，右眉外侧原位黑色素瘤，行 Mohs 切除术后有 3cm×4cm 缺损。主要利用垂直方向颈部和面颊部松动的皮肤闭合伤口，术后 1 个月的外观。

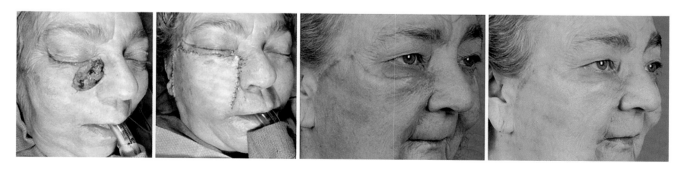

图 16.13　68 岁女性患者，右颞部基底细胞癌，Mohs 切除术后形成 4cm×2cm 缺损。用面颈部推进皮瓣闭合伤口。切口隐藏于面颊部交界处，从左至向分别为术中、术后 1 个月和术后 2 个月的外观。

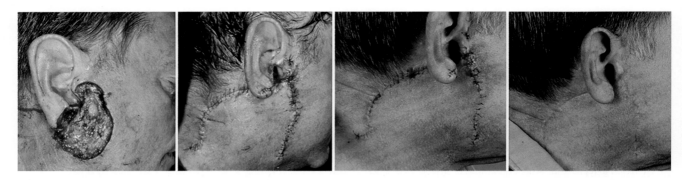

图 16.14　65 岁男性患者,右耳垂和颊部耳前区 Mohs 切除术后。用剩余软组织推进瓣和颜色匹配的小面积全厚皮片移植重建右耳,保持外耳道通畅。颊部缺损采用皮下深面剥离的颈面部推进皮瓣修复创面,切口延长至颈中部水平。从左至右为术中、术后 1 周和 2 个月的外观。

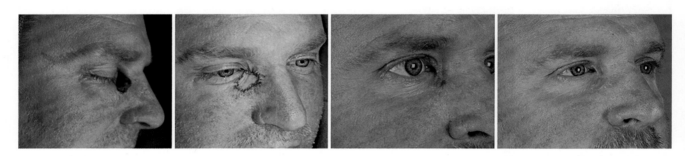

图 16.15　42 岁男性患者,右内眦基底细胞癌 Mohs 切除术后形成 3cm×2cm 缺损。使用颜色匹配的全厚皮片移植闭合创面。术中、术后 3 个月和 6 个月的外观。

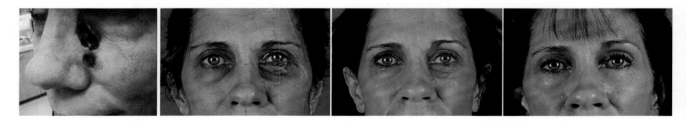

图 16.16　52 岁女性患者,左侧鼻颧部基底细胞癌 Mohs 切除术后形成 1cm×1cm 缺损。使用颜色匹配的全厚皮片移植修复伤口。术后 5 个月的外观。

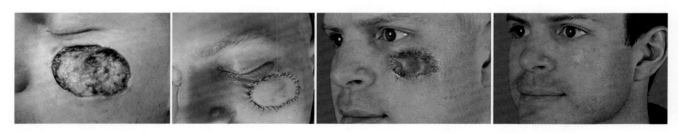

图 16.17　31 岁男性患者,原位黑色素瘤,Mohs 切除术后形成 4cm×5cm 的缺损,采用颜色匹配的全厚皮片移植修复。因患者有血友病,选择皮片移植而不是皮瓣转移。术后 2 年的外观。

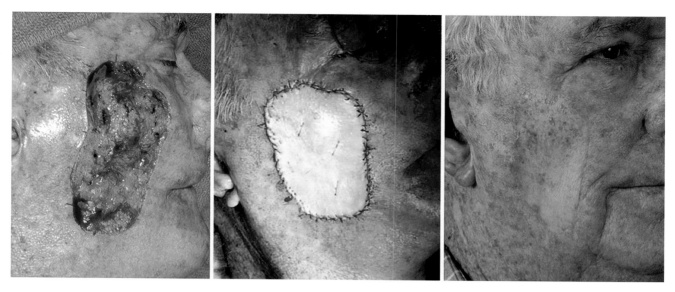

图 16.18  66 岁男性患者，基底细胞癌，行 Mohs 切除术后的变化。使用非颜色匹配的全厚皮片移植闭合伤口，提供了次优的外观结果，术后 6 个月的外观。

## 参考文献

[1] Rapstine ED, Knaus WJ, II, Thornton JF. Simplifying cheek reconstruction: a review of over 400 cases. Plast Reconstr Surg. 2012; 129(6):1291–1299

[2] Pantalena L, Bordeaux JS. Reconstruction of a multi-subunit defect on the lip, nose, and cheek. Dermatol Surg. 2017; 43(2):293–296

[3] Barakat K, Ali A. Thermoplastic vestibuloplasty: a novel technique for treatment of lip and cheek adhesion. Craniomaxillofac Trauma Reconstr. 2014; 7 (4):258–262

[4] Kim JS, Hong JP, Choi JW, Seo DK, Lee ES, Lee HS. The efficacy of a silicone sheet in postoperative scar management. Adv Skin Wound Care. 2016; 29(9): 414–420

[5] Khatri KA, Mahoney DL, McCartney MJ. Laser scar revision: a review. J Cosmet Laser Ther. 2011; 13(2):54–62

[6] Commander SJ, Chamata E, Cox J, Dickey RM, Lee EI. Update on postsurgical scar management. Semin Plast Surg. 2016; 30(3):122–128

[7] Goldstein SA, Goldstein SM. Anatomic and aesthetic considerations in midfacial rejuvenation. Facial Plast Surg. 2006; 22(2):105–111

[8] Stone JP, Webb C, McKinnon JG, Dawes JC, McKenzie CD, Temple-Oberle CF. Avoiding skin grafts: the keystone flap in cutaneous defects. Plast Reconstr Surg. 2015; 136(2):404–408

[9] Wang SQ, Behroozan DS, Goldberg LH. Perialar crescentic advancement flap for upper cutaneous lip defects. Dermatol Surg. 2005; 31(11, Pt 1):1445–1447

[10] Bartella AK, Ghassemi M, Hölzle F, Ghassemi A. Reconstruction of facial soft tissue: comparison between conventional procedures and the facelift technique. Br J Oral Maxillofac Surg. 2016; 54(9):1006–1011

[11] Ebrahimi A, Ashayeri M, Rasouli HR. Comparison of local flaps and skin grafts to repair cheek skin defects. J Cutan Aesthet Surg. 2015; 8(2):92–96

[12] Jaspers ME, Brouwer KM, van Trier AJ, Groot ML, Middelkoop E, van Zuijlen PP. Effectiveness of autologous fat grafting in adherent scars: results obtained by a comprehensive scar evaluation protocol. Plast Reconstr Surg. 2016

# 第 **17** 章
# 下颏重建

*James F. Thornton, Jourdan A. Carboy*

摘要

本章讨论了下颏部软组织重建,涉及下颏解剖结构的复杂性,下颏位置和功能的重要性。介绍了许多不同的手术方式修复下颏缺损,包括一期闭合、双叶皮瓣、V-Y 推进皮瓣以及全厚皮片移植。

关键词:颏部;一期闭合;双叶皮瓣;V-Y 推进皮瓣;皮片移植

**总结**

- 下颏是一个突出的美学亚单位。
- 下颏是一个突出的凸面,局部组织弹性小,周围皮肤组织松弛度小而使重建变得复杂。
- 功能上,它支持下唇,意味着修复不佳有可能影响口唇的功能。

## 17.1 修复策略

下颏部组织缺损经常与皮肤癌的 Mohs 切除术有关(图 17.1)。下颏是一个突出的美学单位,皮肤厚且油性大,不适合接受皮肤移植。此外,下颏皮肤很像头皮,周围几乎没有松动度。下颏的软组织成分与下面的下颌骨深度粘连,几乎没有松动的组织用于关闭创面。更加困难的是,下颏的皮肤松弛主要来自下唇周围组织,但是用于修复下颏的下唇组织如果过度牵拉将导致下唇外翻畸形,以及伴随的口唇功能不全。实际上,下颏对闭合张力的耐受性还是非常好的,绝大多数下颏缺损可通过一期闭合进行重建。

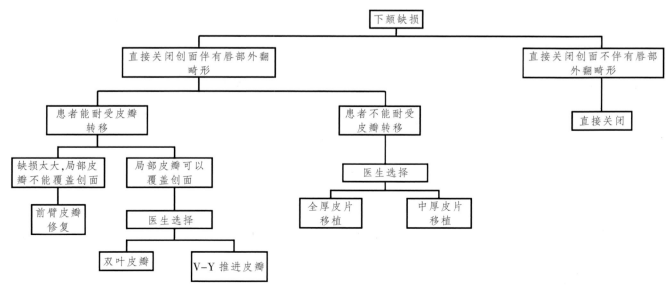

图 17.1 下颏缺损的修复方法。

## 17.2　常用的修复方法

- 注意要纵向、精细的一期闭合，可以避免下颏部出现轮廓畸形和下唇外翻。
- 通过颈部松弛皮肤进行双叶皮瓣重建，避免下唇过度牵拉。
- V-Y 推进皮瓣。
- 全厚皮片移植。

### 17.2.1　一期闭合

涉及下颏部位的一期闭合可以在术中确定，垂直切口放置 2-0 Vicryl 缝线定位，在创面上方和下方进行猫耳切除。用 2-0 和 3-0 Vicryl 缝线连续皮下缝合，然后用 5-0 尼龙缝线进行间断缝合，即使缝合时有明显的张力，最终美学效果均能达到良好到极佳级别。切口可以在轻度张力的情况下闭合，没有必要进行过度的松解及牵拉切口两侧的皮瓣。在闭合时，需要对猫耳进行细致的修剪，消除轮廓畸形。术后早期管理包括硅胶薄膜贴片和磨皮术，每 6 周一次，有助于减少最终瘢痕[1,2]（图 17.2 和图 17.3）。

### 17.2.2　双叶皮瓣

老年患者下颏部皮肤的松弛度常比较受限，且下唇缺乏支撑；导致下唇外翻的风险增加，使较大面积下颏缺损的重建变得复杂。因此，可以从颏下松弛处设计双叶皮瓣。一个大的双叶皮瓣，第二瓣叶设计要足够宽大，基本能覆盖第一瓣叶 65%~70% 的面积，这样可以很容易地旋转到位。通过简单和细致的猫耳切除和轮廓修整，可以实现充分闭合。唯一的困难是在皮下深层进行剥离，剥离层次保持在颈阔肌浅面[3]。在有颈阔肌条索的患者中，很难维持颈部双侧轮廓的对称[4]。可以通过修复手术使颈部轮廓接近正常，但此类患者很少要求做此修复手术（图 17.4）。

## 17.3　V-Y 推进皮瓣

V-Y 推进皮瓣可用来修复中央和外侧的下颏部组织缺损[5]。尽管在此描述了该技术，但它不如直接闭合和双叶皮瓣重建的方法。颏下带蒂 V-Y 推进皮瓣活动度差，基本上需要整个 V-Y 皮瓣的穿支血管从颏下附着处进行游离，尽管剥离的范围广泛，但可以利用、可推进的软组织通常很少[6]。但是，此处提供的临床案例，确实推荐在中央区大型缺损的病例中使用 V-Y 推进皮瓣。考虑到软组织缺损的初始尺寸较大，V-Y 推进皮瓣的最终术后效果还是相当满意的（图 17.5 和图 17.6）。

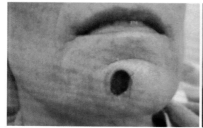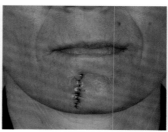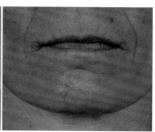

图 17.2　45 岁女性患者，基底细胞癌 Mohs 切除术，一期闭合伤口。术后 4 个月的外观。

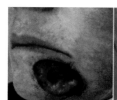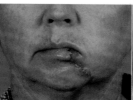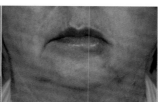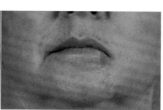

图 17.3　52 岁女性患者，左颏原位复发性黑色素瘤 Mohs 切除术后形成 4cm×2cm 缺损，通过垂直方向的邻近组织拉拢缝合和猫耳切除闭合伤口。术后 6 个月的外观。

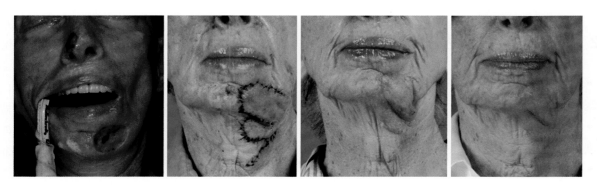

图 17.4　86 岁女性患者，左颏部鳞状细胞癌，行 Mohs 切除术后的变化。使用双叶皮瓣修复伤口，利用患者颈部的冗余皮肤，以避免下唇过度牵拉和外翻畸形。术后 6 个月的外观。

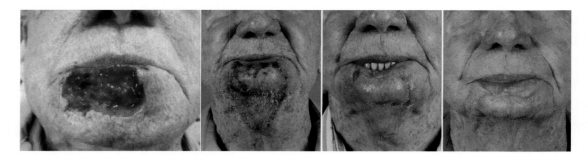

图 17.5　80 岁男性白人患者，右下唇基底细胞癌，行 Mohs 切除术后形成了 5cm×3cm 大小创面，通过 V-Y 推进皮瓣修复缺损，从左到右分别为术后 2 周、2 个月和 12 个月的外观。

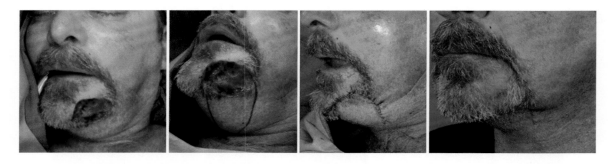

图 17.6　54 岁男性白人患者，左颏部基底细胞癌，行 Mohs 切除术后形成了 5cm×4cm 大小创面，采用 V-Y 推进皮瓣修复，术后 5 个月的外观。

## 17.4　全厚皮片移植

对于合并其他疾病不支持双叶或颏下皮瓣要求的患者，可以进行颜色匹配的锁骨部皮肤移植，但是这种方法术后外观较差。基于这一点，笔者未尝试过下颏部的皮片移植修复。

## 17.5　术后处理

对于直接闭合的切口，通常需要对所有患者进行术后早期硅胶薄膜贴片覆盖，并对增生性瘢痕予以类固醇激素注射治疗[7]。

对于应用双叶皮瓣进行下颌部修复的患者，颈部供区的不对称通常需要后期修整。

# 参考文献

[1] Kim JS, Hong JP, Choi JW, Seo DK, Lee ES, Lee HS. The efficacy of a silicone sheet in postoperative scar management. Adv Skin Wound Care. 2016; 29(9): 414–420

[2] Commander SJ, Chamata E, Cox J, Dickey RM, Lee EI. Update on postsurgical scar management. Semin Plast Surg. 2016; 30(3):122–128

[3] Perkins SW, Waters HH. The extended SMAS approach to neck rejuvenation. Facial Plast Surg Clin North Am. 2014; 22(2):253–268

[4] Dibernardo BE. The aging neck: a diagnostic approach to surgical and nonsurgical options. J Cosmet Laser Ther. 2013; 15(2):56–64

[5] Khan HA, Niranjan NS. Four V-Y islanded flap reconstruction of full thickness defect of chin and labial sulcus. Br J Plast Surg. 2004; 57(3):278–281

[6] Thornton JF, Reece EM. Submental pedicled perforator flap: V-Y advancement for chin reconstruction. J Oral Maxillofac Surg. 2008; 66(12):2633–2637

[7] Kelemen O, Hegedus G, Kollár L, Menyhei G, Seress L. Morphological analysis of the connective tissue reaction in linear hypertrophic scars treated with intralesional steroid or silicone-gel sheeting. A light and electron microscopic study. Acta Biol Hung. 2008; 59(2):129–145

# 第 18 章

# 唇部缺损的修复

*James F. Thornton , jourdan A. Carboy*

**摘要**

本章将主要讨论上、下唇的美学及功能学上的差异,以及上、下唇组织缺损修复方法的差异。内容涵盖了多种基于解剖学上的不同缺损,包括皮肤、黏膜,以及皮肤与黏膜共同构成的复合性缺损及其相应的手术修复技术。缺损的闭合方法包括延迟愈合、脱细胞真皮产品应用、颊部推进皮瓣、直接缝合、Ergotrid皮瓣、V-Y 推进皮瓣和全厚皮片移植修复等。还讨论了用 Abbe 皮瓣和 Karapandzic 皮瓣来修复口唇的较大缺损。

**关键词**:唇;唇红缘;小口畸形;颊部推进皮瓣;Ergotrid皮瓣;V-Y 推进皮瓣;Abbe 皮瓣;旋转皮瓣

> **总结**
> - 唇缺损的修复具有重要的功能和美学要求。
> - 上唇和下唇在解剖学和功能学上存在差异。
> - 下唇特征相对较少,上唇有重要的解剖成分,包括人中嵴和丘比特弓(唇弓)。
> - 唇红缘对齐很重要,口角的保持也至关重要。

## 18.1  修复策略

### 18.1.1  解剖学

口唇的修复,需要考虑其重要的功能学和美学问题(图 18.1 和图 18.2)。了解上下唇的功能具有重要的意义。而且还必须认识到,上、下唇在功能和审美的要求上有着很大的不同。下唇在维持"堤坝"效应及维持口唇功能的完整性方面上最为重要,而维持下唇肌

肉完整性的重建技术比简单的无张力组织重建(如游离前臂桡动脉皮瓣)更为有用。下唇由于解剖特征少而更容易重建,且闭合时下唇的张力比上唇张力小,畸形不明显。相反,上唇具有重要的解剖结构,必须保留或重建其解剖结构,才能算成功地修复,才能获得好的效果,这些解剖结构包括唇红缘、人中嵴和唇弓等[1]。

一般来说,唇的重建应该考虑到口唇功能的恢复,保持口角结构的完整,唇红缘对合整齐、预防小口畸形,考虑这些因素对口唇功能与美学的重建至关重要。唇部缺损分为三种独立的类型,包括单纯黏膜缺损、单纯皮肤缺损、皮肤黏膜复合缺损,不同类型的缺损有着不同的修复方法。

## 18.2  缺损常用闭合方法

- 单纯黏膜缺损:用或不使用伤口愈合辅助物(如脱细胞真皮产品)的延迟愈合/二期愈合及颊黏膜推进组织瓣的一期修复。
- 单纯皮肤缺损:直接缝合、Ergotrid 皮瓣和 V-Y推进皮瓣、鼻翼缘新月形推进皮瓣和全厚皮片的移植修复。
- 皮肤黏膜缺损:伴或不伴有楔形切除的直接缝合、Abbe 皮瓣和旋转皮瓣、拉拢缝合、神经支配的黏膜推进瓣和 Karapandzic 皮瓣修复。

### 18.2.1  单纯黏膜缺损

#### 延迟愈合/脱细胞生物材料

对于黏膜缺损,如果一期缝合可能不导致口唇变形,则应直接缝合;然而,绝大多数黏膜缺损现在都可

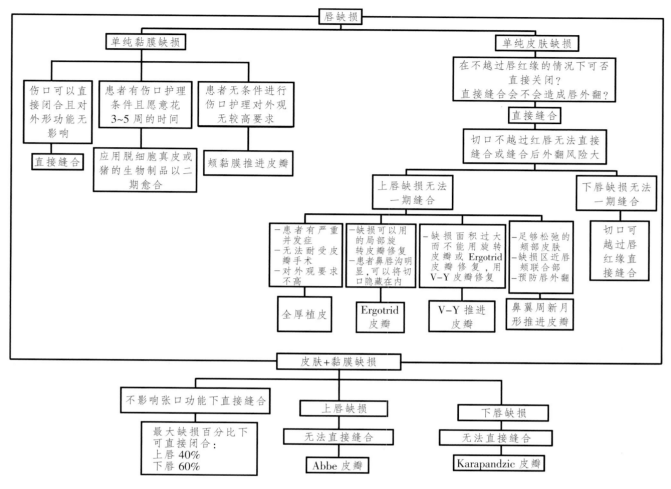

图 18.1　口唇缺损修复策略。

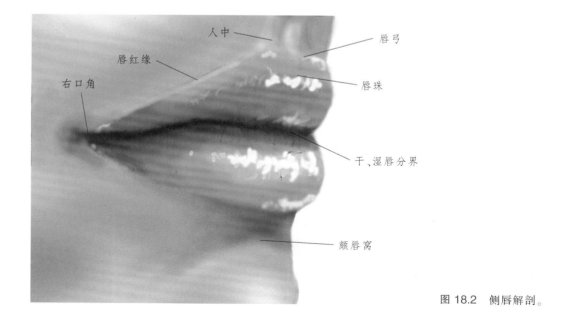

图 18.2　侧唇解剖。

以通过辅助治疗来实现，脱细胞基质或使用简单的异种(猪)脱细胞真皮基质(ADM)覆盖均能用来促进愈合[2]。有些教科书只介绍了下唇的唇红缘修复方法，却忽略了下唇红唇有强大的、无瘢痕的愈合能力，下唇单纯黏膜缺损愈合后，极少会因为瘢痕挛缩而导致嘴唇变形[3]。即使是较大的下唇黏膜缺损，使用无细胞基质粉末涂抹后，表面覆盖一块脱细胞真皮并缝合固定，患者无须住院，嘱患者每天 3~4 次使用外科手术润滑剂软膏保持表面湿润。令人欣慰的是，这些伤口均愈合得很好，没有后期的瘢痕挛缩[3]（图 18.3）。

**颊黏膜推进瓣**

　　颊黏膜推进瓣适用于那些无法进行伤口护理或无法忍受 3~5 周二期愈合时间的患者。由于颊黏膜下组织疏松，颊黏膜易于形成推进皮瓣，用来修复下唇黏膜缺损非常有效[4]。必须特别注意的是，不要将颊腔缩短到导致口腔功能不全的程度。同样重要的是，颊部推进皮瓣是推进湿黏膜以取代干性黏膜，效果并不"完美"[4]。一般情况下，最好还是选择二期愈合为好（图 18.4 和图 18.5）。

## 18.3　单纯皮肤缺损

### 18.3.1　直接闭合

　　处理单纯的皮肤缺损时，应首选考虑一期闭合伤口。在作者的临床实践中，这种观点已经发生了显著

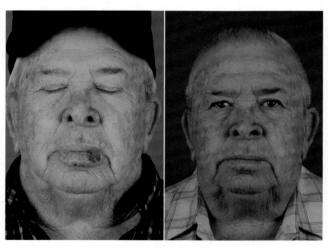

图 18.3　73 岁男性白人患者，下唇基底细胞癌行 Mohs 切除术后，伤口二期愈合，术后 2 个月的外观。

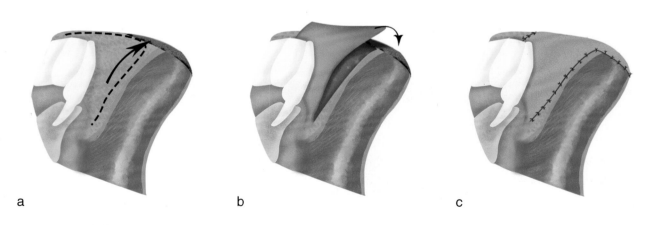

a　　　　　　　　　　　b　　　　　　　　　　　c

图 18.4　(a)皮瓣设计略大于缺损面积。(b)湿唇部分向上推进以覆盖缺损部分。(c)最后用 4-0 及 5-0 可吸收缝线缝合。

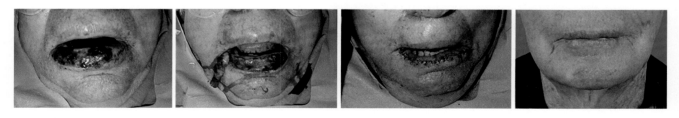

图 18.5　86 岁女性患者，多发鳞状细胞癌，行全红唇切除术。颊黏膜推进皮瓣修复缺损。术后 4 个月的效果。

改变。之前每一个单独红唇或红唇与皮肤构成的复合缺损均采用包括颊黏膜在内的楔形切除、拉拢后关闭切口，术后均表现了很好的效果（见图 18.5）。然而，愈合时间通常很长，相当于或仅次于已裂开的口轮匝肌愈合和再神经化所需要的时间[5]。如图 18.6 所示，更好的办法是沿着松弛的皮肤张力线进行简单的、直线闭合，附加的、人为的损害更小，且可以达到同样的美容效果，甚至效果更好。如果伤口上、下段在闭合后出现了明显的猫耳，则可将口轮匝肌进行部分切除。但应保持口腔黏膜的完整性，黏膜严密修复无渗漏，这样可以降低晚期感染的风险，在保持理想外观的同时，加快愈合速度[6]（图 18.6 和图 18.7）。

## Ergotrid 瓣和 V-Y 推进皮瓣（序贯应用）

Becker 所描述的 Ergotrid 皮瓣实质上是一种旋转推进皮瓣，它可以将皮瓣长臂的切口隐藏在鼻唇沟内[7]。如果患者鼻唇沟皱褶明显，则更适合皮瓣切口的延长。鼻唇沟的皮肤皱褶不明显的年轻患者，则尽量少用 Ergotrid 皮瓣手术。努力调整皮瓣方向使切口避免越过唇红缘。对于上唇或下唇单纯皮肤缺损较大的患者，应将 Ergotrid 瓣及 V-Y 推进皮瓣联合应用。应

将 V-Y 皮瓣的下臂手术切口线先行画出，使用血管超声多普勒，找出足以为整个皮瓣供血的血管穿支[8]。首先设计并切开 Ergotrid 皮瓣的上臂，如果推进距离不够，则沿着唇红缘切开下臂，并将皮瓣继续推进以闭合伤口，如图 18.7 所示。考虑到 V-Y 推进皮瓣是 Ergotrid 皮瓣序贯治疗的补充，Ergotrid 皮瓣修复上唇缺损时，外科医生不会顾此失彼，因为单靠 V-Y 推进皮瓣就足以满足一侧上唇的全部缺损的修复[8,9]（图 18.8 至图 18.11）。

### 鼻翼缘新月形推进皮瓣

单纯唇部皮肤缺损的皮瓣选择还包括鼻翼缘新月形推进皮瓣，这是一个简单的推进皮瓣，利用了上颊松弛的特点，沿着鼻翼缘和鼻唇沟进行有计划的猫耳切除[10]。应用这些皮瓣时要注意防止上唇明显变薄、唇外翻及长期畸形（图 18.12 和图 18.13）。

### 全厚皮片移植

全厚皮片移植修复上唇缺损需谨慎使用[11]。无论如何，即使是选择颜色匹配的全厚皮片来修复缺损，也仅仅算是修复了缺损，手术效果也较差（图 18.14）。需要

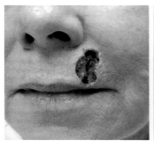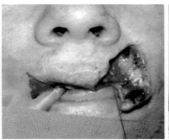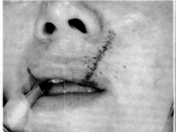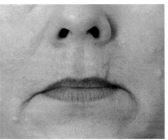

图 18.6　38 岁女性白人患者，基底细胞癌，行 Mohs 切除术后的变化，包括黏膜的完整楔形切除一期闭合伤口以修复 3cm×4cm 缺损。虽然术后 3 个月效果良好，但愈合过程较慢，目前的治疗方法是最大限度减少组织切除。

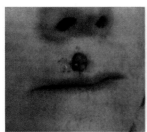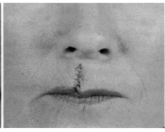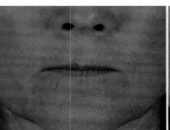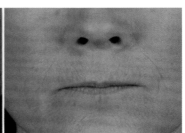

图 18.7　47 岁女性白人患者，右上唇基底细胞癌，行 Mohs 切除术后有 1cm×1cm 的缺损。小猫耳切除一期缝合伤口。术后 1 周、1 个月和 5 个月的外观。

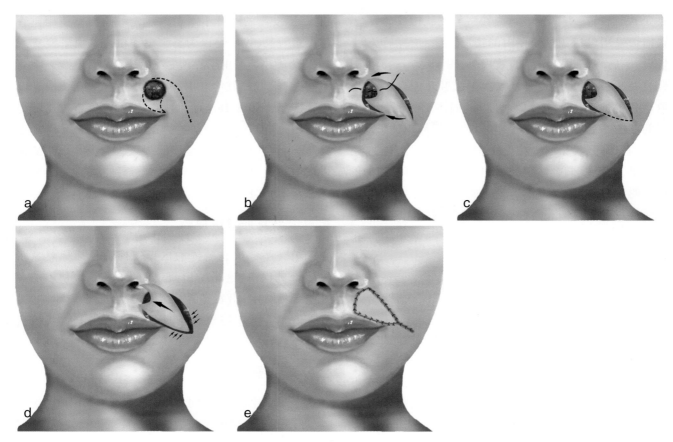

图 18.8　(a)初步手术方案为 Ergotrid 瓣,沿唇嵴设计轴向的切除术。(b)Ergotrid 皮瓣不能完全覆盖缺损。(c)沿 Ergotrid 瓣下臂延长切口,完成 V-Y 皮瓣的推进。(d)Ergotrid 瓣转为 V-Y 推进皮瓣。(e)术后外观。

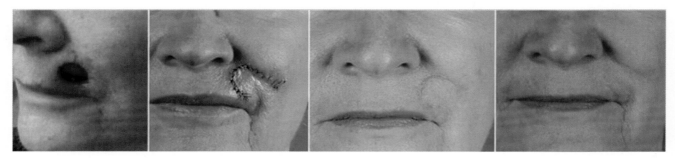

图 18.9　62 岁女性患者,左上唇基底细胞癌,行 Mohs 切除术后有 2cm×1cm 的缺损。用 Ergotrid 瓣闭合伤口。术后 1 周、2 个月、9 个月的外观。

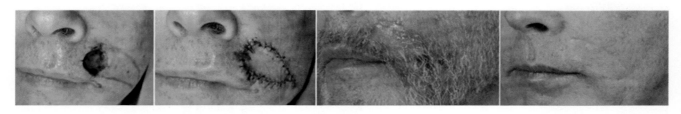

图 18.10　70 岁男性白人患者,左上唇皮肤原位黑色素瘤,行切除术后有 3cm×2cm 的缺损。用 V-Y 推进皮瓣闭合创面。术后 1 个月和 5 个月的外观。

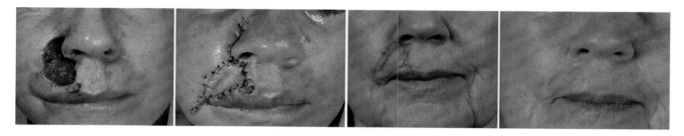

图 18.11 60 岁女性白人患者,右鼻唇沟区基底细胞癌,行 Mohs 切除术后遗留 2cm×1cm 的缺损。用 V-Y 推进皮瓣闭合创面。术后 1 个月和 18 个月的外观。

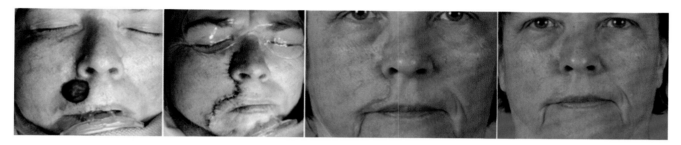

图 18.12 63 岁女性患者,右上唇基底细胞癌,行 Mohs 切除术后遗留 2cm×2cm 的缺损。用鼻翼缘新月形推进皮瓣闭合创面。术后 1 个月和 2 个月的外观。

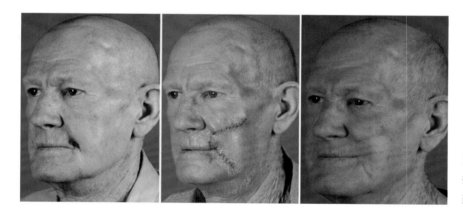

图 18.13 66 岁男性,左口周恶性黑色素瘤扩大切除术后的变化。采用旋转推进皮瓣闭合创面。术后 3 个月复查时的外观。

注意的是整个亚单位的重建可以产生好的效果。上唇皮肤广泛缺损,作为一个亚单位,选择与皮肤颜色匹配的锁骨上皮肤作为供区的全厚皮片移植,手术效果满意[12]。皮片移植手术需要精心加压固定才能确保皮片移植的成活,用 3-0 普里林缝线在植皮周边严密缝合,外科海绵覆盖加压打包固定皮片,才能保证植皮的良好成活(图 18.14 至图 18.16)。

## 18.4 皮肤黏膜的复合缺损

对于皮肤合并黏膜的复合缺损,治疗原则主要是:楔形切除及一期缝合。所有努力都是为了恢复唇

的功能及形态;考虑到患者在日间手术间进行 Mohs 切除术和修复术时,可能因为手术局部麻醉剂的浸润而导致随后的解剖边界模糊及解剖结构变化,准确判定并对合唇红缘是手术的关键。如果无法明确识别解剖部位,应推迟至第 2 天进行修复手术,在肾上腺素代谢完毕前关闭切口。相反,如果修复医生与 Mohs 手术医生在术前进行充分沟通,允许其在术前进行解剖标记会很方便进行后续的修复手术。术前可以使用 27 号的针头将美兰在唇红缘及唇白线处做标记。一种更简单且准确地方法是,在局部浸润麻药之前,在唇红缘及干湿唇交界处缝一根 5-0 的丝线。缝合线在手术准备过程中留在原位。保证唇红线对合整齐,对

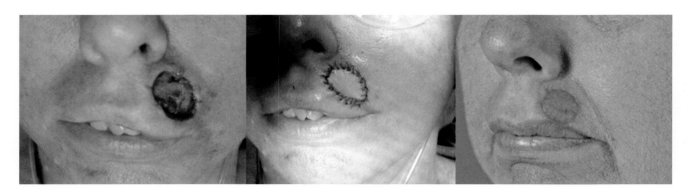

图 18.14　16 岁女性(有吸烟史)患者,Mohs 基底细胞癌切除术后状态。采用颜色匹配的全厚皮片修复缺损仅仅作为缺损修复术的方法,尽管进行了严格的瘢痕处理,但预期的术后效果仍不可接受。

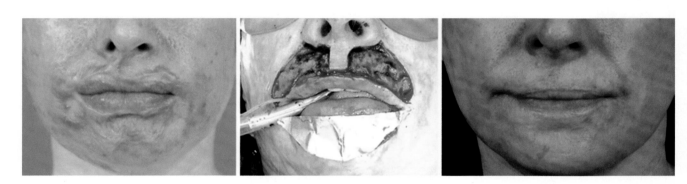

图 18.15　28 岁女性患者,在航空事故中面部严重烧伤。切除烧伤瘢痕,唇部按照亚单位分区,以颜色匹配的皮肤移植修复。右图为术后 9 个月的外观。这说明需要将嘴唇按照亚单位分区进行皮肤移植。此外,优先将人中作为一个亚单位的重要分区进行全厚度皮肤移植修复,而不是尝试用局部皮瓣来修复[13,14]。

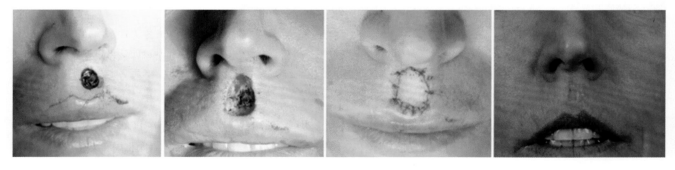

图 18.16　56 岁女性患者,Mohs 切除术切除人中部位基底细胞癌后的状态。采用颜色匹配的耳后供区全厚皮片移植修复缺损。术后 1 个月的复查外观。

于成功重建上唇或下唇非常重要。即使是可见的小脱落,也需要术后再次进行矫正术(图 18.17 和图 18.18)。

### 18.4.1　伴或不伴楔形切除的直接缝合

上唇和下唇伤口是否能直接缝合取决于组织的松弛度。皮肤严重松弛的老年患者,下唇缺损超过

60%仍可直接闭合而不影响口唇的张开功能。即使术后早期出现了小口畸形,也可以通过术后的物理治疗来处理,包括由医生指导的唇部扩张训练以恢复正常的唇裂大小[15]。之前报道的用游离皮瓣做口唇的修复,特别是用桡动脉前臂游离皮瓣移植来修复下唇方法,并没有在得克萨斯大学西南分校得到证实,游离

组织重建,无法提供可靠的长期术后效果,因为有功能的口轮匝肌已基本被无张力的软组织插入替代,它没有稳固的锚定,并且随着时间的推移,组织会更松弛,从而失去下唇的"堤坝"功能[16]。下唇缺损达 50%~60% 时,通常需要在黏膜上进行横向楔形切口,以准

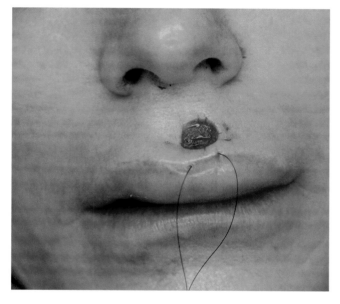

图 18.17　注射局部麻醉药前,唇红缘处标记缝线。

确匹配黏膜侧面[17]。下唇闭合切口的手术细节包括:先用 4-0 或 5-0 可吸收缝线将黏膜缝合到唇峰的水平,以提供一个严密无渗漏的基底,然后用 Vicryl 缝线或 PDS 来缝合口轮匝肌,之后再关闭皮肤切口。上唇缺损缝合不能像下唇一样紧张,因为人中嵴的横向收缩会导致明显的、长期畸形。缺损在 40% 以下时,人中嵴有适度回缩,这是被允许的,人中嵴的回缩也会随着时间推移,回到正常的解剖位置;然而,过高的张力缝合会导致长期的畸形, 且很难矫正 (图 18.19 和图 18.20)。

### 18.4.2　上唇中央缺损:Abbe 皮瓣和旋转皮瓣

Abbe 皮瓣或旋转皮瓣仅限于上唇的明显缺损,在作者 10 年的临床实践中,没有做过由上唇转移至下唇的 Abbe 皮瓣病例[18]。Abbe 皮瓣是在静脉麻醉或全身麻醉下完成的,全身麻醉需要考虑的是患者需要在有限的张口条件下拔管。皮瓣对于上唇中央缺损的修复效果最好,设计皮瓣时,皮瓣面积略小于缺损面积[18,19]。将皮瓣旋转并插入缺损区,可吸收线及不可吸收线予缝合。上下唇之间不予缝合。

患者需要入院手术,术后需要观察皮瓣一晚。在

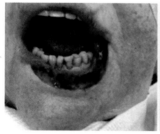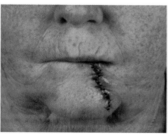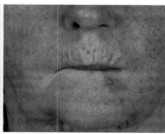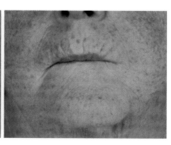

图 18.18　72 岁女性白人患者,下唇鳞状细胞癌,行 Mohs 切除术后形成 2cm×2cm 的缺损,黏膜予以保留,切口延伸至颏部,用 V 形楔形切除术闭合伤口。皮肤组织拉拢和皮瓣交叉对位,复杂伤口一期闭合。然后对剩余的红唇进行重新分布,并完成一期闭合。从左向右分别为术后 1 周、1 个月、9 个月的外观。

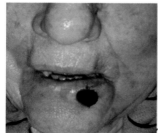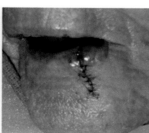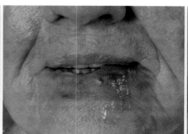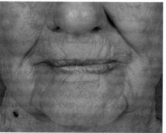

图 18.19　80 岁女性患者,左下唇基底细胞癌,行 Mohs 切除术后形成 1.5cm×1.5cm 的缺损。通过邻近组织推进及多余的猫耳切除,行伤口一期闭合。图片为术后 1 周和 6 个月的外观。

术后第 2 周末到第 3 周期间,行皮瓣的断蒂手术。这种重建方法非常安全可靠[18]。在非常罕见的情况下,当口角被破坏时,可以考虑使用 Estlander 皮瓣进行唇部重建,但使用的机会不多[19](图 18.21 和图 18.22)。

### 18.4.3    口角缺损:拉拢缝合

口角的再造十分重要,其解剖位置一般位于瞳孔中点正下方,与对侧对比,尽量保持对称。许多颊唇部缺损都可以通过广泛的皮下游离松解后拉拢缝合来

修复(图 18.23 和图 18.24)。

### 18.4.4    上、下唇大面积组织缺损:Karapandzic 瓣

对于上、下唇的较大缺陷,下唇无法直接缝合时,Karapandzic 瓣是我们最后的选择。这种方法可以修复下唇接近 90% 的缺损,皮瓣本质上是一个口周神经支配的肌皮瓣,在两侧保持完整的神经和黏膜[19-20]。小口畸形是可以预见的早期并发症,但是可以通过物理

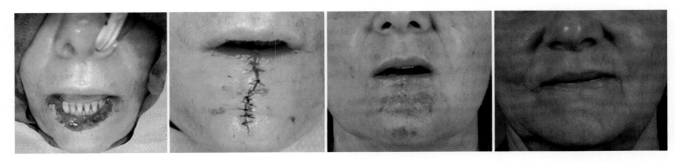

图 18.20    62 岁女性患者,下唇皮肤鳞状细胞癌,行 Mohs 切除术后有 2cm×5cm 的缺损,从红唇延伸至颏部皮肤。伤口单纯线性闭合。从左到右为术后 1 周和 7 个月的外观。

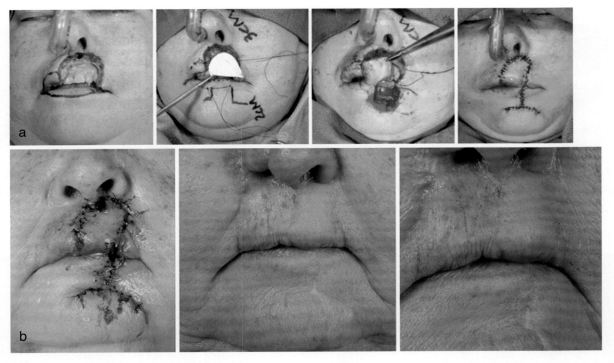

图 18.21    (a)56 岁女性患者,左上唇鳞状细胞癌,行 Mohs 切除术后的变化。应用 Abbe 皮瓣修复全层皮肤黏膜缺损。Abbe 皮瓣的术中设计照片。(b)分别为术后 1 周、2 个月和 6 个月的外观。

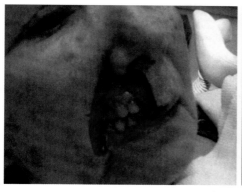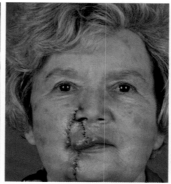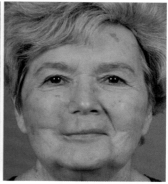

图 18.22　76 岁女性白人患者，Mohs 切除术切除右上唇术后，缺损面积为 4.5cm×4cm。伤口用 3cm 的 Abbe 皮瓣闭合。从右下唇制作 Abbe 皮瓣，并从内侧旋转至上唇。术后 1 周及 4 个月的外观。

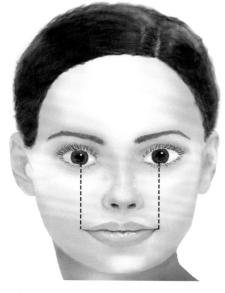

图 18.23　在处理口角缺损时，应谨记传统的面部对称，使瞳孔与口角对齐。

拉伸治疗来解决这个问题（图 18.25）。

### 18.4.5　上、下唇的不匹配：异体真皮填充

　　修复后，上下唇的红唇体积相差明显时，可以用异体真皮用来做唇部的填充物，能够改善上、下唇的丰满度[19-21]（图 18.26）。

## 18.5　术后处理

- 术后允许患者说话及进食，均不给予限制。
- 通常仅在术中使用抗生素，术后无须使用抗生素。
- 指导患者使用不含酒精漱口液或每天刷牙 4~5 次，这样可抑制菌落生长，降低手术区感染的风险。

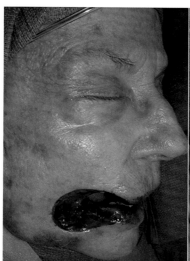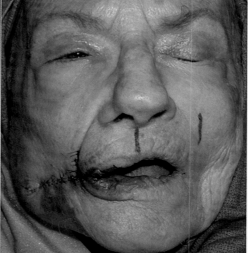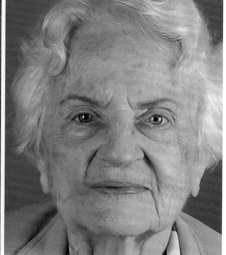

图 18.24　78 岁女性患者，右上唇和右下唇包括口角部鳞状细胞癌，行 Mohs 切除术后的变化。缺损区分层闭合，口角需与瞳孔中线的解剖对齐。术后 3 个月复查的外观。

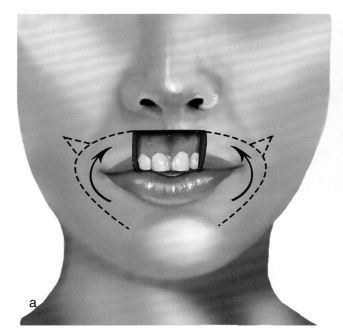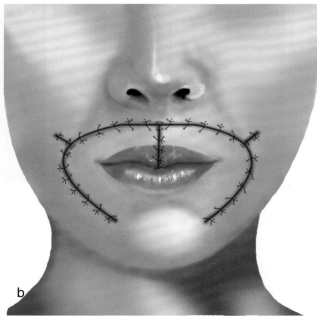

图 18.25　(a)Karapandzic 瓣设计。(b)术后外观。

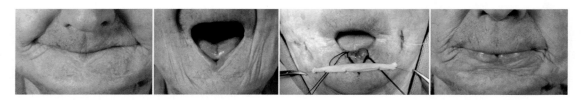

图 18.26　78 岁男性患者,Mohs 术后下唇中央缺损达 40%,直接闭合后导致下唇功能不全。手术矫正加异体真皮填充恢复下唇体积和下唇功能不全。

# 参考文献

[1] Weinberg T, Solish M, Fayez I, Murray C. Surface anatomy of the lip for the dermatologist. J Cutan Med Surg. 2014; 18(3):200–202

[2] Baum CL. Commentary: use of porcine xenografts on partial-thickness vermilion border and mucosal lower lip Mohs defects. Dermatol Surg. 2013; 39(6):951

[3] Leonard AL, Hanke CW. Second intention healing for intermediate and large postsurgical defects of the lip. J Am Acad Dermatol. 2007; 57(5):832–835

[4] Glenn CJ, Adelson RT, Flowers FP. Split myomucosal advancement flap for reconstruction of a lower lip defect. Dermatol Surg. 2012; 38(10):1725–1728

[5] Kermer C, Millesi W, Paternostro T, Nuhr M. Muscle-nerve-muscle neurotization of the orbicularis oris muscle. J Craniomaxillofac Surg. 2001; 29(5):302–306

[6] Barry RB, McKenzie J, Berg D, Langtry JA. Direct primary closure without undermining in the repair of vermilionectomy defects of the lower lip. Br J Dermatol. 2012; 167(5):1092–1097

[7] Becker S, Lee MR, Thornton JF. Ergotrid flap: a local flap for cutaneous defects of the upper lateral lip. Plast Reconstr Surg. 2011; 128(5):460e–464e

[8] Carvalho LM, Ramos RR, Santos ID, Brunstein F, Lima AH, Ferreira LM. V-Y advancement flap for the reconstruction of partial and full thickness defects of the upper lip. Scand J Plast Reconstr Surg Hand Surg. 2002; 36(1):28–33

[9] Harris L, Higgins K, Enepekides D. Local flap reconstruction of acquired lip defects. Curr Opin Otolaryngol Head Neck Surg. 2012; 20(4):254–261

[10] Wang SQ, Behroozan DS, Goldberg LH. Perialar crescentic advancement flap for upper cutaneous lip defects. Dermatol Surg. 2005; 31(11, Pt 1):1445–1447

[11] Ibrahim AM, Rabie AN, Borud L, Tobias AM, Lee BT, Lin SJ. Common patterns of reconstruction for Mohs defects in the head and neck. J Craniofac Surg. 2014; 25(1):87–92

[12] Seavolt MB, McCall MW. Repair of partial-thickness Mohs defects of the vermilion lip with a combination of full-thickness graft and mucosal advancement. Dermatol Surg. 2005; 31(10):1333–1335

[13] Housman TS, Berg D, Most SP, Odland PB, Stoddard E. Repair of the philtrum: an illustrative case series. J Cutan Med Surg. 2008; 12(6):288–294

[14] Fernández-Casado A, Toll A, Pujol RM. Reconstruction of defects in paramedian upper lip. Dermatol Surg. 2009; 35(10):1541–1544

[15] Clayton NA, Ledgard JP, Haertsch PA, Kennedy PJ, Maitz PK. Rehabilitation of speech and swallowing after burns reconstructive surgery of the lips and nose. J Burn Care Res. 2009; 30(6):1039–1045

[16] Cook JL. The reconstruction of two large full-thickness wounds of the upper lip with different operative techniques: when possible, a local flap repair is preferable to reconstruction with free tissue transfer. Dermatol Surg. 2013; 39(2):281–289

[17] Sclafani AP, Sclafani JA, Sclafani AM. Successes, revisions, and postoperative complications in 446 Mohs defect repairs. Facial Plast Surg. 2012; 28(3):358–366

[18] Nyame TT, Pathak A, Talbot SG. The abbe flap for upper lip reconstruction. Eplasty. 2014; 14:ic30

[19] Ebrahimi A, Kalantar Motamedi MH, Ebrahimi A, Kazemi M, Shams A, Hashemzadeh H. Lip reconstruction after tumor ablation. World J Plast Surg. 2016; 5(1):15–25

[20] Khan AA, Kulkarni JV. Karapandzic flap. Indian J Dent. 2014; 5(2):107–109

[21] Brown C, Watson D. Lip augmentation utilizing allogenic acellular dermal graft. Facial Plast Surg. 2011; 27(6):550–554

James F. Thornton, Jourdan A. Carboy, Christopher A. Derderian

摘要

本章讨论耳郭软组织缺损重建相关问题,内容包括:耳郭修复重建中功能和解剖因素的考量、耳郭缺损处理,以及一系列耳缺陷的外科选择,包括二期愈合、全厚皮片移植、楔形切除和缝合、折叠耳后皮瓣(Dieffenbach 皮瓣)二期法修复等在内的部分耳郭缺损修复方案;义耳赝覆体在内的近全耳缺损处理方案。

关键词:耳郭;外耳;软骨;全厚皮片;Antia-Buch 皮瓣;Dieffenbach 皮瓣;多孔聚乙烯 Medpor 支架;全耳再造

---

**总结**

- 不要认为软骨外露是个大问题,几乎所有软骨膜完整的软骨缺损都会获得良好的二期愈合。
- 大多数耳郭软组织缺损可以通过简单的全厚皮片移植修复。
- 一期缝合时要慎重或者选择使用 Antia-Buch 皮瓣,防止耳郭修复后与健侧耳不一致或变形。
- 不要动正常的健侧耳。
- 对于耳郭缺损较大的老年患者,考虑以赝覆体义耳的形式再造耳郭。

---

## 19.1 耳郭修复策略

### 19.1.1 解剖事项

耳郭修复重建的解剖事项包括美学和功能问题(图 19.1 和图 19.2)。在功能上,保持耳郭的垂直高度与健侧耳郭相当是很重要的,保持这种对称对维持眼镜佩戴的平面是非常重要的。另外,保持双耳基底位置的宽松,可以防止外耳道狭窄,也是非常重要的[1,2]。从美学的角度考虑,保持耳轮边缘的连续性是非常重要的,因为就像唇红缘一样,即使很小的连续性受损都会引起注意。还有耳郭皮肤组织的松弛性有限,不能承受张力过大的软组织缝合,如果不去除耳郭软骨而直接缝合,往往会导致耳郭前倾弯曲。相反,耳郭软骨为全厚皮片移植提供了良好的支架,全厚皮片移植成活后,耳轮的形状和轮廓可以获得非常好的再现。

## 19.2 常用的修复方法

- 伤口二期愈合。
- 全厚皮片移植。
- 局部楔形切除或皮瓣修复。
- 折叠耳后皮瓣二期法修复。
- 装配义耳。

### 19.2.1 二期愈合

只要软骨膜保持完整,大面积的耳郭缺损可以二期愈合而不会产生后期收缩[3,4]。伤口顺利愈合依赖于严密的监护和细致的伤口护理。习惯上,我们仅仅是在局部应用抗菌软膏,大约 10 天后更换为凡士林油膏。患者术后第二天就可淋浴,夜晚应用非粘性敷料覆盖创面。如果患者有需求,我们会用简单的柔软敷料包扎耳郭[5]。全程避免使用胶带固定。伴有软骨膜缺损的软骨暴露并不是二期愈合的禁忌证,该部分软骨可以直接切除,允许周边区域上皮爬行愈合[3]。可以应用脱细胞真皮以辅助创面愈合,不仅能够加快创面愈合且减少患者的换药次数(图 19.3)。

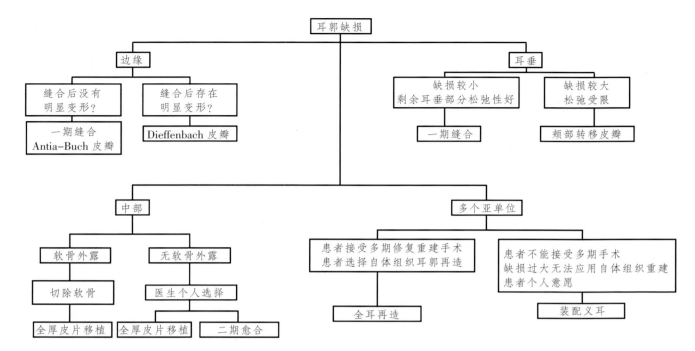

图 19.1　耳郭修复策略。

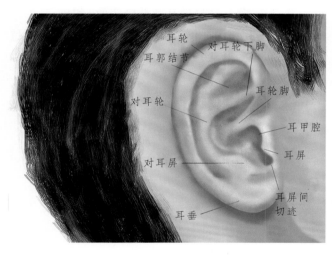

图 19.2　外耳解剖。

## 19.2.2　全厚皮片移植

全厚皮片移植可用于大多数病例的耳郭再造。这是一种非常安全、可靠的技术。全厚皮片取自同侧颈部,并将其修薄以匹配耳郭受区皮肤的厚度。皮片成活的关键是细致地将皮片移植于创面,这往往会用去大部分的手术时间[7]。用 5-0 普通肠线将皮片缝合固定到位,然后用 4-0 普通肠线以直的 Keith 针进行多个贯穿式的褥式缝合,将全厚皮片固定在移植床。如果植皮面积较大(大于 20% 耳郭面积),我们会使用

外科泡沫材料打包固定,周边以 3-0 双针普里林缝合线缝合固定。支撑物保持干燥,于术后第 5 天去除支撑物。术后无须口服甚至静脉应用抗生素,给予环丙沙星滴耳液,并指导患者在术后前 3 天将滴耳液涂覆在海绵和皮片上(图 19.4 和图 19.5)。

## 19.2.3　局部楔形皮瓣修复或局部皮瓣修复

我们认为从简单的楔形切除后局部皮瓣修复到 Antia-Buch 皮瓣修复是整体的、连续的技术,包括耳缘的简单闭合和对齐,近乎完全的剥离、耳郭脱套,双侧皮肤-软骨复合组织瓣推进[8-10]。在修复适当大小的缺损时,这些技术可以提供理想的术后效果,但是,在操作过程中务必要谨慎,使耳郭的两侧边缘大体上对合并不困难,但是术后该侧耳郭与对侧健耳在形状和高度上有显著不同(图 19.6 和图19.7)。

## 19.2.4　折叠的耳后皮瓣二期法修复(迪芬巴赫皮瓣)

折叠耳后皮瓣对于大的节段性缺损(通常是耳郭中段,也可以应用于耳郭上 1/3 的缺损)是非常适用的[11,12]。该皮瓣利用耳后无毛区皮肤,将该皮肤掀起并将耳郭由此处埋入头皮,一期封闭创面。还可以将该处皮肤剥离至毛发覆盖的头皮处形成一个较厚的细长楔形皮瓣,以便皮瓣包裹容纳耳郭,如此耳郭则通

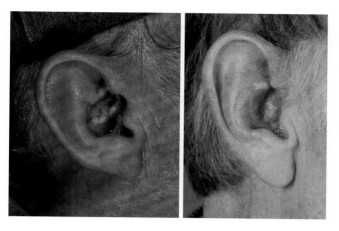

图 19.3　67 岁男性患者,右侧耳屏基底细胞癌,行 Mohs 切除术后形成 3.5cm×2cm 的缺损,切口二期愈合。切除术后 2 个月的外观。

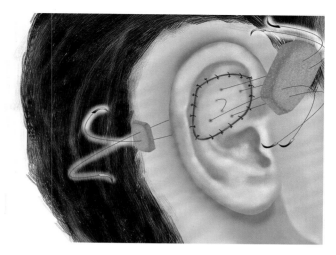

图 19.4　全厚皮片移植后支撑物放置示意图。

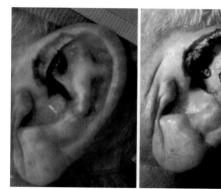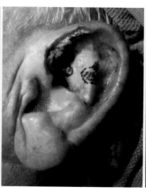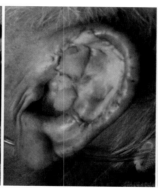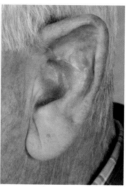

图 19.5　60 岁男性患者,在左耳上部切除原位黑色素瘤,Mohs 切除术后遗留 4cm×4cm 的缺损。以颜色相匹配的全厚皮片移植修复,术后 2 个月的外观。

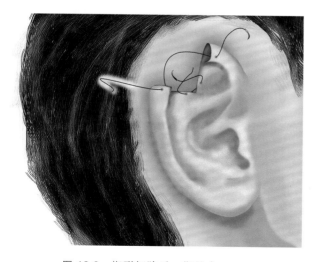

图 19.6　楔形切除后一期缝合。

过该处皮肤覆盖从而与头皮相连。以 3-0 可吸收的 Vicryl 缝线将耳郭软骨部分缝合固定于头皮,然后将剩余的皮瓣以 5-0 肠线或含铬缝线缝合。患耳以非粘

性敷料及抗菌软膏包扎覆盖,术后第 2 天去除敷料。4 天后,患者可以淋浴及从事日常活动,唯一需要的简单护理是患者自行将抗菌敷料放置于患耳前[13]。据了解,有许多复杂包扎技术的描述,需要非粘性敷料或红色橡胶导管来保持耳郭与颅面的隔离,但根据我们对 40 例该类型皮瓣的经验,单纯应用抗生素软膏后淋浴并没有发生术后感染[13]。由于患者的耐受性良好,且没有明显的美学畸形,皮瓣可以保留至少 3 周,往往是 6~7 周后断蒂,使其获得最良好的血供。在皮瓣分离和插入时,皮瓣可以直接自行折叠,用 4-0 的双针普理林缝合线贯穿缝合,以恢复耳轮缘的正常轮廓。这一过程不需要利用任何软骨移植(图 19.8 至图 19.10)。

### 19.2.5　术后护理

- 患耳开始以大块棉花做成的松软敷料团覆盖包扎。

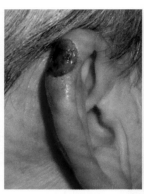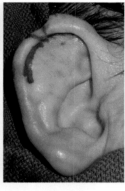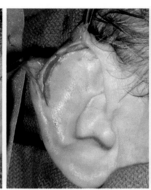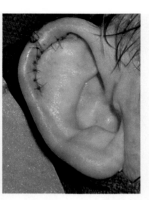

图 19.7　49 岁男性患者,右上耳轮边缘基底细胞癌,行 Mohs 切除术后遗留 1cm×1cm 的缺损。采用改良的 Antia–Buch 推进皮瓣闭合伤口。

- 术后当晚,禁用外科胶带。术后第一天,去除外敷料。
- 如果患耳没有放置打包敷料,允许淋浴。
- 术后无须口服抗生素,全厚皮片移植可涂薄层

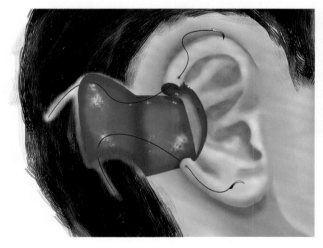

图 19.8　拟折叠耳后皮瓣二期修复手术,一期手术见皮瓣分离及耳郭植入。

的氧氟沙星药膏。

- 植皮或局部皮瓣移植术后护理 3 天,在术后第 5 天或第 6 天拆除植皮区打包敷料。
- 耳后皮瓣伤口无须特殊护理;仅在耳郭皮瓣部分和供区简单应用抗生素软膏。于术后 4~7 周行皮瓣断蒂。

## 19.3　全耳再造

全耳缺损或次全耳缺损的基本再造方法参照小耳畸形的治疗手段。对于那些不适合手术的患者,骨整合植入体是一个很好的选择[14,15]。

自体肋软骨耳支架与多孔聚乙烯 Medpor 支架是耳郭再造手术的两个主要选择[14-17](图 19.11)。传统耳郭再造方法采用肋软骨支架[15]。一期手术,包括肋软骨切取、软骨支架雕刻制备,以及将支架植入合适位置的皮肤"口袋"中。二期手术,再造耳被掀起、抬高,耳郭背面植皮覆盖。耳垂和耳屏通常在第一期或第三

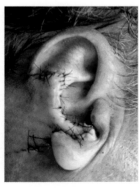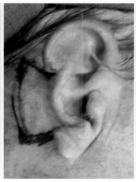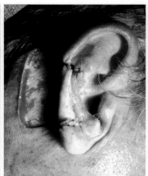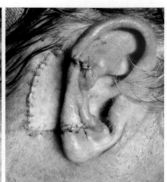

图 19.9　62 岁男性患者,Mohs 切除术后遗留耳郭边缘后中 1/3 皮肤和软骨的缺损。第三张照片示皮瓣的断蒂和插入,皮瓣自身折叠后重建耳郭边缘,无须额外的软骨做支撑。头皮供区用颜色匹配的全厚皮片移植修复。

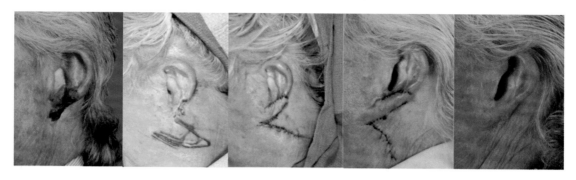

图 19.10　73 岁男性患者，左侧对耳轮边缘黑色素原位癌，行 Mohs 切除术后遗留 4cm×3cm 的缺损。采用蒂在前方的转位皮瓣重建耳垂，术后 10 个月的外观。

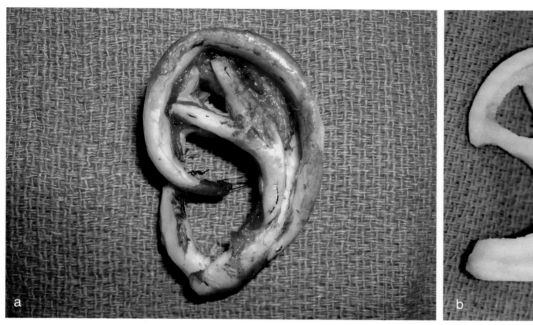
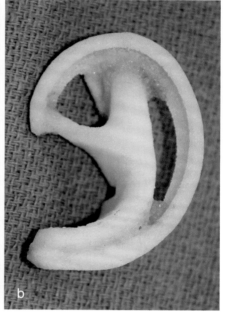

图 19.11　(a)Nagata 法中典型的肋软骨支架。(b)组装好的 Medpor 支架。

期手术再造。该方法的主要优点是利用自体组织完成手术。考虑到大多数需要 Mohs 切除术且需要耳郭再造的患者都是中年或老年人，他们的肋软骨很可能存在钙化。随着年龄的增长，这些钙化和肋软骨柔韧性降低使肋软骨支架的雕刻和组装复杂化。肋软骨切取后的损伤也是该方法的缺点之一[18]。

即使受区皮肤质量良好，应用多孔聚乙烯 Medpor 支架耳郭再造依然需要颞浅筋膜瓣(TPF)覆盖支架[4,16,17]。该方法的耳郭支架更为立体而且可以同期完成耳垂转位。应用多孔聚乙烯支架耳郭再造避免了胸部供区的畸形、肋软骨钙化以及支架制备过程中的肋软骨折断[14,16,17]。但是采用 Medpor 支架的方式同样存在其缺陷。Medpor 支架是异体材料，术后较易感

染，而且它有因外伤导致断裂的可能。为了获得足够高度的再造耳，需要采取足够大的颞浅筋膜瓣，即使对于经验丰富的医生，整个手术也需要 6~8 小时，这是一个漫长的手术过程。这可能不适用于那些存在严重合并疾病的患者。在耳郭再造中选择采用自体软骨、人工材料植入物或者是赝覆体义耳时，应该仔细根据患者的健康状况、围术期患者的依从性、恢复周期，以及对潜在短、长期并发症的准备进行周密的考虑[19]。

## 19.3.1　Medpor 支架技术

本人采用 John Reinisch[17]博士首创的方法，即以 Medpor 支架和颞浅筋膜瓣进行耳郭再造的手术方

式。我通过观察他的多次手术，以及后期的多次与他联系、交流，掌握了这种方法。手术结果的好坏往往是由技术细节来决定的。想通过该方法进行耳郭再造的整形医生在自己尝试完成手术之前都应该仔细观察、临摹 Reinisch 博士或者其他熟练掌握该方法的医生手术操作。

Reinisch 利用外科面罩护目镜上的透明塑料来制备耳模型，制作模型时需要患者健耳大小、特征及定位等信息。标定鬓角、眉外侧、外眦外侧、睑裂，以及鼻翼等标记点并测量出耳郭的位置及轴向（图 19.12a，b）。测量外眦至耳轮脚的距离以便在耳郭支架置入时，来辅助定位再造耳合适的前后位置。将塑料耳膜翻转至患侧，确定再造耳的位置。在愈合过程中耳郭支架会产生一定的下降，因此手术中最好将再造耳支架放置于较健侧耳郭镜像稍高 5~8mm 的位置上（图 19.12c）。

通过触诊或者必要时应用超声探测确定颞浅动脉的位置。在头皮标记拟切取的颞浅筋膜瓣的范围（图 19.12d）。常用的颞浅筋膜范围为垂直方向 11~12cm、前后方向 10~11cm（长 11~12cm，宽 10~11cm），尽量包含颞浅动脉的前支与后支（最常见的分支情况）。筋膜瓣的垂直长度与再造耳的大小成正比例。标准的筋膜瓣范围越过颞融合线（LTF，图 19.12d）。因此，筋膜瓣远端包括与颞浅筋膜相连的帽状腱膜。该部分筋膜瓣的血供是可靠的。除了乳突皮肤切口外，我还会采用一个通常位于皮瓣垂直轴中间的横向逆行切口，以便于剥离和掀起皮瓣。为了隐藏瘢痕，该逆行切口应与颞部毛发生长方向垂直。

### 19.3.2　常规手术准备

男性患者需要剃除整个术区的毛发；女性患者剃除再造耳周围 2~3cm 范围内，以及逆行切口周围 1cm 范围的头发。术中显露整个头面部，眼睛、口腔及鼻腔以 3M 透明敷料封闭隔离。

### 19.3.3　操作细节

用剪刀在皮下层次分离蒂在前方的皮瓣。在颞浅动脉后方如果遇到影响再造耳支架放置及耳甲腔形态的残耳软骨或其他大块软组织，则需将之去除。

以电刀在皮下层次掀起头皮。电刀的切割功率调至 20 瓦，电凝功率调至 15 瓦。分离时在头皮侧保留

薄层脂肪以保护毛囊。毛囊的显露会增加临时或者永久性脱发的概率。甚至即使毛囊外侧脂肪组织给予保留，在分离部位仍然较常出现临时性脱发。

剥离范围的前侧应该限制在颞部及额部的发际线前缘，防止面神经颞支受到损伤。如果颞浅动脉前支越过了发际线，则需要在其越过发际线处进行结扎。颞浅动脉前后支之间的交通支通常足以为筋膜瓣的前部供血。

当整个颞顶筋膜瓣的浅面显露后，以电刀切开筋膜瓣的前界限、后界及上界，并以纱布球做成的"花生米"，自上而下将该筋膜瓣分离。在以该法分离筋膜瓣时，应将颞顶筋膜瓣与骨膜或者颞深筋膜间的疏松结缔组织连带于筋膜瓣侧。术中植皮时，皮片移植于该层疏松结缔组织表面，以实现类似于正常耳轮缘背面皮下脂肪的作用，构建皮肤的滑动平面。颞顶筋膜瓣分离后，一旦出现任何操作引起的血管痉挛，应将其放回供区以使痉挛消退。

皮片取自腹股沟，以及健侧耳后（如果可用）。取自腹股沟的皮片往往需要 8~9cm 长，4cm 宽，以覆盖再造耳的后面。取自健侧耳后的皮片包括 1/3 的耳郭皮肤和 2/3 的乳突区皮肤（图 19.13），该皮片用来覆盖再造耳的前面。上述皮片应修去所有脂肪直至真皮层。

### Medpor 假体的制备

Medpor 假体包括两部分：耳轮部分和底座部分，分左侧和右侧，视情况而定。打开假体两部分的包装后，浸泡于含有抗生素的生理盐水中。按照产品说明书推荐方法，采用缝合的方法将支架拼接在一起。Reinisch 则是用高温眼科电刀将基底部分和耳轮部分焊接在一起。在这一过程中必须用到吸烟器，因为术者吸入焊接过程中排出的烟雾是不安全的。

用 15 号刀片从支架上切除耳屏及耳轮部分，以备焊接。对耳轮部分进行塑形以形成大小合适的耳郭形状。在耳郭支架高度上减去耳垂为全耳贡献的高度，因为不减去该部分高度会导致再造耳过大。当确定塑造一个合适大小的耳郭需要多少耳轮部件后，应用非穿透巾钳将该部件固定在支架底座部分的下端（图 19.14）。再造耳的尺寸确定后，在支架的前面和后面将耳轮部分和底座部分的所有接触点焊接在一起。然后，焊接支架的耳屏、耳垂及耳轮外的部分。支架组

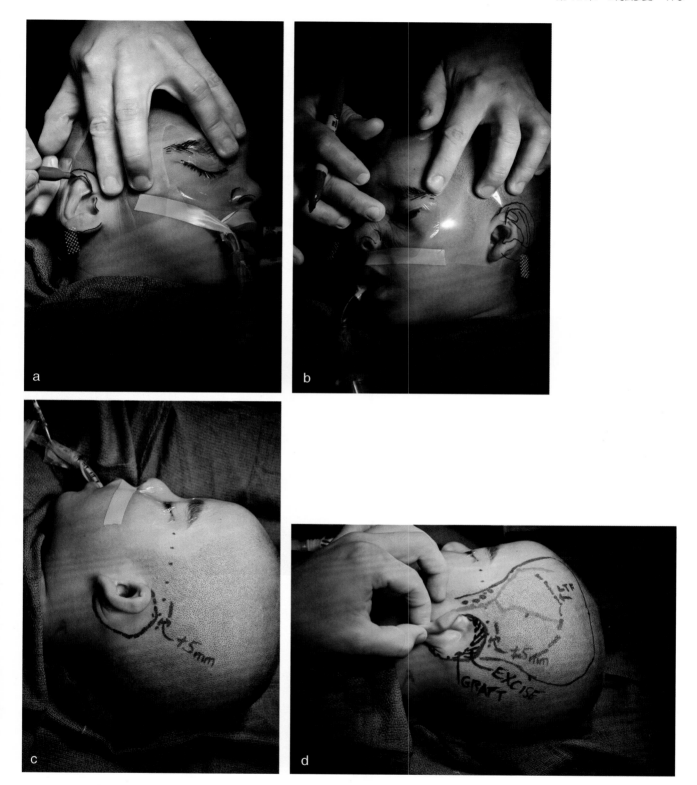

图 19.12　(a)标记正常耳郭以便测定患侧耳郭的合适位置。(b,c)标记垂直方向上过矫量,以抵消愈合过程中支架的下降。(d)筋膜瓣大小以蓝色线标记,红线表示的是颞浅动脉走行。LTF 线代表颞融合线的大概位置,显示颞顶筋膜瓣的远端包括帽状腱膜。需制备成全厚皮片的乳突区皮肤及为适应支架植入而需分离的头皮以黑色标记。

装完成后将其放置于碗中,用含有抗生素的生理盐水浸泡。

## 支架置入

　　将两条 4mm 扁平引流管自枕部发际线插至乳突筋膜下,其中一条放置于再造耳支架的预期位置,另一条放置于筋膜瓣供区。将耳郭假体支架按照术前标记的位置和轴向置入,并将其放置于负压管浅面。将筋膜瓣转位覆盖整个假体支架(图 19.15),并进行负压吸引。用手指处理筋膜瓣边缘,使其形成一个基本上可以贴紧并包裹 Medpor 支架的印记。由此再造耳的位置和轴向得以确定。确认再造耳位置和筋膜瓣的

分布处于所需位置后,将筋膜瓣和支架向上翻转到覆盖于头皮上的无菌巾上,颞浅筋膜瓣包裹支架下极后以 5-0 PDS 缝线缝合 2~3 针固定。

　　然后将筋膜瓣和支架一起向下翻转回最终位置。保持负压持续吸引。用手指处理筋膜瓣边缘使其借负压形成耳郭印记并使筋膜瓣与支架贴合。这点对确保支架处于良好的抬起状态非常重要。在完成支架置入之前,筋膜瓣表面应当保证均匀分布以确保耳郭支架处于良好的抬起状态。以 5-0 PDS 缝合线将颞浅筋膜瓣后段缝合到乳突筋膜上,负压吸引以保持筋膜瓣与支架的贴合。

　　修整蒂在前方的皮瓣,去掉脂肪组织使皮肤可以

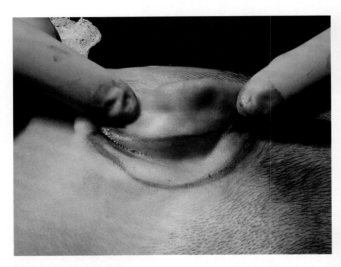

图 19.13　标记用于覆盖再造耳前部的健侧耳后皮肤的用量及位置。

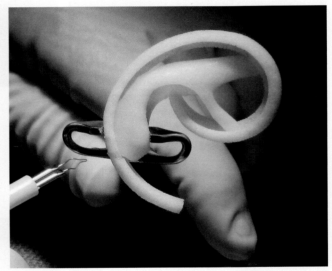

图 19.14　以非穿透巾钳固定再造耳支架尺寸,并以眼科电刀焊接聚乙烯支架的组件。

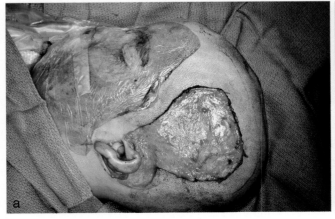

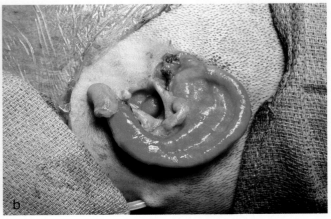

图 19.15　(a)图片显示获取的颞浅筋膜瓣。(b)该筋膜瓣放置于支架表面,负压吸引使筋膜瓣贴紧并包裹 Medpor 支架。

覆盖在颞浅筋膜瓣表面并显露支架轮廓。分离支架后方的头皮并向前推进,以 4-0 PDS 缝线固定于乳突筋膜上,以减少耳后皮肤缺损。如果耳垂存在,则应在切口表面进行劈开,使其可以包裹支架下极,并将其与再造耳前、后侧的皮片或皮瓣缝合。

在植入皮片和前方皮瓣时,切记不能将皮肤缝合到颞浅筋膜瓣上。皮肤覆盖方案确定后,5-0、6-0 含铬缝线间断缝合皮片至不漏气,使其仅靠负压即能够贴合在颞浅筋膜瓣和耳郭支架上(图 19.16a)。在包扎前,确保支架处于良好的抬起状态是非常重要的(图 19.16b)。

## 19.3.5 包扎

所有缝合处应用杆菌肽,所有凹陷区域包括耳甲腔及支架后面均用藻酸钙钠盐敷料来轻轻填塞。应用正畸印模材料(A-ZOFT)制作硅胶夹板。该夹板用于保持耳郭的位置及抬起状态,以及充当皮片的固定支撑物。以 2-0 普里林线将该夹板水平褥式缝合于头皮,缝合时注意避开引流管及颞浅筋膜瓣蒂部。硅胶夹板缝合固定后将引流管连接于吸引球上。术后第 1 天拔除负压引流管。术后口服预防抗生素 1 周。术后 2 周,患者来医院拆除硅胶夹板(图 19.17)。

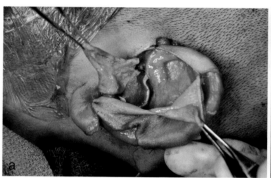
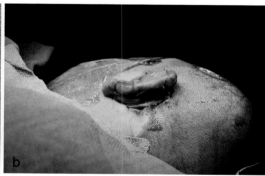
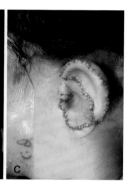

图 19.16 (a)合理排布待移植的皮片及筋膜蒂在前方的皮瓣,以获得适当的皮肤覆盖。注意保留耳甲腔的边缘用于定向。(b)腹股沟皮片植入耳郭支架背面后,耳郭处于抬起状态。(c)进行包扎前,再造耳的典型表现。

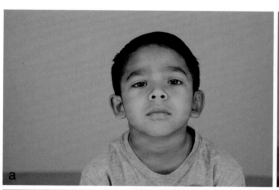
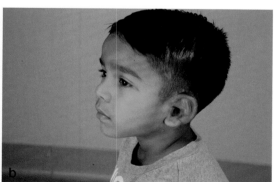
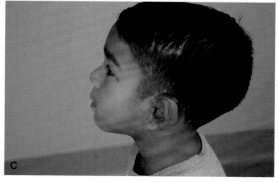

图 19.17 图中是一个耳甲腔形小耳畸形患者,存在相当于正常耳郭上半部分的耳郭缺失。图中显示的是耳郭再造术后 6 个月的外观。

# 参考文献

[1] Bast F, Chadha P, Shelly J, Collier JM. Prevention of postoperative ear canal stenosis using stents made of dental impression material: a rapid, cost-effective solution. Clin Otolaryngol. 2015

[2] Bajin MD, Yılmaz T, Günaydın RO, Kuşçu O, Sözen T, Jafarov S. Management of acquired atresia of the external auditory canal. J Int Adv Otol. 2015; 11(2): 147–150

[3] van der Eerden PA, Verdam FJ, Dennis SC, Vuyk H. Free cartilage grafts and healing by secondary intention: a viable reconstructive combination after excision of nonmelanoma skin cancer in the nasal alar region. Arch Facial Plast Surg. 2009; 11(1):18–23

[4] Levin BC, Adams LA, Becker GD. Healing by secondary intention of auricular defects after Mohs surgery. Arch Otolaryngol Head Neck Surg. 1996; 122(1): 59–66, discussion 67

[5] Orabi AA, Chintamani BH, Timms MS. Is a head bandage useful after otoplasty? A quasi-randomized controlled study of complications and patient satisfaction. Ear Nose Throat J. 2009; 88(10):E17–E22

[6] Trufant JW, Marzolf S, Leach BC, Cook J. The utility of full-thickness skin grafts (FTSGs) for auricular reconstruction. J Am Acad Dermatol. 2016; 75(1):169–176

[7] Travelute CR, Cartee TV. Straight suture needle for full-thickness skin graft fixation on the ear. J Drugs Dermatol. 2013; 12(1):104–105

[8] Varas-Meis E, Perez-Paredes MG, Rodríguez-Prieto MA. Superior Antia-Buch flap for reconstruction of helical rim defects. J Am Acad Dermatol. 2016; 74 (4):e67–e68

[9] Joshi R, Sclafani AP. The Antia-Buch chondrocutaneous advancement flap for auricular reconstruction. Ear Nose Throat J. 2016; 95(6):216–217

[10] de Schipper HJ, van Rappard JH, Dumont EA. Modified Antia Buch repair for full-thickness middle auricular defect. Dermatol Surg. 2012; 38(1):124–127

[11] Malone CH, Wagner RF, Jr. Partially de-epithelialized postauricular flap for ear reconstruction. J Am Acad Dermatol. 2015; 73(6):e219–e220

[12] Bayramicli M, Tuncer FB, Certel F. Postauricular conchal chondrocutaneous sandwich flap for partial ear reconstruction. J Plast Reconstr Aesthet Surg. 2015; 68(11):1617–1620

[13] Park C, Yoo YS, Park HJ, Park YS. An analysis of the bacterial flora found in the external auditory canals of microtia patients: results and clinical applications. Ann Plast Surg. 2010; 65(2):197–200

[14] Wilkes GH, Wong J, Guilfoyle R. Microtia reconstruction. Plast Reconstr Surg. 2014; 134(3):464e–479e

[15] Nagata S. A new method of total reconstruction of the auricle for microtia. Plast Reconstr Surg. 1993; 92(2):187–201

[16] Braun T, Gratza S, Becker S, et al. Auricular reconstruction with porous polyethylene frameworks: outcome and patient benefit in 65 children and adults. Plast Reconstr Surg. 2010; 126(4):1201–1212

[17] Reinisch JF, Lewin S. Ear reconstruction using a porous polyethylene framework and temporoparietal fascia flap. Facial Plast Surg. 2009; 25(3):181–189

[18] Korus LJ, Wong JN, Wilkes GH. Long-term follow-up of osseointegrated auricular reconstruction. Plast Reconstr Surg. 2011; 127(2):630–636

[19] Lewin S. Complications after total porous implant ear reconstruction and their management. Facial Plast Surg. 2015; 31(6):617–625

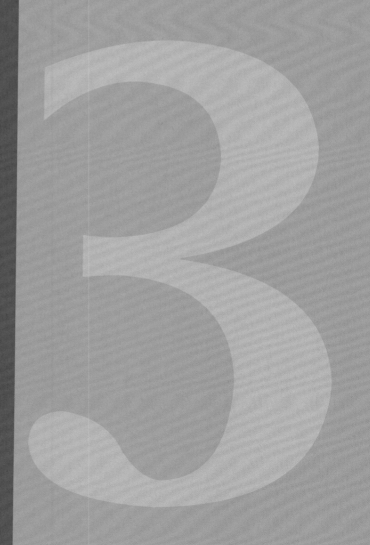

第 **3** 部分

## 并发症的
## 处理和修整

# 第 20 章

# 术中并发症及初步处理

*James F. Thornton，Jourdan A. Carboy*

**摘要**

本章从哲学和手术两方面来讨论面部软组织重建并发症的处理方法。讨论关于患者护理的"极端所有权"技术。术中并发症的识别和处理，包括火灾、支气管痉挛、过敏反应、角膜损伤，并讨论关于神经损伤的预防和处理。

**关键词**：Jocko Willink；极端所有权；并发症；术中火灾；Bovie 电刀；支气管痉挛；支气管收缩；过敏反应；角膜损伤；神经损伤

## 20.1 基本原则

在做第一个切口之前就要开始预防和管理并发症。"极端所有权"最初是由海军陆战队的 Jocko Willink 提出的关于领导能力的概念，定义了一个真正的领导者作为一个个体，负责的不仅仅是自己的行为，还包括周围的人和环境。一个成功的外科医生就应该体现这种领导能力，既要把控手术的正面结果，也要把控手术的负面结果及可能出现的并发症[1]。一名真正的外科医生知道手术的负面结果不能归咎于患者的配合程度或缺点、麻醉护理，或他们"控制之外的因素"。相反，作为一名外科医生，应承担起责任，并以自我批评的方式接受负面结果，例如，自己的技术不够熟练和(或)对细节关注得不够。手术的成功取决于外科医生的自我意识和认识到所有影响患者护理的各种因素的能力，同时评估自己的护理质量改进标准。外科医生必须实践"极端所有权"，以确保在从术前评估到术后护理的整个临床-患者互动过程中始终以患者为中心。虽然看似不可能，但保持这种心态并

围绕这些原则进行实践，可能会改善医患关系，改善结果，并最终降低并发症的发病率。降低并发症和不合格结果的发生率完全成为外科医生的责任，在这样做的过程中，不再有外科医生控制之外的因素，因为这些因素从一开始就已经被预见和优化了。

有效地实施手术首先要与麻醉师一起对患者进行非常准确地评估，并准确地评估患者能为自己的护理做出什么贡献。这不仅包括患者的健康，还包括他们理解手术过程和遵守术后医嘱的能力，甚至包括简单的社会问题，如交通或家庭护理问题。

优化手术过程中的下一步，包括麻醉和供应，伴随着重复工作和对细节的关注。专门的麻醉人员，专门的手术器械和一次性用品可以消除变故和干扰。

如果处理得当，唯一的变量就是患者和他们的 Mohs 缺损，并且手术可以成为一个无缝的"流畅状态"，这对所有相关人员来说都是安全和愉快的。

### 20.1.1 关于患者同意的说明

进行复杂的多阶段 Mohs 缺损修复，在某种程度上类似于陪同患者穿越一片充满敌意的土地。外科医生可以作为一名有经验的向导，在通往成功修复的过程中尽量避免陷阱。

知情同意的过程不应该是一个讨论所有可能结果的机会，外科医生在讨论 Mohs 修复手术时，谈及死亡率是愚蠢的。没错，手术可以导致死亡，但灾难的发生率很低。外科医生有责任讨论可能的不良结果，并简要考虑所有的选择，包括什么都不做。术后第一次或第二次回访也是讨论更好的手术远期结果的理想时间，以及讨论下次修复手术要面对的更多细节。在这个时候，也是一个深入回顾手术过程及使用术后照片的机会，讨论初步的外观，也就是说我们现在和预

期的结果是什么,以及这个手术的时间进程。患者会发现这是非常令人安心的,在很多情况下,他们可以根据医生的说明制订旅行和工作计划。理解了这些,患者在术后首次回访时会向医生追问"他们看起来会怎样",通常他们会认为医生是通往他们最终结果路途上的向导。

## 20.2　术中并发症

**总结**

- 在 Mohs 修复手术中发生的并发症包括火灾、支气管痉挛、术前过敏反应、眼部损伤和神经损伤。

### 20.2.1　术中火灾

术中火灾的发生率并不是零,但这是完全可以避免的事情。清醒状态下静脉镇静的使用对患者有多种

益处,这常同时伴有鼻导管吸氧,如果使用不当,可能导致手术台上起火花。在使用 Bovie 电刀时,目前的给氧标准是在整个过程中使用的氧浓度不得超过 30%[3,4]。如果患者的情况要求更高的氧浓度,那么外科医生和麻醉师之间应该有非常准确的沟通,来保证氧气安全有效地使用。用四块治疗巾覆盖术区,留出整个头部暴露在外面,以及必须确保不要遮盖可能的氧气聚集区,使用氧气过程中需要移除 Bovie 电刀头,防止引燃被忽视的着火源。所有手术前准备的溶液要强制性清除,同时确保手术视野上有湿润的外科手术巾可用(图 20.1 和图 20.2)。

### 20.2.2　支气管痉挛

支气管痉挛或支气管超敏反应是指在较低水平的气道刺激后出现强烈的支气管收缩[5,6]。这对麻醉师在清醒静脉镇静麻醉时维持气道控制和保证氧合是一个挑战。最常见的病因几乎总是可以在术前评估就应该确定,包括支气管哮喘、慢性支气管炎、肺气肿和

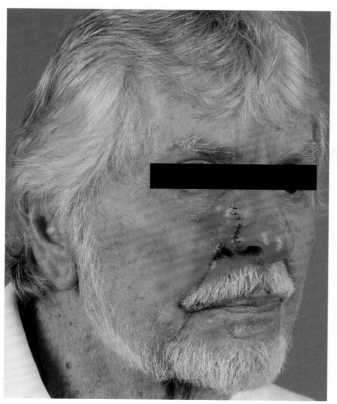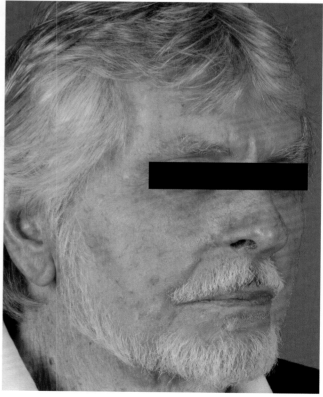

图 20.1　62 岁男性患者,鼻侧壁缺损,经单侧岛状鼻唇沟皮瓣修复。术中电刀点燃了鼻导管泄露的氧气起火,使修复手术复杂化。伤口愈合后无远期后遗症。事件由静脉麻醉镇静期间没有及时中止鼻导管吸氧所导致。

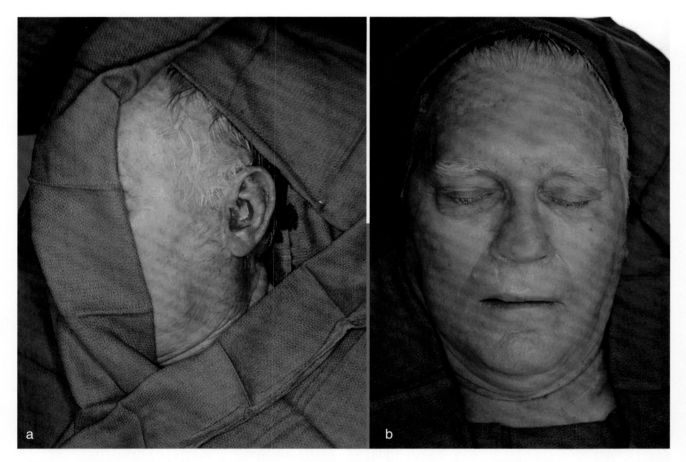

图20.2　(a)清醒手术过程中不正确的"锁眼"铺巾方法。这种铺巾方法造成不能和正常的对侧进行比较,将患者的眼睛置于角膜擦伤的风险中,并将患者置于氧气聚集风险中,这增加了火灾的风险。(b)全脸铺巾,适用于每一个面部修复重建病例,规避了上述的风险。

上/下呼吸道感染[5,6]。对控制不佳的哮喘或活动性呼吸道感染患者进行清醒静脉镇静麻醉是不可取的,最好推迟到呼吸动力学得到优化后进行。

### 20.2.3　围术期过敏反应

围术期过敏反应发生率为 1/(5000~10 000),死亡率为 3%~9%[6,7]。最常见的致病因素依次为神经肌肉阻滞剂、乳胶、抗生素、局部麻醉药、氯己定和肝素[6,7]。初步的治疗是基本的循环支持,包括供氧、静脉输注晶体液、注射肾上腺素。识别潜在的过敏原通常需要转诊给过敏专科医生,这对于避免反复接触过敏原是至关重要的。

### 20.2.4　角膜损伤

在整个手术过程中,通过保护眼睛可预防角膜损伤。所有病例的手术前准备都常规使用用眼药膏,然后用无菌的"瑞士疗法"眼罩来覆盖眼睛,术后允许患者带回家,可以提供一定程度的保护,但不能抵挡锋利的器械[8]。此外,很多角膜损伤是发生在术后恢复过程中的,如果半昏迷患者试图用手上的胶布和(或)脉搏血氧仪探头来搔抓眼睛。

### 20.2.5　神经损伤

神经损伤,特别是面部神经损伤,可以通过细致的解剖知识和手术技巧来避免,但如果发生了,立即修复神经的决定是基于外科医生的专业知识,以及能够对损伤进行识别[9,10]。不幸的是,在老年患者群体中,完全恢复的悲观想法是现实的,对于眼角内侧的神经损伤,几乎没有理由在手术中进行神经修复[8,9]。此外,因为在 Mohs 操作和修复过程中注射了局部麻醉药,很难在手术当时确定神经功能损伤[11]。Mohs 手术中最常见的面部运动神经损伤是额神经的损伤,可以导致神经长期失能。少量的实际功能恢复是因为交叉神经代偿，功能丧失包括上睑下垂。作为第二步的直接功能性眉毛固定术是一种最可靠手术矫正方法。

## 参考文献

[1] Willink J, Babin L. Extreme Ownership: How the U.S. Navy SEALs Lead and Win [spoken word]. New York, NY: Macmillan Audio; 2015

[2] Adams AM, Smith AF. Risk perception and communication: recent developments and implications for anaesthesia. Anaesthesia. 2001; 56(8):745–755

[3] Hart SR, Yajnik A, Ashford J, Springer R, Harvey S. Operating room fire safety. Ochsner J. 2011; 11(1):37–42

[4] Stewart MW, Bartley GB. Fires in the operating room: prepare and prevent. Ophthalmology. 2015; 122(3):445–447

[5] Lawal I, Bakari AG. Reactive airway and anaesthesia: challenge to the anaesthetist and the way forward. Afr Health Sci. 2009; 9(3):167–169

[6] Volcheck GW, Mertes PM. Local and general anesthetics immediate hypersensitivity reactions. Immunol Allergy Clin North Am. 2014; 34(3):525–546, viii

[7] Galvão VR, Giavina-Bianchi P, Castells M. Perioperative anaphylaxis. Curr Allergy Asthma Rep. 2014; 14(8):452

[8] Malafa MM, Coleman JE, Bowman RW, Rohrich RJ. Perioperative corneal abrasion: updated guidelines for prevention and management. Plast Reconstr Surg. 2016; 137(5):790e–798e

[9] Gordin E, Lee TS, Ducic Y, Arnaoutakis D. Facial nerve trauma: evaluation and considerations in management. Craniomaxillofac Trauma Reconstr. 2015; 8(1):1–13

[10] Roostaeian J, Rohrich RJ, Stuzin JM. Anatomical considerations to prevent facial nerve injury. Plast Reconstr Surg. 2015; 135(5):1318–1327

[11] Yawn RJ, Wright HV, Francis DO, Stephan S, Bennett ML. Facial nerve repair after operative injury: impact of timing on hypoglossal-facial nerve graft outcomes. Am J Otolaryngol. 2016; 37(6):493–496

# 第 **21** 章

# 急性愈合期的并发症处理

*James F. Thornton*, *Jourdan A. Carboy*

**摘要**

本章主要讨论急性愈合期的并发症，包括血肿、软组织感染、皮炎、软骨炎、伤口裂开和皮瓣坏死。还包括并发症的预防与处理两方面内容。

**关键词**：皮炎；血肿；感染；软骨炎；皮瓣坏死；伤口裂开

---

**总结**

- 如果术者在施行 Mohs 切除术和创面修复手术，忽略了患者的抗凝血功能，一直会存在术后出血和血肿的风险。
- 面部软组织感染的治疗，首先需要准确判断导致感染的病原体，但是临床操作并不容易。
- 普遍使用局部抗生素软膏，但长期使用会导致皮炎的发病率升高。
- 早期发现和有效治疗软骨炎是预防长期耳畸形的必要条件。

---

## 21.1 概述

处理早期愈合阶段出现的并发症，与之前的手术过程相比，我们要需要给予更多的关注[1-3]。通常，早期伤口并发症的出现会使整个手术面临失败的风险。当并发症出现，需要再次进行手术室处理时，我们应不犹豫地进手术室进行处理，而不应选择在门诊处理。如果本应当在手术室内处理，而因某些原因未进手术室，后续的病程发展会导致严重并发症，可能导致需要再次手术或需要再次修整手术。

## 21.1.1 血肿

目前，皮肤科医生的治疗通常不关注和处理患者 Mohs 切除术时的凝血功能，在这类患者群中，血肿较为常见。后续的修复外科医生需要准确判断哪些患者手术时需要抗凝治疗。此外，外科医生应熟练掌握各种在清醒麻醉期间安全止血的技巧，包括广泛使用含肾上腺素的局部麻醉药，以及局部应用氧化纤维素片止血[4,5]。

清醒麻醉下的术中仔细止血可以预防大多数血肿并发症的发生。如果在术后初期出现血肿，应立即再次手术，确定出血点，并将血肿及时清除，几乎不会产生不良影响。如果患者出院后，在围术期内发生血肿，必须再次手术清除血肿，但不是紧急手术。因为血肿很少会完全自行消退。血肿对最终术区的外观几乎都有产生一些不良的影响，包括后期皮肤颜色异常还是外观的畸形；而且如果血肿不清除，还会增加术后感染风险的机会[6]。

外科医生虽然都常用术区加压包扎来预防血肿的发生，在笔者 200 多例面颊部修复手术中，没有使用加压的敷料包扎，出血并发症并没有增加。所以术区常规放置引流管对预防术区的血肿，效果更加稳妥，可以在术后早期拔除。

## 21.1.2 感染

由于面部血供较为丰富，面部修复过程中，软组织感染较为罕见，甚至在合并有糖尿病和类固醇依赖的患者人群中也较为罕见[7]（图 21.1）。面部软组织感染可分为化脓性和非化脓性感染，每一种又可分为轻度、中度和重度[7-10]。轻度非化脓性感染包括脓疱疮和蜂窝织炎[7-10]。脓疱疮最常由金黄色葡萄球菌或化脓性链球菌引起,可局部应用抗生素或口服抗生素头孢氨苄[7-10]。对于化脓性皮肤软组织感染,必须进行伤口分泌物培养,选择合适的抗生素进行治疗。在培养结果明确之前,轻度至中度的患者可使用甲氧苄啶/磺胺甲噁唑(复方新诺明)或多西环素进行经验性的治疗,但对于重度化脓性感染和中度至重度的非化脓性蜂窝织炎则需要静脉应用抗生素[7-10]。所有化脓性皮肤软组织感染都需要清创和冲洗,同时选择相应的抗生素[7-10]。所有病例均需要在门诊进行系统的术后随访,以观察抗生素治疗的有效性。可多次进行外科清创术直到有明显改善(图 21.2 和图 21.3)。

### 21.1.3　皮炎

面部软组织损伤的修复可能因术前准备、术后抗生素药膏或单纯手术创伤出现皮炎,很容易与软组织感染混淆[11-13]。需要快速与感染相鉴别,同时也要求快速判定导致皮炎的刺激物。刺激物判定,会使患者受益,因为可以帮助患者避免再次罹患皮炎。临床上,常见的皮炎与长期使用新孢霉素软膏有关,只要及时停药,皮炎就会消失[14](图 21.4)。

### 21.1.4　软骨炎

耳软骨炎是一种严重的难以治疗的潜在并发症,可导致远期器官的外形异常[15,16]。即使术后发生较晚,也需要及时鉴别和适当治疗,常需要住院静脉抗生素治疗[15,16]。无血供的软骨更容易受到细菌感染,而且抗生素治疗效果也较差。耳软骨感染的病原体通常为铜绿假单胞菌和金黄色葡萄球菌[17]。有效的抗菌药物治

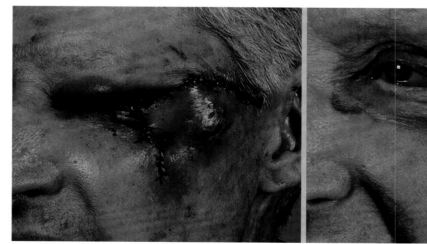
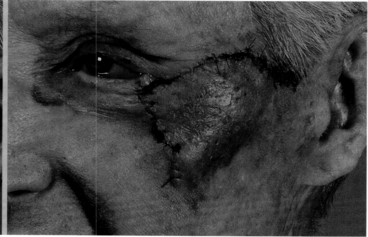

图 21.1　需要再次手术和清除的局部血肿。

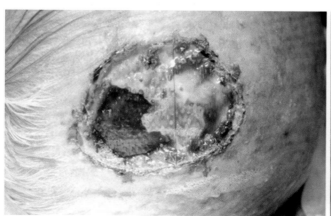
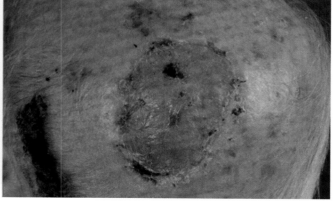

图 21.2　75 岁男性患者,1 个月前在头部创面植入真皮 Intergra 补片后骨外露。图示的纤维性渗出物符合真皮 Integra 补片植入后创面愈合的特征,并不是感染的表现。清除渗出物,创面予断层皮片游离移植,术后 2 周的外观。

疗需要准确鉴别病原体,并选择覆盖病原体且组织渗透性较高的抗生素来治疗(图 21.5)。

### 21.1.5 皮瓣坏死

皮瓣的完全坏死较为罕见,一旦发生,要认真分析其原因。对于外科医生来说,一个皮瓣坏死已是相当糟糕,第二个"补救"皮瓣再次坏死对患者来说则更糟糕,因为这往往是最后一次合理修复的机会。术后应立即评估皮瓣是否有坏死风险,应包括对患者的评估并拆除所有可能压迫静脉或动脉的敷料。此外,确保皮瓣的蒂部不受压迫或拆除部分缝线,有利于皮瓣的存活。

对于静脉性瘀血的皮瓣,可局部使用硝酸甘油软膏,会对改善血运有帮助,也可以应用水蛭放血疗法,

但高压氧或静脉内注射抗凝剂的作用尚需探讨,且费用较高[14,18]。一旦出现皮瓣坏死,在二次修复术前,需慎重反思初次皮瓣坏死的原因。

许多轴型皮瓣的坏死表现为远端的部分坏死,可以通过简单清创和皮瓣再次推进进行补救(图 21.6 和图 21.7)。

#### 伤口裂开

这种情况虽然较少发生,但一旦出现,后果通常会比较严重,例如,造成伤口完全裂开,或者带蒂皮瓣与局部皮瓣的撕脱。原因可能是暴力损伤,或者是一次意外跌倒,或者是伤口的不愈合导致伤口裂开与皮瓣的撕脱。最好再次手术彻底清创,将皮瓣再次原位缝合(图 21.8)。

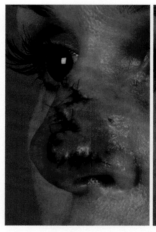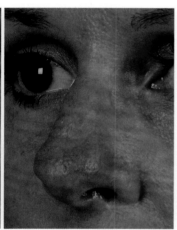

图 21.3　48 岁女性患者,双叶皮瓣修复鼻尖 Mohs 切除术后缺损 2 天。术后出现感染,口服抗生素治疗后 1 个月,感染征象消退后,无不良影响。

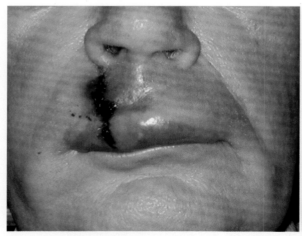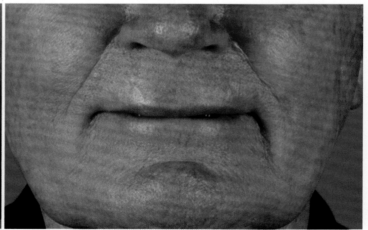

图 21.4　78 岁男性患者,有过敏史,典型外用抗生素软膏引起的皮炎。停药后皮疹迅速消退,没有远期后遗症。

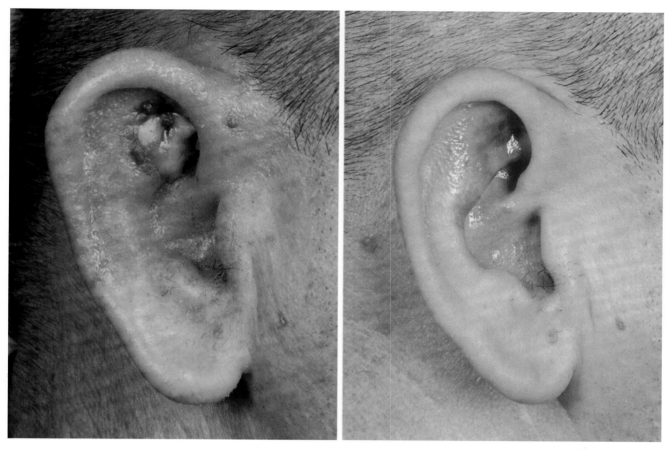

图 21.5　58 岁男性患者，Mohs 切除术后耳软骨炎，静脉输注针对铜绿假单胞菌的广谱抗生素，2 个月后没有显示有后遗症表现。

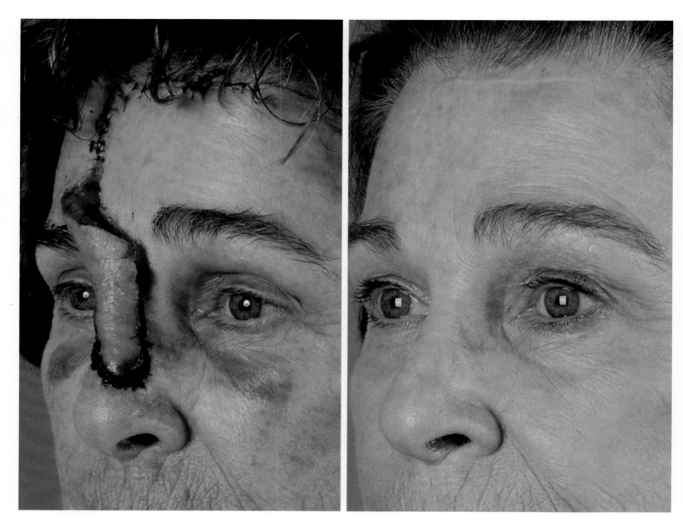

图 21.6 70 岁女性患者,利用前额部皮瓣行"达拉斯式鼻再造"后部分皮瓣坏死。这种皮瓣设计本身风险较高,因为它将轴型皮瓣转换为随意皮瓣,而且额部的水平切口不可避免地让对侧眉毛抬高,并破坏了对侧备用皮瓣。通过皮瓣的掀起和再次推进修复坏死创面。术后 5 个月的外观。

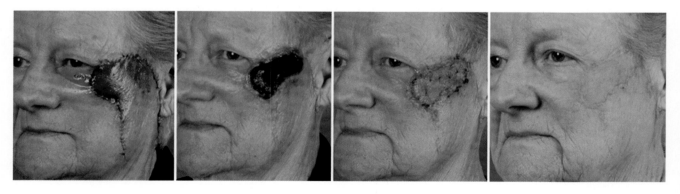

图 21.7 77 岁女性患者,Mohs 切除术后大面积面部缺损,但面颈部皮瓣设计及操作不当,出现皮瓣部分坏死。采用肤色相近的全厚皮片游离移植挽救性修复。术后 4 个月的外观。

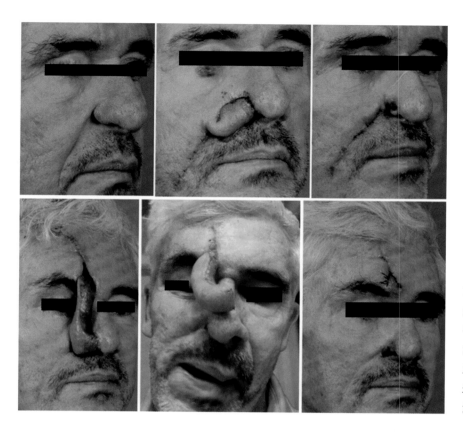

图 21.8　63 岁男性患者，脑部肿瘤导致失认。鼻翼后侧因鼻胃管压迫出现坏死，导致组织缺损。先用鼻唇沟皮瓣进行修复，但皮瓣被患者破坏，清创后重新缝合后最终还是失败了。后利用前额皮瓣再次进行修复，但两次均被患者破坏，皮瓣修复手术最终宣告失败。

# 参考文献

[1] Alam M, Ibrahim O, Nodzenski M, et al. Adverse events associated with Mohs micrographic surgery: multicenter prospective cohort study of 20,821 cases at 23 centers. JAMA Dermatol. 2013; 149(12):1378–1385

[2] Kirkorian AY, Moore BL, Siskind J, Marmur ES. Perioperative management of anticoagulant therapy during cutaneous surgery: 2005 survey of Mohs surgeons. Dermatol Surg. 2007; 33(10):1189–1197

[3] Nast A, Rosumeck S, Erdmann R, Dressler C, Werner RN. Current guidelines in dermatology: a selection of clinically relevant recommendations. Hautarzt. 2016; 67(5):391–396

[4] Larson RJ, Aylward J. Evaluation and management of hypertension in the perioperative period of Mohs micrographic surgery: a review. Dermatol Surg. 2014; 40(6):603–609

[5] Zoumalan R, Rizk SS. Hematoma rates in drainless deep-plane face-lift surgery with and without the use of fibrin glue. Arch Facial Plast Surg. 2008; 10 (2):103–107

[6] Delaney A, Diamantis S, Marks VJ. Complications of tissue ischemia in dermatologic surgery. Dermatol Ther (Heidelb). 2011; 24(6):551–557

[7] Esposito S, Bassetti M, Bonnet E, et al. International Society of Chemotherapy (ISC). Hot topics in the diagnosis and management of skin and soft-tissue infections. Int J Antimicrob Agents. 2016; 48(1):19–26

[8] McClain SL, Bohan JG, Stevens DL. Advances in the medical management of skin and soft tissue infections. BMJ. 2016; 355:i6004

[9] Russo A, Concia E, Cristini F, et al. Current and future trends in antibiotic therapy of acute bacterial skin and skin-structure infections. Clin Microbiol Infect. 2016; 22 Suppl 2:S27–S36

[10] Sukumaran V, Senanayake S. Bacterial skin and soft tissue infections. Aust Prescr. 2016; 39(5):159–163

[11] Furue M, Chiba T, Tsuji G, et al. Atopic dermatitis: immune deviation, barrier dysfunction, IgE autoreactivity and new therapies. Allergol Int. 2017 Jul; 66(3):398–403

[12] Petry V, Bessa GR, Poziomczyck CS, et al. Bacterial skin colonization and infections in patients with atopic dermatitis. An Bras Dermatol. 2012; 87(5):729–734

[13] Spałek M. Chronic radiation-induced dermatitis: challenges and solutions. Clin Cosmet Investig Dermatol. 2016; 9:473–482

[14] Childs DR, Murthy AS. Overview of wound healing and management. Surg Clin North Am. 2017; 97(1):189–207

[15] Sandhu A, Gross M, Wylie J, Van Caeseele P, Plourde P. Pseudomonas aeruginosa necrotizing chondritis complicating high helical ear piercing case report: clinical and public health perspectives. Can J Public Health. 2007; 98 (1):74–77

[16] Sosin M, Weissler JM, Pulcrano M, Rodriguez ED. Transcartilaginous ear piercing and infectious complications: a systematic review and critical analysis of outcomes. Laryngoscope. 2015; 125(8):1827–1834

[17] Liu ZW, Chokkalingam P. Piercing associated perichondritis of the pinna: are we treating it correctly? J Laryngol Otol. 2013; 127(5):505–508

[18] Erba M, Jungreis CA, Horton JA. Nitropaste for prevention and relief of vascular spasm. AJNR Am J Neuroradiol. 1989; 10(1):155–156

# 第 22 章

# 晚期愈合阶段并发症处理

*James F. Thornton*, *Jourdan A. Carboy*

摘要

　　本章节主要讨论愈合阶段晚期的并发症,包括色素沉着和色素脱失,外形异常的并发症也一并讨论。治疗方法包括皮肤磨削术、激光治疗、类固醇激素注射治疗和外科手术。Mohs 切除术后肿瘤复发的及早识别也在这章进行论述。

关键词:增生性瘢痕;色素脱失;色素沉着;磨皮术;肿瘤复发;外形异常;激光治疗;类固醇激素注射治疗

> **总结**
>
> - 色素沉着常见于愈合较慢的全厚皮片移植,磨皮术或激光治疗对改善外观是非常有效的。
> - 色素脱失的发生往往不可预测,而且治疗困难。
> - 外形异常的治疗开始于有效的瘢痕管理,包括按摩、硅胶膜贴片使用和局部注射曲安奈德。如果随着瘢痕成熟,外形异常仍存在,则需要再次手术。
> - 肿瘤复发虽然在 Mohs 切除术后患者中很少见,但医生必须对其可能性保持警惕。

## 22.1 总体注意事项

　　晚期愈合阶段的并发症包括:皮瓣或植皮的颜色差异、形状不良,皮瓣或植皮形成意想不到的增生性瘢痕或瘢痕疙瘩;各种功能障碍,如气道阻塞或唇外翻;切除术后肿瘤的复发。不幸的是,治疗晚期愈合阶段的并发症实际也是在处理患者术后不满意的结果。这也可能是真正的手术效果不佳,或者仅仅是手术效

果未能达到患者的预期结果。与患者沟通时,可以尽量降低患者的手术期望值。如果手术结果与患者的预期不符,他们可能将非常完美、可接受的、很好的手术结果当作手术失败。如果患者不满意,外科医生不应继续强调结果"非常好",这是无济于事的,应着重向患者描述一下手术过程,关心患者的术后内心感受,浏览下手术后的照片可能会更恰当。此外,换个人来进行解释也可以帮助缓和这种临床处境。

### 22.1.1 色素脱失和色素沉着

　　关于肤色的并发症主要是色素脱失和色素沉着。较常见的色素沉着发生在全厚皮片移植及皮瓣移植愈合后,这些患者的植皮及皮瓣虽然成活良好,但是术后常伴有反复的皮肤脱屑。这需要多次磨皮术来改善最终的肤色[1,2]。激光治疗已经被证实有积极作用,脉冲染料激光可以于皮片移植术后 6 周开始使用,经常与皮肤磨削术联合使用。色素脱失的处理比较困难,很难预测其发生,即使皮片移植良好也有可能发生。血运丰富、成活良好的移植物,可能会有一段短暂的色素脱失期,与血管舒缩功能紊乱一致,但随着血管舒缩功能的恢复而色脱得到恢复。不幸的是,一些色素脱失永远不会好转,而远期治疗也很困难(图 22.1 和图 22.2)。

### 22.1.2 外形异常

　　严重外形异常的处理开始于严格的术后瘢痕管理,包括硅胶膜贴片的应用和局部的按摩[3,4]。如果瘢痕增生明显,表现为增生性瘢痕,则治疗方案中可包括定期的曲安奈德局部注射治疗[5,6]。在植皮或皮瓣修复进入柔韧愈合阶段,皮肤变柔软之前,不要试图治疗外形异常。在愈合晚期,凹陷性形态异常可通过皮

瓣再次掀起、真皮脂肪组织的填充、软骨移植、脂肪移植等方式较轻易地获得矫正[7-9]。增生性瘢痕或瘢痕疙瘩的治疗取决于对这两种并发症的准确鉴别。瘢痕疙瘩处理起来非常棘手,单纯手术切除治疗或单纯类固醇激素注射治疗复发率很高(高达 90%)[6,10,11]。多模

式联合治疗,包括手术切除,加或不加联合丝裂霉素的局部类固醇类激素注射治疗,是唯一可接受的瘢痕疙瘩治疗方法[6,10,11]。复发性瘢痕疙瘩的最佳治疗方法是包括手术切除和短期放疗在内的联合治疗[6,10,11]。增生性瘢痕的治疗相对容易,包括和患者充分沟通,告知增生性瘢痕是正常愈合的过程。增生性瘢痕的积极治疗包括硅胶膜贴片外用、瘢痕按摩,以及定期局部注射类固醇激素注射治疗[10,12](图 22.3)。

### 22.1.3 肿瘤复发

令人欣慰的是,在 Mohs 切除术后的患者中,肿瘤复发较罕见,然而局部形态异常或修复部位的反复皮损,常是肿瘤复发的征象,应始终保持警惕。肿瘤复发始终是患者最关心的问题,若在术后 3~6 个月,误将肿瘤复发当作增生性瘢痕来治疗,将产生严重后果。虽然在大量的 Mohs 手术的修复实践中,实际的肿瘤复发率很低,但外科医生每年也会看到几例肿瘤的复发。最简单的解决方案是对任何可疑病变进行病理切片检查,或者如果患者进行再次修整手术,可以通过组织活检或者切除组织送病理检查(图 22.4)。

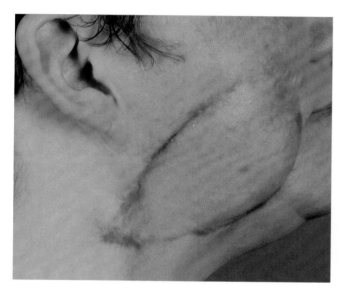

图 22.1 色素沉着。

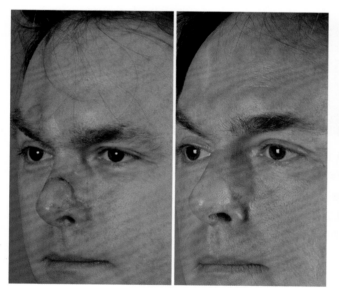

图 22.2 色素脱失。

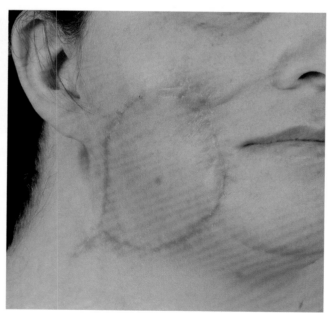

图 22.3 增生性瘢痕。

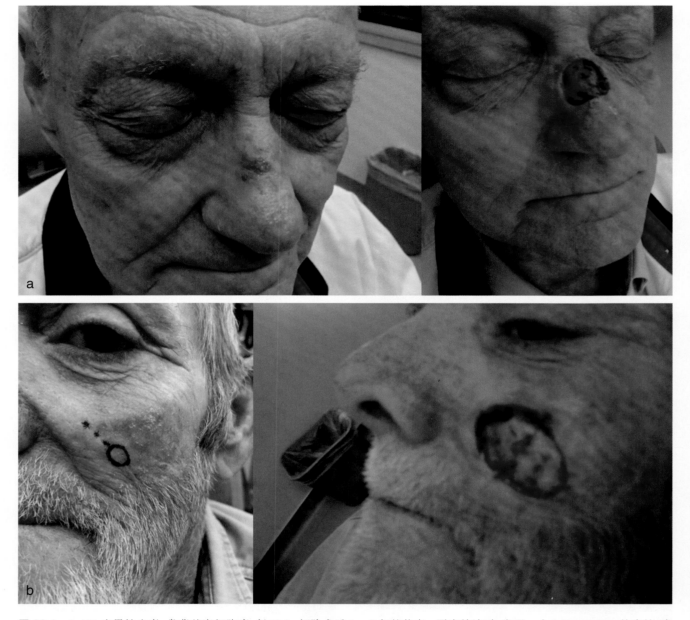

图 22.4    (a)81 岁男性患者,鼻背基底细胞癌,行 Mohs 切除术后 1～2 年的状态。再次就诊时,发现一个 1.2cm×1.3cm 的病灶,病理活检显示基底细胞癌,临床诊断为复发性的基底细胞癌。进行两次 Mohs 切除手术,才实现切缘的阴性(缺损为 2.0cm×2.3cm),最后用鼻背旋转皮瓣修复创面。(b)78 岁男性患者,因鳞状细胞癌行 Mohs 切除术后 1 年。术后约 4 个月后再次出现局部病灶,表现为脱屑、发痒、增长迅速。切除病灶,大小为 0.5cm×0.7cm(不包括 Mohs 切除术的线状瘢痕)。病理切片显示为鳞状细胞癌,临床诊断为鳞状细胞癌,一期 Mohs 切除术手术后遗留 2.5cm×2.5cm 的组织缺损。

## 参考文献

[1] Chan JC, Shek SY, Kono T, Yeung CK, Chan HH. A retrospective analysis on the management of pigmented lesions using a picosecond 755-nm alexandrite laser in Asians. Lasers Surg Med. 2016; 48(1):23–29

[2] Sofen B, Prado G, Emer J. Melasma and post inflammatory hyperpigmentation: management update and expert opinion. Skin Therapy Lett. 2016; 21(1):1–7

[3] Alberti LR, Vicari EF, De Souza Jardim Vicari R, Petroianu A. Early use of CO2 lasers and silicone gel on surgical scars: Prospective study. Lasers Surg Med. 2017

[4] Commander SJ, Chamata E, Cox J, Dickey RM, Lee EI. Update on postsurgical scar management. Semin Plast Surg. 2016; 30(3):122–128

[5] Davison SP, Dayan JH, Clemens MW, Sonni S, Wang A, Crane A. Efficacy of intralesional 5-fluorouracil and triamcinolone in the treatment of keloids. Aesthet Surg J. 2009; 29(1):40–46

[6] Del Toro D, Dedhia R, Tollefson TT. Advances in scar management: prevention and management of hypertrophic scars and keloids. Curr Opin Otolaryngol Head Neck Surg. 2016; 24(4):322–329

[7] Gutiérrez Santamaría J, Masiá Gridilla J, Pamias Romero J, Giralt López-de-Sagredo J, Bescós Atín MS. Fat grafting is a feasible technique for the sequelae of head and neck cancer treatment. J Craniomaxillofac Surg. 2017; 45(1):93–98

[8] Levy LL, Zeichner JA. Management of acne scarring, part II: a comparative review of non-laser-based, minimally invasive approaches. Am J Clin Dermatol. 2012; 13(5):331–340

[9] Thomas JR, Somenek M. Scar revision review. Arch Facial Plast Surg. 2012; 14 (3):162–174

[10] Heppt MV, Breuninger H, Reinholz M, Feller-Heppt G, Ruzicka T, Gauglitz GG. Current strategies in the treatment of scars and keloids. Facial Plast Surg.

2015; 31(4):386–395

[11] Khan MA, Bashir MM, Khan FA. Intralesional triamcinolone alone and in combination with 5-fluorouracil for the treatment of keloid and hypertrophic scars. J Pak Med Assoc. 2014; 64(9):1003–1007

[12] Khansa I, Harrison B, Janis JE. Evidence-based scar management: how to improve results with technique and technology. Plast Reconstr Surg. 2016; 138(3) Suppl:165S–178S

# 第 23 章

# 植皮后期修整

*James F. Thornton, Jourdan A. Carboy*

摘要

本章讨论了急性期和晚期植皮并发症处理,重点概述了植皮成活后的局部凹陷和隆起畸形的处理。

关键词:植皮;全厚皮片移植;脂肪移植;软骨移植;磨皮术

---

**总结**

- 在术后首次访视时,植皮的外观往往像块补丁,但创面一旦愈合,很少有患者要求进行完全的修整。
- 最常见的植皮后外观异常是凹陷畸形,可以相对容易地通过真皮脂肪移植、软骨移植或脂肪移植来纠正。
- 皮片移植术后 6 周,可以安全地进行植皮的重新掀起及皮片下分离。

---

## 23.1 基本原则

令人失望的是,皮肤移植在成活率方面是不可预测的,影响植皮成活率有多种因素,有时甚至是无法控制的。可以理解的是,更厚的皮片通常会有一个更艰难的愈合过程,但即使是更灰暗、外观不佳的皮片通常也可以完全愈合。部分皮片坏死的发生率是很高的,但是出现全部或部分皮片植皮坏死需要再次手术的发生率实际上是很低的。

### 23.1.1 术后首次访视

在术后首次访视期间,如果皮片颜色暗淡或创面

外观较差,尤其是厚皮片,若有皮片下有血肿或血清肿的话,在首次访视时(即第 5~7 天)一定要尝试将其重新排空,这样可以促使厚皮片重新与创面贴合,如果有一些表皮剥脱,宜将抗生素软膏改为普通凡士林,让患者淋浴并继续进行简单的局部伤口护理。按计划每周重新评估一次,直到移植皮片确切存活,这个过程可能需要几周的时间。即使较大面积的表皮剥脱,通过每周的局部伤口护理、清创至清洁健康的出血组织,也能将许多部分坏死皮片的发生率降低(图 23.1)。

### 23.1.2 不能接受的与周围不匹配的色差或瘢痕外观

若植皮愈合后形成不能接受的颜色和瘢痕,那么可以通过简单的抗瘢痕技术进行处理,包括每隔 6 周进行一次磨皮术,甚至局部注射曲安奈德[2-4]。人们认识到对于愈合后形成明显凹陷的全厚皮片移植,范围

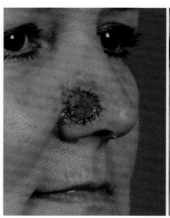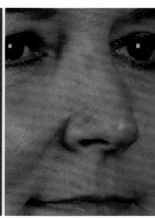

图 23.1 56 岁女性患者,植皮术后 5 天首次访视情况。在没有进行额外治疗情况下,植皮顺利愈合,术后 5 个月皮片愈合良好,这是常见的情况。

即使超过其周长的 100%，但这些都可以重新掀起，通过每 6 周一次的真皮脂肪移植或脂肪注射来改善最终的外形[5,6]。还要了解到真皮脂肪移植需要轻微过度矫正，而脂肪移植可能需要更明显的过度矫正。对于愈合后形成增生瘢痕的全厚皮片移植，从第 6 周开始使用硅胶膜，然后在 3 个月内定期、多次、低剂量注射曲安奈德，最终可以形成合适的外观[2,7]。或者在 3 个月后，通过重新掀起、修薄、瘢痕改型，以及皮瓣的插入等方式来改善最终外观。如图所示，全厚皮片移植的颜色不匹配优先选择磨皮术和激光治疗进行处理[2,4]。

### 23.1.3　磨皮术

磨皮术对改善瘢痕、全厚皮片和皮瓣的外观，非常实用。大多数患者在术后 6 周以后开始接受皮肤磨削术。这项手术是用一个圆柱形的金刚石刀和一个专用的手动磨皮工具完成的。表面麻醉即可，无须局部浸润麻醉。磨皮术会造成深部的点状出血（通常称为辣椒粉样出血），术后在伤口处涂抹三联抗生素软膏，然后要求患者术后 1 天不能沐浴，接下来 3~5 天使用凡士林软膏，直至痊愈。患者在术后 3~6 个月内注意防晒。磨皮手术每隔 6 周进行一次，通常不超过 3 次。磨皮术对明显的轮廓畸形没有作用。它在改善小的切口线粗糙不平或轮廓异常方面，以及在改善色素沉着的全厚皮片的色泽方面特别有效。

磨皮术也常在手术室里进行，通常用于大多数额部皮瓣供区，以及所有鼻唇沟皮瓣的插入部位。这发生在术后 3~4 周，除了沿着要磨皮的切口线注射局麻药物外，其他步骤都是一样的。在手术室进行的大部分磨皮手术是用无菌的 Bovie 电刀檫板对折使用，然后再进行深部点状出血。事实上，我们更喜欢使用 Bovie 电刀檫板而不是手动工具进行磨皮，因为它更安全，效果更可预测。但患者对 Bovie 电刀檫板进行的磨皮术普遍缺乏信心。

使用电动磨皮器时应格外小心，假如它磨损了眼睑或嘴唇，可能导致严重的软组织损伤。此外，助手要确保磨皮器附近没有任何纱布，如果纱布缠绕在圆柱形尖端转头的话，可能会导致角膜的擦伤（图 23.2 至图 23.5）。

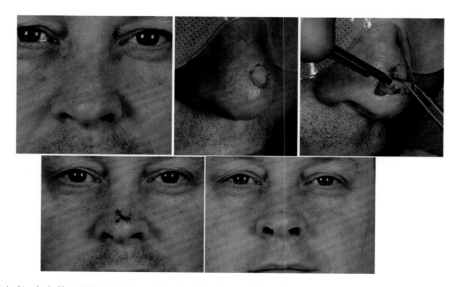

图 23.2　49 岁男性患者，头皮供区颜色匹配的全厚皮片移植。Mohs 外科切除术后，鼻尖直径 2cm 大小创面上植皮，术后 6 个月的状态。患者主诉植皮片外形不佳。将真皮脂肪植入原来的全厚皮片下面，使植皮片重新垫高超过其最大体积的 60%。术后 2 个月的外观。

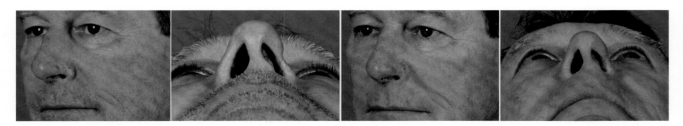

图 23.3　72 岁男性患者,在美国得克萨斯大学西南医学中心外医院进行不适当的皮肤移植以修复左鼻翼缺损。患者主诉移植皮区外形不佳和鼻腔气道塌陷。采用鼻甲软骨移植及瘢痕切除重建鼻翼缘。术后 2 周的外观。

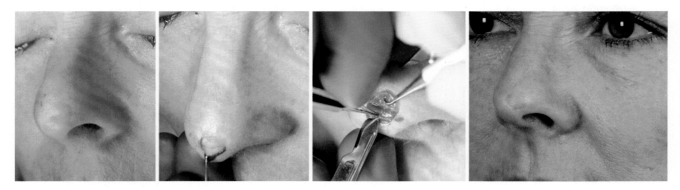

图 23.4　59 岁女性患者,左鼻尖植皮后。患者主诉轮廓畸形,接受了瘢痕切除、片状移植和再垫高术。术后 4 个月的外观。

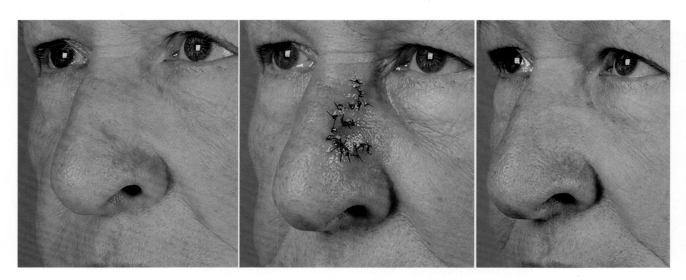

图 23.5　77 岁男性患者,左鼻侧壁植皮后。患者主诉轮廓畸形,随后被切除,用双叶皮瓣替代。术后 10 个月的外观。

# 参考文献

[1] Glass GE, Nanchahal J. Why haematomas cause flap failure: an evidence-based paradigm. J Plast Reconstr Aesthet Surg. 2012; 65(7):903–910

[2] Alberti LR, Vicari EF, De Souza Jardim Vicari R, Petroianu A. Early use of CO2 lasers and silicone gel on surgical scars: prospective study. Lasers Surg Med. 2017

[3] Block L, Gosain A, King TW. Emerging therapies for scar prevention. Adv Wound Care (New Rochelle). 2015; 4(10):607–614

[4] Commander SJ, Chamata E, Cox J, Dickey RM, Lee EI. Update on postsurgical scar management. Semin Plast Surg. 2016; 30(3):122–128

[5] Gutiérrez Santamaría J, Masiá Gridilla J, Pamias Romero J, Giralt López-de-Sagredo J, Bescós Atín MS. Fat grafting is a feasible technique for the sequelae of head and neck cancer treatment. J Craniomaxillofac Surg. 2017; 45(1):93–98

[6] Thomas JR, Somenek M. Scar revision review. Arch Facial Plast Surg. 2012; 14(3):162–174

[7] Davison SP, Dayan JH, Clemens MW, Sonni S, Wang A, Crane A. Efficacy of intralesional 5-fluorouracil and triamcinolone in the treatment of keloids. Aesthet Surg J. 2009; 29(1):40–46

[8] Bhalla M, Thami GP. Microdermabrasion: reappraisal and brief review of literature. Dermatol Surg. 2006; 32(6):809–814

[9] Cayce KA, Feldman SR, McMichael AJ. Hyperpigmentation: a review of common treatment options. J Drugs Dermatol. 2004; 3(6):668–673

[10] Spencer JM. Microdermabrasion. Am J Clin Dermatol. 2005; 6(2):89–92

[11] Spencer JM, Kurtz ES. Approaches to document the efficacy and safety of microdermabrasion procedure. Dermatol Surg. 2006; 32(11):1353–1357

[12] Taylor SC, Burgess CM, Callender VD, et al. Postinflammatory hyperpigmentation: evolving combination treatment strategies. Cutis. 2006; 78(2) Suppl 2: 6–19

# 第 **24** 章

# 局部皮瓣修整

*James F. Thomton, Jourdan A.Carboy*

摘要

　　本章讨论了局部皮瓣修复后外形异常的判定、处理时机和处理方式。修整方法主要包括皮肤磨削、类固醇激素注射、硅胶贴片，以及直接外科手术修整。

关键词：瘢痕按摩；类固醇激素注射；磨皮术；硅胶贴片；外形异常

> **总结**
>
> ● 局部皮瓣最常见的修整是外形异常的修整。瘢痕成熟是手术的最佳时机，可获得最好的效果。
>
> ● 鼻翼轮廓异常通常需要直接在鼻翼缘做切口，沿鼻侧壁去除多余的软组织。
>
> ● 面部血管丰富，因此修整手术时无须顾及之前的手术切口。

## 24.1 并发症及其处理

### 24.1.1 微创治疗

　　与局部皮瓣相关的问题包括：早期愈合后的外形异常及色泽异常。大多数色泽问题，包括边界处瘢痕的颜色，就像 Mohs 手术，可以通过精确的瘢痕管理解决。这包括早期(6周)磨皮术和针对色泽问题的脉冲染料激光干预治疗[1,2]。外形异常的处理，特别是插入的双叶皮瓣或倒唇瓣，早期介入的瘢痕护理与按摩，这已被证明是非常有效的，小剂量的类固醇激素注射同样有效[2-4]。需要明确的是无创治疗不能完全改善组织容量的缺损及皮肤皱褶的破坏，基本需要修整手术

处理，然而瘢痕按摩和醋酸确炎舒松 A 注射液在最终手术前可明显改善瘢痕外观。因此，多疗程激光治疗可以一直维持使用至最终的修复手术后，以改善患者瘢痕的最终颜色(图 24.1 至图 24.3)。

### 24.1.2 修整手术

　　皮瓣修整手术前，医生与患者应该进行详尽的沟通，充分了解患者对畸形认识至关重要，以确保双方观点一致。制订手术方案前，还需要考虑到其他影响瘢痕最终效果的重要因素，包括患者自身治疗的决心与毅力、伤口愈合过程与阶段，以及缺损的严重程度。如果没有其他因素的影响，由整形外科医生全权来决定，大多数整形外科医生会选择在术后的 18~24 个月进行瘢痕修复，这段时间是伤口愈合的最佳时机[2]。然而，当一个人的面部出现难看的瘢痕时，也无须死板教条，就该考虑是否需要立即进行修复。如果患者通过早期修复可以达到理想的效果，那么主动权就在医生手里，就可以选择及早完成手术，在计划下一个或最后一个手术阶段之前，可获得更长的等待时间，有利于医生耐心制订手术方案以达到理想治疗效果。单纯的皮瓣轮廓畸形容易"放大"皮瓣周边的手术切口瘢痕的畸形，而此也是皮瓣修整的指征。可以将皮瓣 100% 的周边完全掀起，保留皮瓣深部软组织血供，进行积极而安全的皮瓣修薄，来改善整个皮瓣的外形异常(图 24.4 至图 24.7)。

### 24.1.3 Z 成形术

　　Z 成形术是由 Limberg 定义的一种非常重要的整形外科技术[5]。它可以延长挛缩的瘢痕，切断直线瘢痕的挛缩带，并通过软组织旋转改变软组织轮廓外形。精确的 Z 成形术设计原则依赖于皮瓣精确的对称性[5]。每个侧臂及中心臂的长度必须完全一致。

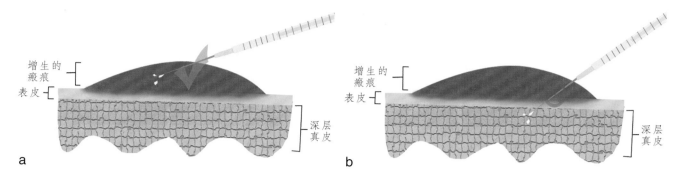

图 24.1　(a)如果是在病灶下方进行注射,较为容易,但这会导致长期且不可逆的脂肪萎缩。(b)为了避免这种情况,必须使用带螺纹锁的针头和注射器进行瘢痕内注射。

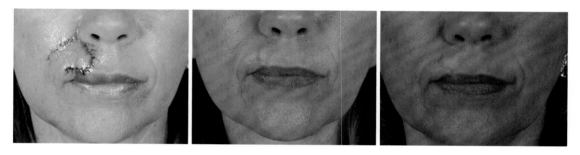

图 24.2　53 岁女性患者,行麦角皮瓣修复鼻唇沟缺损后出现枕头样突起的皮瓣臃肿。经过恰当的瘢痕护理,包括硅胶贴片、瘢痕膏外涂和 3 个周期的 20mg/mL(2~10mL)的醋酸确炎舒松 A 注射治疗,18 周后皮瓣臃肿明显改善。术后 1 年的外观。

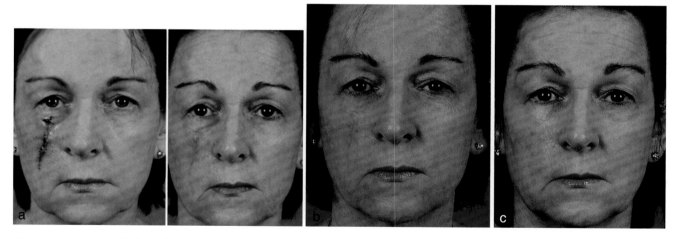

图 24.3　(a)59 岁女性患者,接受左面颊 Mohs 切除手术后的缺损直接缝合手术。图示患者在瘢痕处理前,术后 5 天及 2 周的情况。患者对瘢痕发红表示担忧。术后 1 个月开始激光治疗。(b)第一次激光治疗参数:波长 532nm、能量密度 6J、脉宽 3ms、光斑 7mm 直径大小的激光治疗,1 个月后进行第二次激光治疗,波长 532nm、能量密度 6.2J、脉宽 3ms、光斑 7mm 直径大小,2 周后的外观如图。(c)最终结果:术后 5 个月,即在第三次激光治疗后 1 个月的外观,激光治疗参数为波长 532nm、能量密度 6.2J、脉宽 3ms、光斑 7mm 直径大小。

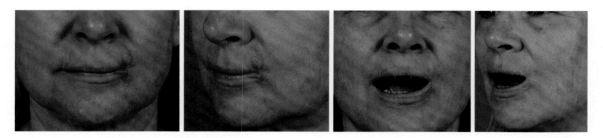

图 24.4　65 岁的女性患者进行 Estlander 皮瓣修复修整后的状态。这个例子说明了为什么 UTSWMC 在实践中已经放弃了 Estlander 皮瓣的使用，因为它完全破坏了口角结构，后期很难修复。修整时需要同时进行口角成形术，重新掀起和嵌入皮瓣。术后 9 个月的外观（如图）。

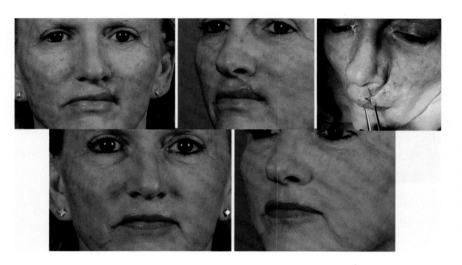

图 24.5　56 岁女性患者，左上唇修复失败，鼻颊部及上唇间瘢痕牵拉明显，上唇扭曲移位。修整手术包括瘢痕切除和重新掀起皮瓣，插入到适当的位置使唇瓣恢复到正常的解剖位置。术后 5 个月的外观（如图）。

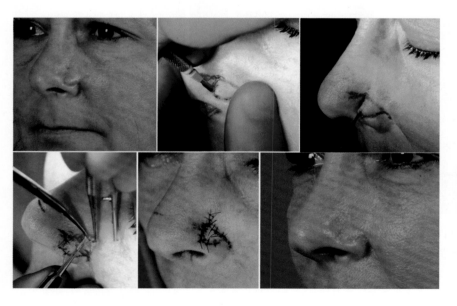

图 24.6　51 岁女性患者，一期鼻唇沟皮瓣修复鼻翼术后，鼻翼沟和鼻–颊交界处结构被破坏。修整时皮瓣几乎完全被掀起并进行修薄。然后，沿着鼻翼沟用内附加缝线固定并重新插入新的位置。术后 2 个月的最终结果（如图）。

侧臂及中心臂之间最常用的夹角是 60°[5]，经过适当的皮瓣设计及手术操作，通过三角皮瓣的掀起和旋转交叉对位，重新定位挛缩瘢痕的组织张力，将横向组织旋转后增加瘢痕纵向长度，改善瘢痕挛缩畸形。

对于跨越自然凹凸结构表面的瘢痕，如跨越内外眦的瘢痕挛缩，Z 成形术可得到预期改善瘢痕挛缩的效果（图 24.8 至图 24.10）。

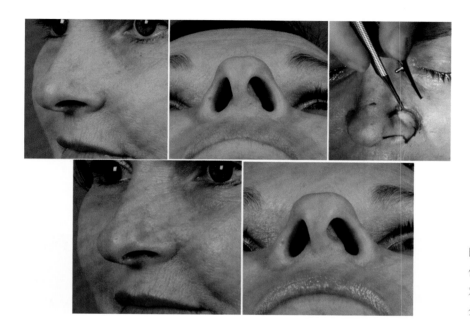

图 24.7　61 岁女性患者，一期鼻唇沟皮瓣修复术后，鼻翼沟缩小。修整手术是在参考对侧正常鼻翼的基础上直接切除鼻翼沟部分鼻翼组织。术后 2 个月的外观（如图）。

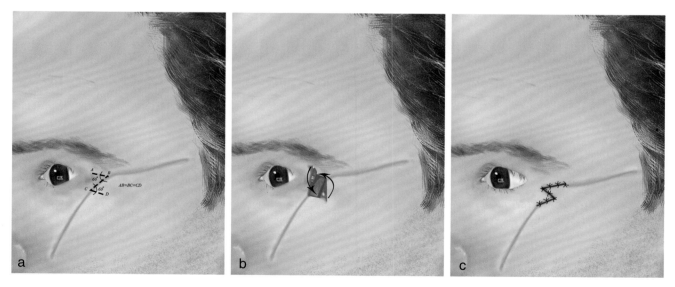

图 24.8　(a)经典 Z 成形术应用。图示一条增生、挛缩的瘢痕，从眼角的自然凹陷处穿过。Z 成形术设计中可见，一条中央臂延瘢痕走行，两条与之等长的外侧臂设计在其两侧 60° 角上。(b)深筋膜层分离皮瓣，皮瓣交叉对位。合理的设计是在转移插入皮瓣后没有明显张力。(c)最终瘢痕经过改形，释放了对外眦的张力使牵扯得到改善。

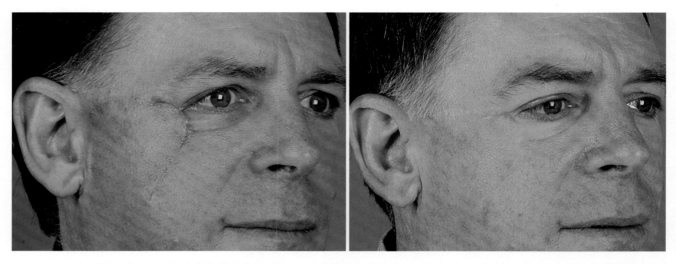

图 24.9    63 岁男性患者，Mohs 切除术切除肿瘤后，使用颈面部推进皮瓣修复创面。眉外侧及外眼角可见瘢痕束缚。采用小 Z 成形术，去除和松解了瘢痕。术后 8 个月的外观（如图）。无论是外侧眼睑还是内侧眼睑，是否累及眦赘皮，都很难通过瘢痕按摩和（或）类固醇激素注射来矫正。几乎总是需要用 Z 成形术进行手术矫正。

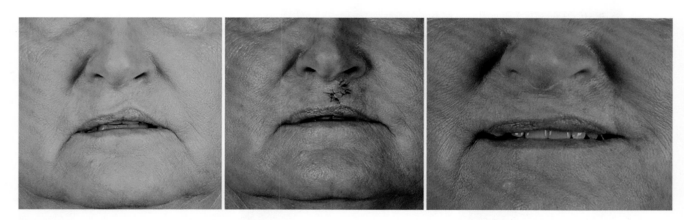

图 24.10    74 岁女性患者，线性瘢痕牵拉导致上唇人中缩短。采用简单的 Z 成形术进行修复。术后 4 个月的外观（如图）。

## 参考文献

[1] Alberti LR, Vicari EF, De Souza Jardim Vicari R, Petroianu A. Early use of CO2 lasers and silicone gel on surgical scars: prospective study. Lasers Surg Med. 2017

[2] Commander SJ, Chamata E, Cox J, Dickey RM, Lee EI. Update on postsurgical scar management. Semin Plast Surg. 2016; 30(3):122–128

[3] Davison SP, Dayan JH, Clemens MW, Sonni S, Wang A, Crane A. Efficacy of intralesional 5-fluorouracil and triamcinolone in the treatment of keloids. Aesthet Surg J. 2009; 29(1):40–46

[4] Thomas JR, Somenek M. Scar revision review. Arch Facial Plast Surg. 2012; 14(3):162–174

[5] Rohrich RJ, Zbar RI. A simplified algorithm for the use of Z-plasty. Plast Reconstr Surg. 1999; 103(5):1513–1517, quiz 1518

第 **25** 章

# 带蒂皮瓣修整

*James F. Thornton, Jourdan A. Carboy*

摘要

本章讨论了鼻唇沟皮瓣及前额皮瓣重建术后外形异常的处理。早期、晚期修整包括类固醇激素注射、磨皮术及外科手术。

关键词:鼻唇沟皮瓣;额旁正中皮瓣;外形异常;皮瓣臃肿

**总结**

- 带蒂皮瓣重建术后外形异常很常见,可以通过适当的修整手术进行处理。
- 皮瓣断蒂和植入时出现的水肿和软组织外形异常的情况通常是无法预测能否缓解的,为安全起见,可等其自然消退或转为三期皮瓣修整手术。
- 6周后,大多数带蒂皮瓣可最大限度地进行皮瓣掀起及修薄,并可去除超过80%的体积。

## 25.1 引言

超过90%的带蒂皮瓣修复患者都希望他们的手术瘢痕会有所改善,医生也有责任和义务帮助患者设定期望值,并选择有效和适当的修复方式[5]。

瘢痕按摩、硅胶贴片、磨皮术、脉冲染料激光治疗和脂肪注射都被证实可以改善瘢痕外观。

## 25.2 基本原则

鼻缺损常用的两种带蒂皮瓣包括皮瓣-鼻唇沟皮瓣和额部皮瓣,但前者因其随意动脉血供的特点,更

容易出现皮瓣部分坏死。幸运的是,即便是狭长的鼻唇沟皮瓣也很少出现完全皮瓣坏死,并需要再次手术皮瓣修复。通常情况下,鼻唇沟皮瓣仅会出现部分坏死,而深层组织多半成活,深部软组织作为创床可通过全厚皮片移植来完成最终完整修复。鉴于鼻唇沟皮瓣的几何学设计,很难再有足够的长度利用于后期的皮瓣再掀起和推进修复坏死的皮瓣组织。

### 25.2.1 早期愈合阶段

前额皮瓣在早期愈合阶段的大部分并发症都是由皮瓣设计不当造成的,通常是将皮瓣转换成随意型皮瓣而没有携带轴型血管。而作为一个轴型皮瓣,额部皮瓣血运丰富,皮瓣可经受尽量修薄的情况下也不至于出现远端坏死。倒是临床上有相当数量的精心设计和供血可靠的前额皮瓣反而会出现术后早期皮瓣静脉瘀血表现,早期表现为皮瓣颜色暗沉,而这种症状通常会在24小时内缓解,硝酸甘油软膏局部外用可以加速症状缓解[1]。对于最终难以挽回的前额皮瓣远端部分坏死,可以通过简单的皮瓣掀起和推进来挽救[2-4]。

### 25.2.2 皮瓣外形异常和晚期愈合阶段修整

鼻唇沟皮瓣愈合后出现明显臃肿畸形时,几乎所有的病例都可以在术后6周内通过大范围(>60%)皮瓣再掀起、修薄后再植进行修整。鼻唇沟皮瓣的体积和几何形态通常很难通过耐受内固定或外固定缝合。

如果在前额皮瓣断蒂或嵌入前存在明显臃肿或外形异常时,建议先二期对皮瓣进行修整并固定后,三期再行皮瓣断蒂。如果术后皮瓣肥厚明显,先行皮瓣断蒂,再进行皮瓣臃肿或外形异常的修整,这是不可行的。为获得最满意的外形效果,最安全及最有效的方法是转为三期皮瓣手术,二期先进行皮瓣修整,

缝合定位。第三期也就是最后一阶段,通常在第二期术后 4~6 周进行皮瓣断蒂和嵌入,能获得可接受的外形[4]。

前额皮瓣在断蒂和嵌入后臃肿,最常见的表现是鼻翼沟消失,修整术包括在正常对侧鼻翼沟为对照,直接切开鼻翼沟,在其上方的皮瓣小心修薄,并在重新插入时放置,并缝合线缝合固定以保持形状。如果有面颊和鼻翼的联合缺损,也可以应用同样的原理,于面颊-鼻交界处,沿交界处直接线性切口,面颊和鼻侧壁组织修剪,并插入。

通常那些成功利用额部皮瓣修复鼻缺损的患者,关注点不再是再造的鼻子,而往往更在意作为皮瓣供区的额部。转移的皮瓣蒂部组织往往会增厚,并且导致眉部畸形扭曲变形;如果皮瓣蒂部较宽(>1.5cm),前额往往会遗留凹陷性瘢痕。

为了解决这些问题,行之有效的非手术方法包括:硅胶贴片、曲安奈德注射、激光治疗和磨皮术等[5-7]。在皮瓣断蒂、修整及嵌入手术后 4~9 个月,患者可返回手术室进行前额皮瓣供区瘢痕的最终修复。

在皮瓣断蒂回植前,如果眉毛的几何形态允许,只需简单地掀起皮瓣并最大程度将断蒂残端修薄,剩余的缺损以线性切口闭合。一定要注意保持眉毛的对称及其位置。

如果前额瘢痕凹陷明显,用彭菲尔德 4 号提升器从眉毛切口抬升,用 21 号针头交叉点状注射自体脂肪,瘢痕就会从粘连的颅骨上分离(图 25.1 至图 25.6)。

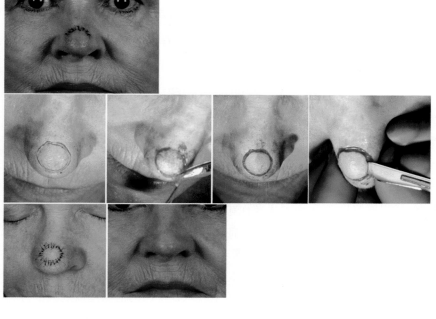

图 25.1　66 岁女性患者,采用额部皮瓣重建鼻尖缺损。患者主诉外观像"瓶盖",如果是亚单位重建,而不是单纯缺损的修复,效果会更好。在术后 2 个月时进行修整术,皮瓣可以完全重新掀起,沿周径360°掀起皮瓣,只留下中间部分与基底相连。在本例中将皮瓣修整回植,大大改善了皮瓣外形。术后 3 个月的外观。

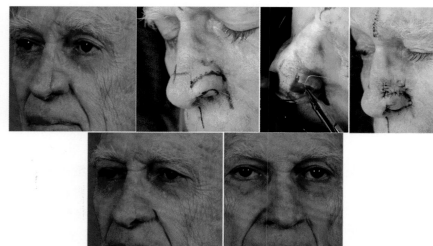

图 25.2　84 岁男性患者,5 个月前接受额部皮瓣及软骨移植修复半侧鼻翼缺损。初步修复结果显示皮瓣修整外观不良,皮瓣臃肿,鼻翼沟消失。修整手术包括将50%的皮瓣组织掀起、根据对侧形态直接切开鼻翼沟、鼻翼沟的上方去除臃肿组织使之凹陷、皮瓣回植。修整术后 3 个月的外观。

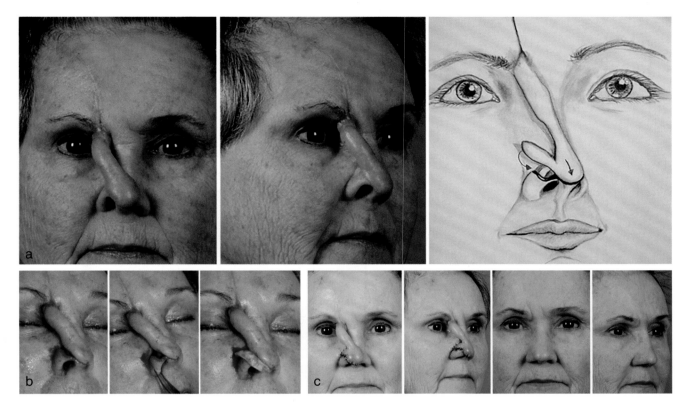

图 25.3　(a)71 岁女性患者,Mohs 切除术后采用额部皮瓣修复鼻尖及部分右侧鼻翼。患者对鼻部外观不满意,特别是右侧鼻翼退缩,寻求新的治疗方法。(b)用耳软骨移植改善现有的再造鼻,并在现有的额部皮瓣上设计转位皮瓣纠正鼻翼退缩。(c)在二期手术后 4 周,将额瓣断蒂并修整。术后 1 年的外观。

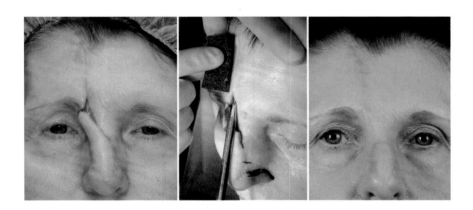

图 25.4　70 岁女性患者,额部皮瓣重建鼻尖与鼻背。在皮瓣断蒂和修剪植入时,采用钝性骨膜提升器将额部瘢痕从额骨上提离,并用 Bovie 电刀擦片将瘢痕磨至深层点状出血,以改善瘢痕颜色和质量。术后 4 个月的外观。

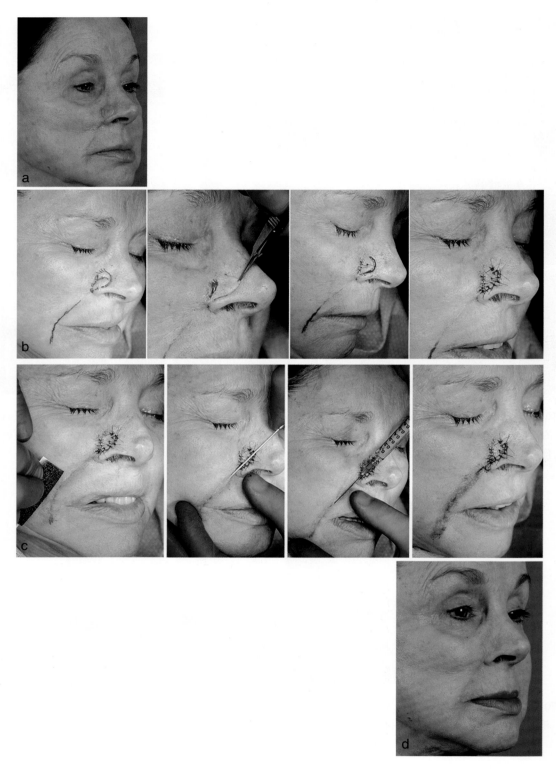

图 25.5　(a)75 岁女性患者,采用鼻唇沟皮瓣行右鼻翼及鼻侧壁重建,设计不佳。在首次皮瓣修整术后,几乎无改善,患者寻求其他治疗方法。设计不佳的皮瓣有明显臃肿突起,并使鼻翼沟和颧骨-鼻梁交界处变钝。(b)再次修整术包括:将皮瓣掀起超过其周长的 80%,对其进行显著的皮瓣修薄和缩小。为了更好地确定鼻翼沟和颧骨-鼻梁交界处,我们进行了内缝线固定缝合。(c)在颊部的供区瘢痕处,用 Bovie 电刀擦片磨皮、14 号静脉注射针进行瘢痕皮下切除和脂肪移植进行改善。(d)术后 1 个月的外观。

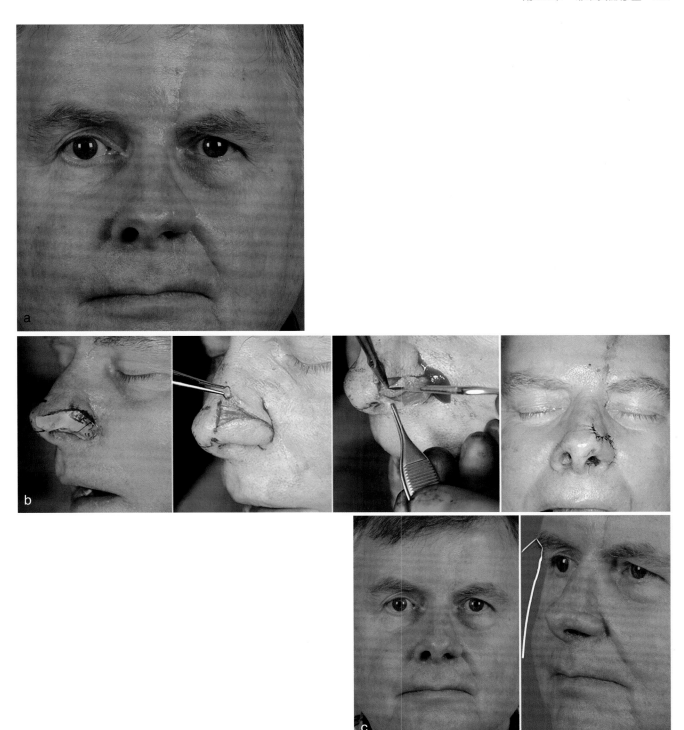

图 25.6　(a)72 岁男性患者,采用额旁正中皮瓣进行左侧半鼻重建后。初步结果显示鼻翼沟不清晰、鼻侧壁组织冗余。(b)鼻翼折痕是根据对侧正常的结构为模板绘制的。在模拟鼻翼折痕处直接切开,上部皮瓣充分翻开、修薄。皮瓣重新回植并用内缝线固定,5–0 尼龙线跨越鼻翼折痕。前额供区瘢痕处磨皮。(c)5 天后的初步结果及 1 个月后的外观。

### 25.2.3　自体脂肪移植

自体脂肪移植的好处和最终的移植外观得到了现有文献的支持,该技术成为一种有效改善瘢痕效果的辅助治疗手段[6-9]。脂肪移植可以在全身麻醉下、静脉镇静或局部麻醉下进行，并不需要太多的专业设备。腹部外侧的脂肪无论从改善局部雍垂外观还是手术舒适度来说，无疑都是最理想的选择,对该区域选用 1% 利多卡因及 0.25% 丁哌卡因稀释液进行肿胀麻醉。选用 10mL 的螺纹注射器连接短的钝头抽脂针进行脂肪抽吸。从腹部侧边刺一个小切口，经刺切口进入脂肪层获取脂肪，并非常小心地保持吸脂针头的行进方向与患者的身体方向一致。收集好脂肪后,脂肪

被转移到无菌的 Telfa 敷料垫上,然后来回滚动,直到肿胀液被 Telfa 垫吸收。此时剩余的干脂肪手动置入 1mL 螺纹注射器中。然后，将 21 号针头固定在 1mL 螺纹注射器上，以交叉点状模式将脂肪注入真皮深层。在初次的脂肪注射中需有轻微矫正过度。患者腹部供区术后佩戴弹力衣加压包扎，内衬腹垫，嘱其术后 7 天内避免人为按压。脂肪注射的困难在于其吸收率的不可预测性,术前最好对患者的期望值进行了解和合理指导,严重的外形异常很可能需要再次脂肪移植。如果患者需要进行二次脂肪移植手术，那么对二次手术中需要过度矫正的脂肪量的估计可以基于患者在第一次手术中的吸收率来决定(图 25.7 至图 25.9)。

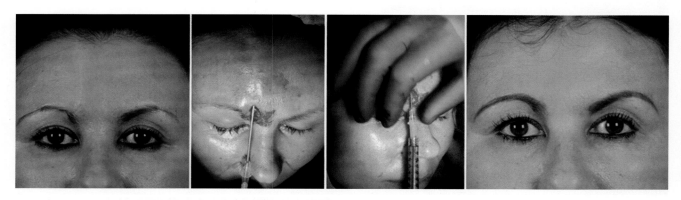

图 25.7　71 岁女性患者,因软组织填充物误注入血管内导致鼻翼坏死缺损,行右侧半鼻重建。图示患者鼻再造术后 2 年,在前额部位瘢痕处出现轻微凹陷和色素减退。从腹部抽出大约 2mL 脂肪并用 14 号静脉注射针以交叉点状方式注射到凹陷部位。术后 6 个月的外观。

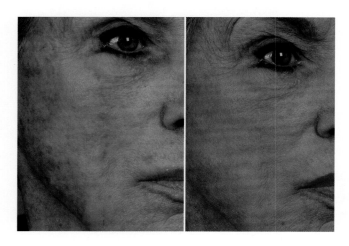

图 25.8　76 岁女性患者,颊部线性伤口闭合后 6 个月。患者主诉外形异常,用 21 号针以交叉点状方式注入 4mL 脂肪。术后 3 个月的外观。

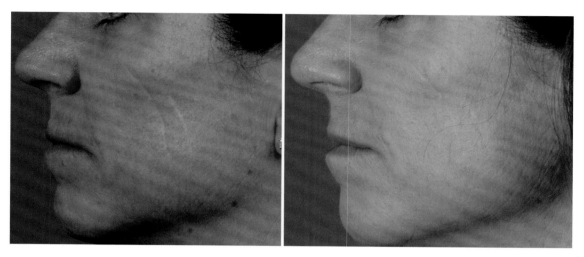

图 25.9　46 岁女性患者，左脸颊多处接受 Mohs 切除术。用 21 号针头以交叉点状模式注射 4mL 脂肪来矫正凹陷瘢痕。术后 3 年的外观。

## 参考文献

[1] Erba M, Jungreis CA, Horton JA. Nitropaste for prevention and relief of vascular spasm. AJNR Am J Neuroradiol. 1989; 10(1):155–156

[2] Menick FJ. Nasal reconstruction with a forehead flap. Clin Plast Surg. 2009; 36(3):443–459

[3] Menick FJ. An approach to the late revision of a failed nasal reconstruction. Plast Reconstr Surg. 2012; 129(1):92e–103e

[4] Menick FJ. Forehead flap: master techniques in otolaryngology-head and neck surgery. Facial Plast Surg. 2014; 30(2):131–144

[5] Alberti LR, Vicari EF, De Souza Jardim Vicari R, Petroianu A. Early use of CO2 lasers and silicone gel on surgical scars: Prospective study. Lasers Surg Med. 2017

[6] Commander SJ, Chamata E, Cox J, Dickey RM, Lee EI. Update on postsurgical scar management. Semin Plast Surg. 2016; 30(3):122–128

[7] Thomas JR, Somenek M. Scar revision review. Arch Facial Plast Surg. 2012; 14 (3):162–174

[8] Gutiérrez Santamaría J, Masiá Gridilla J, Pamias Romero J, Giralt López-de-Sagredo J, Bescós Atín MS. Fat grafting is a feasible technique for the sequelae of head and neck cancer treatment. J Craniomaxillofac Surg. 2017; 45(1):93–98

[9] Klinger M, Caviggioli F, Klinger FM, et al. Autologous fat graft in scar treatment. J Craniofac Surg. 2013; 24(5):1610–1615

# 索 引